曾彩红♀编著

女人时尚
健康宝典

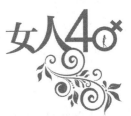

Nvrenshishang

jiankangbaodian

时代出版传媒股份有限公司
安徽科学技术出版社

图书在版编目(CIP)数据

女人时尚健康宝典/曾彩红编著. —合肥:安徽
科学技术出版社,2016.4

ISBN 978-7-5337-6445-6

Ⅰ.①女… Ⅱ.①曾… Ⅲ.①女性-保健-基本知识
Ⅳ.①R173

中国版本图书馆 CIP 数据核字(2014)第 211234 号

女人时尚健康宝典   曾彩红编著

出 版 人:黄和平   选题策划:中图传媒   责任编辑:王 宜 杜琳琳
责任校对:刘 莉   责任印制:梁 东 兵   封面设计:张 超
出版发行:时代出版传媒股份有限公司   http://www.press-mart.com
　　　　　安徽科学技术出版社   http://www.ahstp.net
　　　　　(合肥市政务文化新区翡翠路 1118 号出版传媒广场,邮编:230071)
　　　　　电话:(0551)63533323
印　　制:北京嘉业印刷厂   电话:(010)61262822
(如发现印装质量问题,影响阅读,请与印刷厂商联系调换)

开本:880×1230 1/16   印张:21.5   字数:379 千
版次:2016 年 4 月第 1 版   2016 年 4 月第 1 次印刷

ISBN 978-7-5337-6445-6   定价:35.00 元

目　　录

第一篇

40 岁女性，更需要自我关怀

——生理保健篇

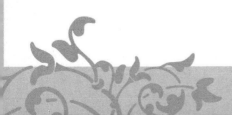

40 岁女性，更需要自我关怀

40 岁的女性无论事业、家庭都到了一个稳定的阶段。她们是年迈父母的女儿，要照顾老人；是青春期儿女的母亲，要想方设法和孩子和平相处；是丈夫的贤内助，要防止丈夫对自己产生厌倦；也是单位的骨干……她们不停转换着各种角色，担负着工作和家庭的重担。女性到了中年，犹如进入人生的瓶颈，卵巢功能逐渐衰退，雌激素水平下降，大脑神经中枢受影响，会出现一系列自主神经失调的症状，生理上开始走向衰老，各种疾病增多，变得性情暴躁、易怒，对生活失去兴趣，多疑等，容易情绪波动，这让她们在与丈夫、子女以及父母的交往中产生很多矛盾。

女性一生要经历青春、中年、老年三个阶段，在这三个阶段中，青春期时最为健康美丽，中年以后则逐渐衰老。和男性不同，女性衰老主要是由于雌激素的减少。

女性的一生，从青春期发育、月经来潮到生育期、最终月经停止，都与卵巢功能的兴衰息息相关。卵巢是位于女性盆腔内的一对生殖腺，约 4 厘米×3 厘米×1 厘米大小，重 5~6 克。卵巢内有着数以几十万计的卵泡，每个卵泡内包含有卵子。女性到了青春发育期，卵巢内的卵泡就生长发育并分泌雌激素。雌激素是决定女性生理特征的核心物质，赋予女性第二性征，比如乳房的丰满、月经按时来潮等。雌激素可以使皮肤中的水分保持一定含量，使皮肤看上去柔嫩、细腻,有光泽和弹性。雌激素对人体的作用超过200种,其中关系较密切的除了皮肤外,还有心血管、脂肪代谢、骨骼发育、眼睛、牙齿、消化道、神经系统等。只有当体内的雌激素分泌正常时,女性才能保持特有的魅力。雌激素的分泌一般在30岁达到最高值,之后就开始减少;35岁以后,卵巢功能开始减退;到了40岁后,体内雌激素水平只有青春期的1/4。如果不能及时补充外源性的雌激素,随着年龄的增长,女性将很快出现衰老现象,例如:

身材走样,长出小肚子,乳房下垂、萎缩,体态臃肿;

皱纹增多、肌肤干燥、脸色泛黄、长出色斑;

虚弱、疲劳、容易感冒、疾病增多、体力下降;

便秘、尿频、夜尿频多;

健忘、胸闷、头晕、睡眠质量差;

郁闷、沮丧,情绪不稳定,烦躁、多疑;

月经不调,甚至出现了停经征兆;

性冷淡,性敏感度大大下降等。

40岁女性由于家庭和社会地位的转换,常常在心理上发生重大变化。有的在丈夫事业有成、孩子长大成人以后,彷徨、失落,整日无所事事;有的面对各项生理功能的减退,感觉到容颜老去,大把花钱做美容;有的感觉自己为家庭付出了一切,待到"人老珠黄"又被抛弃,因此失去平常心。其实,要想拥有持久魅力,健康的身体是基础。与其把金钱花在美容院或购买化妆品,不如加强内在调养。用健康的心态配合有效的保养,可以使女人延续自己的美丽。走过生命的40年,中年女性必须要做到自信,完善自我,不苛求他人,学会沟通与关爱,打破美丽只属于年轻女性的神话,再活出一个成熟、自信、美丽的新鲜女人!

女性衰老可以逆转

大多女性在 40 岁左右会出现加速衰老的现象，如体质越来越差，感觉总是疲倦；皮肤出现橘皮现象，出现色斑；经常便秘，睡眠不好；脾气越来越暴躁等。检查后却发现既不是更年期，也不是提前衰老。经专家研究发现，这种衰老并不是真正的衰老，而是一种"假性衰老"，在一定条件下是可以逆转的。

女性的生理功能与肾脏、卵巢功能以及雌、雄激素平衡等直接相关，40 岁左右的女性由于生儿育女、家庭和工作等负担导致身体"超限损耗"，使得人体一些器官细胞过度疲劳，肾脏、卵巢功能和雌、雄激素的平衡发生了变化，所以很多人出现衰老症状。这段时期一般为 5 年左右。如果发现衰老加速，单纯注重面部皮肤的美容是不行的；应该以内养外，从根本上解决，更需注重的是女性特征保养的问题。这时，如果能够适量补充提高肾脏、卵巢功能及调节雌、雄激素平衡的物质，就会使体内疲劳的器官细胞恢复活力，恢复女性的年轻状态。服用一定的药物或食品对于卵巢保养确实是有用的，比如补养肝肾，滋补精血的中药，像何首乌、熟地、山药、黄精等都可能对卵巢起到调理作用。另外，像当归芍药散、加味逍遥散、杜芝伏苓丸、甘麦大枣汤也是很方便服用的中药调理品。如果错过这个时机，身体内长期疲劳的细胞就会失去逆转性，由"假性衰老"发展到真正的衰老期。

假性衰老说明女性身体处于亚健康状态，心理调节也很重要。

要充分地了解自己,能够客观分析自己的能力,丰富自己的精神生活,及时调整自己的行为,保持良好的人际关系,能适度地表达与控制自己的情绪,多做健身运动以及感兴趣的事。

医学研究证明,与机体老化相关的疾病及基因的突变,都与自由基的损伤有关。因此机体保持足够的抗氧化物质,及时清除自由基,是抗衰老的重要手段。要延缓老化,非注意饮食不可。抗衰老的饮食原则是减少摄取一些会产生自由基的食物,多食用含抗氧化剂的食物。在抗衰老过程中起着十分重要作用的有:

1. 水

水是人体中含量最多的物质,若身体缺乏水分,器官的运作就会不顺畅,肌肤也会显得衰老。因此,每天最少喝 8 杯开水,而且不能以其他饮品如奶、咖啡、汽水等代替。注意睡前两小时内不要喝水,以避免第二天双眼水肿。

2. 蔬菜

蔬菜不仅能够提供人体所需的维生素、矿物质和纤维素,还含有许多植物抗氧化物质。最具有抗衰老价值的蔬菜依次是:藕、姜、油菜、豇豆、芋头、大蒜、菠菜、甜椒、豆角、西蓝花、青毛豆、大葱、白萝卜、香菜、胡萝卜、卷心菜、土豆、韭菜、洋葱、西红柿、茄子、黄瓜等。

3. 水果

最具有抗衰老价值的水果依次是:山楂、冬枣、番石榴、猕猴桃、桑葚、草莓、玛瑙石榴、芦柑、无籽青皮橘子、橙子、柠檬、樱桃、龙眼、菠萝果、红蕉苹果、菠萝、香蕉、李子、荔枝、金橘等。

4. 食用菌

食用菌味道鲜美,富含矿物质、维生素和多糖等营养成分,并含有一般蔬菜缺乏的亮氨酸、赖氨酸、苏氨酸、蛋氨酸等 8 种人体必需的氨基酸。多吃菌类食品,可以减缓衰老速度,起到延年益寿的效果。

5. 葡萄酒

葡萄酒中的许多成分都能在人体内起到抗氧化物的作用,尤其是干红葡萄酒中的花色素苷和丹宁等多酚类化合物具有活性氧消除功能, 可以保护人体各个系统免受自身和外来自由基的攻击。

6. 抗氧化剂食品

抗氧化剂在很多食物中都可以找到,食用豆类是摄取抗氧化剂的最佳来源,肉桂、红辣椒、丁香和蓝莓也含有丰富的抗氧化剂。多吃含有抗氧化剂的食物,可以帮助清除人体体内多余的自由基,减缓细胞衰老。有一些营养素具有抗氧化作用,例如胡萝卜素等,它们普遍存在于植物性食物当中。

7. 微量元素

人体抗氧化反应中的一些重要反应物,都依赖于身体内微量元素的含量,特别是硒,它是人体内抗衰老抗氧化的重要物质。而中老年人随着年龄增长,有关微量元素的含量多有逐渐偏低的倾向,因此应该适当补充。

8. 维生素 C＋维生素 E

维生素 C 具有抗氧化及胶原生成的作用；维生素 E 则被认为是防止老化的维生素,因为它能发挥抗氧化作用。含丰富维生素 E 的食物有小麦胚芽油、玉米油、黄豆油、麻油、花生、芝麻、鳗鱼等。

9. 核桃

核桃自古以来有"长寿果"的美称,含 90% 不饱和酸,对于身体的细胞生长和更新十分重要, 也可保护眼睛和延缓人体老化的速度。

保健从 40 岁开始，科学度过更年期

　　女性更年期是一个特殊的时期，是女性从性腺功能衰退开始至完全丧失为止的一个转变时期，是绝经前期、绝经和绝经后期的总和——绝经则仅仅是指月经停止。也就是说，虽然绝经是更年期的明确标志，但它只是更年期中的一个里程碑，并不包括更年期的全部过程。更年期一般在女性绝经期前后，通常在 40~50 岁之间，这时卵巢功能逐渐退化，雌性激素合成也日渐减少，造成女性体内种种生理变化及一些不舒服的症状，如：潮热、月经不规则、血压上升，以及时不时会有疲倦、呼吸不顺畅、胸口发闷、焦虑不安、脾气暴躁、失眠、眩晕、耳鸣、心悸、性欲改变等情形发生。我国女性的更年期年龄大部分在 45~55 岁，绝经的平均年龄在 49.5 岁左右。更年期症状出现的年龄、持续时间、轻重程度，因人而异。最新一项统计表明，女性更年期症状发作时间已提前 5 年。为了预防更年期的影响被忽略、到了不易处理的地步才求医问治，有必要为 40 岁后的女性进行宣传教育和咨询，使其了解一些更年期生理卫生知识，有利于解除不必要的精神负担，症状严重时要及时求治。

1. 更年期综合征的主要表现

　　更年期综合征是指女性在绝经前后，因卵巢功能逐渐衰退或丧失，以致雌激素水平下降所引起的以自主神经功能紊乱代谢障碍为主的一系列综合征。这是生理和心理上较明显地呈现衰老过程

的一个起点，是一生中情绪变化比较剧烈的时期，它通常发生于40岁后的绝经期或绝经后的女性，症状持续1~2年，有时可长达10年。

更年期是每个女性必然要经历的阶段，但每人所表现的症状轻重不等，时间也不尽相同。约80%的女性有症状，其中严重的占10%~15%，说明更年期综合征除了与人体卵巢功能衰退速度有关外，还与社会、精神、心理等因素有关。

2. 更年期综合征的症状

1）月经紊乱

月经频发：由于黄体功能不足，月经周期短于21天，常伴有经前点滴出血，出血时间延长。

月经稀发：月经周期超过35天，因排卵稀少引起，常伴经血量减少。

不规则子宫出血：因停止排卵而发生功能失调性子宫出血。

闭经：出血时间缩短，以致逐渐停经。当雌激素越来越少，已不能引起子宫内膜变化时，月经就停止了，称为绝经。

2）精神和植物神经功能紊乱

由于雌激素的水平下降，血中钙水平也有所下降，面、颈及胸部潮红，上肢温度升高，头晕目眩，头痛耳鸣，腰痛，口干，喉部有烧灼感，大量出汗或畏寒，因常发生在夜间而影响睡眠，由此又引起疲乏、注意力不集中、记忆力下降等症状，皮肤发麻发痒，有时有蚁走感（有蚂蚁在身上爬动的感觉），甚至歇斯底里样发作等。

3）体表变化

出现皮肤瘙痒症，如外阴瘙痒；脂溢性角化症、皮疹、皮炎等；乳房发生萎缩、乳腺组织减少、乳房松弛下垂、塌陷；身体开始变矮，这是骨质疏松的结果。

4）其他症状

血压增高、肥胖、下肢水肿、关节疼痛、骨质疏松等；出现腰、背、四肢疼痛，部分女性出现肩周炎、颈椎病。

5）心理变化

情绪不够稳定，易激动，易怒，易紧张焦虑；注意力不够集中，不易集中自己的思想，不易集中自己的精力；心理敏感性增强，特别关注流言蜚语；盲目怀疑；记忆力减弱。

3. 更年期综合征的预防

在心理上，要认识到这只是一个人生的必然阶段，要调整好心态、稳定情绪、解除思想顾虑，而不要有任何恐惧与忧虑。

提高自我调节及控制的能力，保持乐观开朗愉快的心境和活跃的精神状态。人际关系不好，竞争激烈，各种原因造成的精神紧张都容易造成更年期综合征。知识层次越高、性格越内向、生活条件越优裕的女性，对生活的要求更高，心理上的阴影就会影响到内分泌的变化。更年期开始得越早，其症状也越明显。因此应学会冷静思考，学会忍让，学会一些积极的心理防卫。

职业女性从 35 岁起，就应该注意体内激素的平衡，预防更年期症状。生活要有规律，应按时作息，劳逸结合，加强身体锻炼，多参加集体活动，包括娱乐活动。但不能太剧烈和紧张，要量力而行。调整睡眠习惯，保证充分的休息时间。禁烟、酒，忌食辛辣刺激性食物，多吃含钙食品。

40 岁左右的女性对于具有兴奋中枢神经的药物，如咖啡因、士的宁、利他林应当忌用。在使用甲状腺素时应慎之又慎，用量不要过大，否则不仅会导致骨质疏松症，而且还会增加晚年时髋骨骨折的危险。

4. 更年期的保健

女性过了 40 岁，月经出现第一次不规律，就是更年期到来的信号。更年期可引发多种相关疾病，保健、治疗愈早愈好。

(1)因缺乏雌激素的支持，阴道黏膜的酸碱度改变，抵抗力会降低，易发生阴道的炎症。因此要注意外阴清洁，温水洗浴，内裤勤换洗并于阳光下曝晒，以预防感染。

(2)出现潮热、多汗，要注意衣、被冷暖要适度，发热、出汗时切不可过度减衣。内衣要经常更换，室内宜清静，光线勿过强。

(3)注意体重与营养，合理饮食。女性 40 岁左右，由于内分泌发生变化，使摄食中枢失调，以及活动量减少而引起发胖，这会促使动脉硬化症的形成和发展，增加心血管疾病的发病率，所以更年期一定要控制饮食。应适当限制脂类、糖类饮食，最好不吃动物油、动物内脏。同时控制钠盐的摄入量(每天不超过 5 克)，以清淡饮食为宜，以防更年期水肿、高血压。另外，要多吃绿叶蔬菜，补充维生素 C 和维生素 P，改善血管通透性和增加身体抵抗力，减少肿瘤的发生。

(4)更年期女性体内雌激素水平降低，骨组织合成代谢下降，骨骼中钙流失较严重，因此容易发生骨质疏松，增加骨折的发生率，应注意补充钙。中年女性每天若能摄入 100 毫克的钙，不但可以保持骨骼韧性，还有助于降低血压，维持神经、肌肉的兴奋性。补钙以食补为主，宜多食牛奶、豆类及豆制品(如豆浆、豆腐)、虾皮、黑木耳、芝麻酱等含钙高的食品，多吃优质蛋白饮食，如鸡蛋、瘦肉、鱼虾、海产品等以补充体内蛋白质的消耗。

(5)育龄女性切除卵巢，并排除恶性肿瘤后，要及时运用雌激素等药物替代治疗，防止更年期综合征的发生。

(6)对于停经前月经频繁，经血量过多，引发贫血，同时伴有脸色苍白、气短、头晕、眼花、全身乏力等症状者,需补充铁。补铁食物以猪血、鸡血、鸭血等动物血为最好,其他食物有贻贝、可可制品、酵母类食品。也可多吃新鲜水果和深色蔬菜,如苹果、梨、香蕉、桔子、山楂、鲜枣以及菠菜、油菜、西红柿、胡萝卜等。木耳加红糖炖服亦可治疗月经过多。

(7)如果症状严重可以使用药物治疗。在西药方面,谷维素可用于调节自主神经功能紊乱,安定、舒乐安定等用于镇静及治疗失眠。另外,患者还可以在医生指导下进行激素治疗。服用雌激素后都可改善更年期症状,但罹患子宫癌或乳癌等副作用的风险也会因而增加。因此,需服用女性荷尔蒙的妇女,应多食用当归、人参、苹果、玉米、燕麦、豆类等天然食物或植物。

5. 更年期综合征食疗方

1)莲子百合粥

莲子、百合、粳米各50克同煮粥,每日早晚各服1次。适用于绝经前后伴有心悸不寐、怔忡健忘、肢体乏力、皮肤粗糙者。

2)猪蹄黄豆煨蛋

猪蹄两只,刮洗干净,放入锅中煮至半熟,黄豆100克拣净,提前用温水浸泡12小时,加水过豆半寸,旺火烧开,撇去浮沫。文火煮至七成熟,加至半熟猪蹄内,放入去壳熟鸡蛋5只,加水加入佐料,旺火烧,转文火,至蹄豆酥烂。分两天连汤食用,10天服用。

3)杞枣汤

枸杞子、桑葚子、红枣各等份,水煎服,早晚各1次;或用淮山药50克,瘦肉100克炖汤喝,每日1次。适用于更年期有头晕目眩、饮食不香、困倦乏力及面色苍白者。

4)附片鲤鱼汤

制附片15克,鲤鱼1条(重约500克)。先用清水煎煮附片两小时,将鲤鱼收拾干净,再将药汁煮鲤鱼,食时入姜末、葱花、盐、味精等。适用于更年期有头目眩晕,耳鸣腰酸或下肢水肿等症者。

女性更年期自我诊断表

症　状	0分	1分	2分	3分
潮热及出汗	无	<3次/天	3~9次/天	>9次/天
感觉胸闷、呼吸困难	无	偶有	经常	严重
失眠	无	偶有	经常	影响工作、学习
易激动、情绪不稳定	无	偶有	经常,能克制	经常,不能克制
压抑,对很多事不感兴趣	无	偶有	经常,能克制	失去生活信念
头晕	无	偶有	经常	严重
疲乏	无	偶有	上楼困难	影响日常生活
性交时疼痛	无	偶有	经常,能忍受	功能障碍
头痛	无	偶有	经常,能忍受	需治疗
心悸	无	偶有	经常	需治疗
皮肤蚁走感	无	偶有	经常,能忍受	需治疗
皮肤干燥或突然出现皱纹	无	轻微	经常	严重
阴道干	无	轻微	经常	严重

【测试结果】

总分在 15 分以下(包括 15 分),为轻度症状,只要适当调节生活方式,不良症状就会消失;总分在 16~30 分(包括 30 分),为中度症状,要加强保健;总分在 30 分以上为严重症状,需要及时就医。

平衡内分泌，由内到外的改变

女性 25 岁以后，身体状况开始出现下滑，很多以前不曾遇到的问题相继出现，如面部长斑、白带异常、乳房肿块等。这些都与内分泌有密切关系。内分泌是人体生理功能的调控者，它通过分泌激素在人体内发挥作用。如果内分泌腺分泌的激素过多或过少，都会造成内分泌失调，新陈代谢功能紊乱。

内分泌失调会使人的机体出现各种不适变化，让人身心失衡，也会引发不少疾病。如月经不调，痛经、闭经，不孕，乳房胀痛、乳腺增生，肌肤恶化，色斑、痘痘层出不穷，体毛增多，肥胖，早生白发，脾气变坏，等等。人体的衰老也与内分泌系统的调节功能有关。内分泌疾病，还可能引起免疫系统疾病、骨质疏松症、高脂血症等病症，这些病的治疗也应该从平衡内分泌开始。

女性因为有经、带、胎、产等特殊的生理过程及心理特性，日常生活中又肩负着工作、家庭的双重压力，往往比其他人群更易受到风、寒、暑、湿、热等外邪的侵害，也易受到外界环境的影响，出现焦虑、愤怒、抑郁等不良情绪，从而导致内分泌失调。生活不规律也是导致内分泌失调的另一原因。人体维持正常的生理功能，就必须有足够的、适当的营养，否则，内分泌等问题就会一一出现。此外，严重的环境污染对女性内分泌的影响也是不可忽视的。

如何预防及治疗内分泌失调呢？首先要养成良好的生活方式，形成有规律的生活习惯。注意休息、充足睡眠。不要经常熬夜，以免破坏正常的生理规律，造成激素的分泌失衡甚至不足，进而引发其他疾病。其次要主动调节情绪，保持稳定的情绪和良好的精神状态，以减轻特殊生理周期前后机体的变化，尤其是在月经期、孕产期、更年期等特殊的日子里，更要注意及时转移自己的不良情绪。要从饮食、运动上入手，多吃谷物和新鲜水果蔬菜等高蛋白与富含维生素的食物，多喝水，补充身体所需的水分，同时多参加各种运动锻炼，增强体质。必要时辅以药物治疗，对激素分泌过多造成的功能亢进，以抑制、消减为原则，可以用药物抑制激素的分泌和合成；对激素分泌过少造成的失调，原则上是补充其不足，包括补充生理剂量激素、器官移植等。中药对调整女性内分泌有独到的疗效。一般通过调理气血、化瘀散结、补益冲任着手，调理女性各脏器功能，逐步清除体内代谢淤积，从而调节内分泌，使雌激素、孕激素的分泌水平趋于均衡状态。如发生月经紊乱，可吃疏肝健脾和胃的中成药，如逍遥丸；出现早期更年期症状，如盗汗、睡眠不好等，可吃六味地黄丸；颜面色斑、便秘、上火等有胃热的人，可吃一些疏风清热的中成药，如防风通圣丸等。

中年女性如何科学对抗早衰

现代生活的快节奏直接导致女性身心压力过大，面对日复一日的繁重工作的同时，还要被一些不良的身心症状所困扰。身体疲惫、面容衰老、精神紧张……已经使一些女性提早出现隐性更年期的症状。女性如果平均睡眠时间太少，工作太过劳累，更容易提早衰老。据一项调查显示，在 30~40 岁的白领女性中，有 30%的人存在着不同程度的早衰现象。

1. 早衰的特征

生理上衰老——视力过早衰退、注意力难以集中、记忆力下降、体力不支、食欲差、胃肠功能紊乱，经常感到胸闷气短、心悸心慌、睡眠质量差等。

体质上衰退——脱发，白发，皮肤皱纹满布、消瘦、疲乏无力。经常伤风感冒，发高热，患肺炎或过早地患上一些老年性疾病。

心理上衰弱——经常感到精力不足，心理性疲劳。记忆力和注意力减退，思维功能和心理效能下降。心理上充满忧郁、焦虑、烦恼和抱怨，情绪不稳定，怕烦易怒。

2. 如何科学对抗衰老

对于女性来讲，延缓衰老的关键时期是在 36 岁以后，因为女性从这个年龄段开始，体内雌激素含量降低。要延缓或对抗衰老，可注意以下 4 大事项：

1）首先要定期进行健康检查，了解自己的健康状况

健康检查是预防疾病最有效的手段，从客观原因来分析，定期健康体检之所以变得重要，是因为疾病谱在变化。近年来，一些慢性非传染性疾病如高血压、冠心病、乳腺疾病、卵巢和子宫癌症的发病率在我国明显上升。而许多疾病是可以通过早期检查、早期发现进行控制和治疗的。如恶性肿瘤，通过定期的健康体检可以在早期发现，通过科学的诊治，多数能有较好的效果，并且早期治疗也可延长患者寿命和提高生活质量。众所周知，疾病重在预防。早期发现，治疗和控制效果非常好，如果任其发展到晚期，合并有其他器官合并症，再进行治疗时，耗费的钱财、医疗卫生资源就将是非常巨大的，而且部分人可能终生与医院病床为伴，生活质量可想而知。

由此可见，定期健康体检是多么的重要。对于中年女性，每年进

行一次体检是必要的;对于老年人,每半年体检一次比较合适;如果是慢性病患者,则更要按医生建议定期体检,不要忌病讳医,健康的身体是对抗老化的前提。

2)科学合理地安排好日常工作和生活

生活的方式是指人们在日常生活中所遵循的各种习惯,如饮食习惯、起居习惯、日常生活安排、娱乐方式和参与社会活动等。中年女性应注重健身,起居有规律。要正确地自我评价,合理地制定目标,量力而行;科学地安排时间,减少工作量;要进行适度的体育运动,以健康的体魄来对抗压力。

著名心血管专家洪昭光教授说过:"所谓文明健康的生活方式,一共就四句话,十六个字'合理膳食,适量运动,戒烟限酒,心理平衡'。"其中,"合理膳食"是健康的第一大基石。"从食物上讲,要崇尚离自然最近的膳食。新鲜的蔬菜、水果可以提供给你丰富的维生素、矿物质和膳食纤维。豆、蛋、鱼类和植物油中含有丰富的维生素 E,它有较强的捕捉自由基的功能。谷类为主是我国膳食的良好传统,"五谷"包含了人体所需的许多营养素。中医提倡药食同源,"食疗"是无毒无害的治疗方法。从居住之所上讲,装修豪华未必就能有益身体健康,如不小心,装修材料中的有害物质可能造成污染。运动能加快肠胃消化,促进新陈代谢,调节神经系统,增强身体素质,因此坚持体力劳动和体育锻炼也要提倡。此外,服用适当的抗衰老药物,可防止未老先衰,让你有充沛的精力工作。通过饮食也可缓解某些不适症。如有潮红、心悸、失眠等情况,可多吃豆类、五谷杂粮、牛蒡等富含植物雌激素的食物,并减少红肉类的摄取,避免喝咖啡、浓茶、酒等刺激性饮料。拒绝衰老的两大要素是新鲜蔬果中的维生素、胡萝卜素和鱼虾、豆类中的蛋白质。维生素 C、维生素 E 以及胡萝卜素是抗衰老的最佳元素,可以帮助消灭促使衰老的自由基,还能促进大、直肠健康,帮助排毒;而蛋白质关系着人体组织的建造修复以及免疫功能的维持,也是抗拒衰老所必不可少的元素。

当今社会竞争日益激烈。许多女性为了提高工作效率,往往采取限制自己的睡眠和休息以增加工作或学习的时间。但是专家指出:这种方法不仅是对自己健康的一种损害,而且也在一定程度上也会造成对他人和社会的危害。限制自己的睡眠和休息可导致疲倦及瞌睡,导致日常工作和学习的效率下降,降低工作质量。所以应当养足精神,以高效率和高质量为标准,而不要图短时的效益或仅以花费多少时间为尺度来衡量自己是否努力,只有在高效率状态下的学习和工作才能获得更好的效益。

药物滥用是指长期反复地使用过量的具有依赖性的药物,这种药物与医疗目的无关,导致了成瘾性以及出现精神混乱和其他异常行为。目前,全世界滥用的药物主要有三大类:①麻醉药品,包括阿片类、可卡因类和大麻类;②精神药物,包括镇静催眠药、中枢兴奋剂和致幻剂;③其他物质,包括酒精、烟草和挥发性有机溶剂。药物滥用的概念内涵广泛,包括我们通常所说的"吸毒"、使用烟草和酒精,因为他们都能够产生精神依赖和身体依赖,会不同程度的引起机体衰老。

3)思想开朗、情绪乐观稳定

无论我们选择怎样的生活,都应摈弃浮躁、浮夸和肤浅,而应追求心态平和、健康和向上。要开朗,情绪稳定,克服冷漠、易怒、粗暴、狭隘、嫉妒等不良心理,要胸怀宽广、豁达大度,良好的精神状态有助于人体环境保持稳定、平衡,使人达到健康状态。出现隐性更年期症状后,要及时调节情绪和宣泄不良情绪,以缓解和消除紧张情绪。

4)适当使用激素和营养物质替代治疗

使用激素替代治疗,包括检查血液激素含量,根据检查结果进行相应的激素补充治疗。雌激素能够改善女性器官和皮肤血液的供应量,延缓骨质疏松,使皮肤恢复弹性和润泽。但服用雌激素之前,一定要认真检查体内实际激素水平,并且在医生的指导下,正确使用。服用植物型雌激素则可避免此弊,因此目前最适宜的办法是服用新鲜蜂王浆,每天早晨用凉开水送服 1~2 汤匙。另外,豆类、葡萄干等也是提供植物型雌激素的佳品。

3. 抗疲劳食谱

1)人参糯米粥

人参 15 克,山药粉、糯米各 50 克,红糖适量。先将人参切成薄片,与糯米、山药共同煮粥,待粥熟时加入红糖,趁温食服,每天 1 次。可兴奋中枢神经、抗疲劳,食用该粥对慢性疲劳综合征有良好效果。但高血压患者不宜服用。

2)枣仁莲子粥

酸枣仁 25 克,莲子 25 克,枸杞 25 克,粳米和大米共 100 克。洗净加水共同煮粥,可适量加糖。可安神、补脑。

3)鳗鱼山药粥

活鳗鱼 1 条,山药、粳米各 50 克,各种调料适量。将鳗鱼剖开去内脏,切片放入碗中,加入料酒、姜、葱、食盐调匀,与山药、粳米共同煮粥服用,每天 1 次。可气血双补,强筋壮骨,消除疲劳。

4)葡汁四蔬

西蓝花、菜心、玉米笋、茄子各 100 克。西兰花、菜花均切成小朵,与玉米笋用油、盐滚水焯熟,过冷水,沥干。茄子切片蒸熟。油热倒入咖喱粉、面粉,加入水慢火搅匀,再加入盐、糖、淡奶,煮滚即离火,淋在鲜蔬面上,放入烤箱以 170 摄氏度至表面金黄色即成。

善待自己，从妇科检查开始

妇科检查是女性健康的一道"护身符"，它的作用是对一些妇科疾病作早期预防和早期治疗。成年女性应每年接受一次妇科检查，早期发现疾病，早期诊断，早期治疗。许多妇科病是没有早期症状的，很多女性去医院看病时，往往都是已经感觉很不舒服了，结果常常因此失去了最佳的治疗机会。现在不少女性对自己的保健观念还停留在"初级阶段"，认为妇检可有可无，大多数女性对妇检或多或少充满了恐惧心理和畏难情绪。其实，每个女性从开始有性生活起，都应至少每年做一次全面妇科检查。时间应安排在月经结束后 3~10 天内，因为此时你的身体最放松，也更容易配合医生的检查。

（1）体检前的 24 小时内，要淋浴更衣，但禁止阴道冲洗及上药，因临时用药可能会掩盖病情。排空膀胱，带上洁净内裤、毛巾、水杯、卫生纸等物品到医院。

（2）带着记载你月经周期的日历、过去的病历。

（3）坦诚与医生交流。最近 3 个月的月经经过、经期出现的问题、性生活中的问题、历次妊娠的经过等等。切忌隐瞒，否则会误导医生。如果因为腼腆而延误自身健康便是无知了。

（4）体检必须在上午进行，最好晨起空腹不排尿。做盆腔检查时，如果有尿意，不要不好意思，一定要先去卫生间。否则膀胱充盈会直接影响检查的效果。

妇科常规检查,分为妇科专科体检及相关辅助检查。专科体检又称盆腔检查,其内容包括:外阴部检查,检查外阴发育、有无畸形、水肿、炎症、溃疡、皮肤色泽变化、萎缩、有无赘生物或肿瘤等;阴道检查,检查有无阴道畸形、阴道炎症、白带异常;宫颈检查,看有无宫颈糜烂、宫颈息肉、肥大等宫颈炎症;子宫及附件检查,触摸子宫的大小、形态以及位置是否正常,有无卵巢肿瘤、子宫内膜异位症、子宫肌瘤等疾病。

(5)做阴道窥器检查时,医生会将涂了润滑剂的鸭嘴形状的阴道窥器伸入你的阴道内,然后打开,把平时贴在一起的阴道壁撑开以观察你的阴道和宫颈有无可见病变。插入时深长地呼吸,尽可能放松,越紧张越容易引起疼痛的感觉,并影响检查效果。

(6)为了及早发现肿瘤,还要做宫颈细胞学检查,也就是宫颈防癌涂片检查, 通过这种方法,90%以上的早期癌症可以及早发现。如每年 1 次的宫颈涂片检查连续 3 次完全正常, 经医生同意可改为每两年检查 1 次。

中年女性的十种疾病信号

人到中年,要随时注意身体疾病告警信号,对照信号把握身体健康状况,早发现早治疗,避免失去最佳治疗时机。

(1)晨起头晕目眩,下蹲时干活感到胸闷、气短,午餐后嗜睡明显,以及常有倦怠乏力,出现阵发性视力模糊、恶心呕吐或平衡失调等异常情况,则可能是患了高黏血症。

（2）小便增多，尤其是夜尿增多，或小便频繁，尿液滴沥不净，可能内分泌系统或泌尿系统出了问题。

（3）在一侧或两侧乳房可摸到大小不等、软硬不一、界限不太清楚的肿块，用手指按压后即感到疼痛，同时伴有乳房胀痛或乳头溢液，这说明你可能患了乳腺增生。

（4）在饭后突然感到心闷痛，这说明你可能患胰腺炎、胆结石炎或胃溃疡。

（5）白带增多，呈乳白色黏液状，有时为淡黄色、脓性或血性，可伴有腰骶部酸痛、性交痛、性交出血、不孕等症状，则很有可能患有慢性宫颈炎。白色或灰黄色泡沫状白带，可能是滴虫性阴道炎；凝乳状白带，常伴有严重外阴瘙痒或灼痛，可能是念珠菌阴道炎。

（6）早起时关节发硬，并伴有刺痛，活动或按压关节时有疼痛感，要小心是否得了风湿性关节病。

（7）心悸（心搏过速）现象持续数小时或数天，则可能患甲状腺功能亢进、高血压或贫血等疾病。

（8）下腹隆起，特别是仰卧时，下腹仍隆起，用手掌触摸时有坚实感，应警惕患卵巢肿瘤的可能。

（9）脸部、眼睑和下肢常浮肿，血压高，大多伴有头痛，腰部持续性疼痛或发生波浪式的疼痛，有时甚至剧烈的、类似腰部风湿病的疼痛，就可能是肾脏疾病（如肾结石、肾盂炎）所致。

（10）食欲不振，吃一点油腻或不易消化的食物，就感到上腹部闷胀不适，且大便无规律，这是消化系统出现问题的前兆，要小心是否得了胃病、肝胆疾病或胃癌、结肠癌。

（11）尿频、尿急、尿痛是急性尿路感染的常见症状。房事后不久，如出现尿频、尿急、尿痛，并伴有白带增多，有可能是真菌性阴道炎或淋病。

女性也要呵护肾脏

肾脏位于上腹部的后方,肾脏的功能之一是将机体在新陈代谢过程中产生的多种废物通过肾小球血滤过、肾小管的分泌,通过尿液排出体外,以维持体液平衡及体内酸碱平衡,保持生命活动的正常进行。肾脏是人体重要的排泄和内分泌器官,具有内分泌功能,能够分泌肾素、前列腺素、激肽,来调节血压;能促红细胞生成素,刺激骨髓造血。分泌活性 VitD3,调节钙磷代谢。

中医讲的"肾"概念主要是从功能的角度来看,涵盖了人体的生殖、泌尿、神经、骨骼等各个组织、器官,起调节人体功能、为生命活动提供"元气""原动力"的作用。肾主闭藏精气,为元气之根,肾之精气既促进人体的生长发育,又促进生殖之精的化生。肾是生命之本。生命的衰退与肾有直接的关系,中年女性尤其应注意肾的保健。要保持健康、延缓衰老,就应保护好肾脏功能。

女性以血为本,而肾藏精,精又能化生气血。肾健康,女性就朝气蓬勃,健康美丽;肾衰竭,女性就萎靡不振,百病缠身。女性跟男性比较,阳气较虚弱,再加上工作与家庭的压力、寒凉饮食,长期精神紧张,情绪压抑等,女性一生中的各个阶段均可出现肾虚,导致不孕不育、性欲淡漠,提前绝经。

保护肾功能的要领有以下几点:

1. 保持适度的运动、性生活和睡眠

适合自己年龄、体质、适量的运动能强壮筋骨,促进营养物质的消化吸收,从而使肾气得到巩固。性生活要适度,不勉强,不放纵。

充足的睡眠也是恢复精神的重要保障。

2. 肾虚者可通过食疗保健

肾阳虚者,可多吃羊肉、韭菜、鹿茸等;肾阴虚者可多吃鱼、鸭、黑木耳、黑芝麻、核桃、冬虫草等。多吃含铁的食物,如木耳、大枣、乌鸡等;平日护肾要多吃海参、人参、乌鸡等。六味地黄丸是女性爱护自己的一大补肾法宝。既补肾健脾,又有平肝的作用。

3. 多饮水、不憋尿

适当多饮水能帮助人体将新陈代谢产生的废物排出,降低有毒物质在肾脏中的浓度,避免肾脏受损。人在生病发热时,因代谢增加,废物、有毒物质的产生也会增加,此时尤应适量多饮水,以助排泄。憋尿时尿液留在膀胱,就如同下水道阻塞后容易繁殖细菌一样,细菌会经尿道、膀胱、输尿管逆行感染肾脏影响肾功能。

4. 少吃高脂饮食

人食用高脂饮食后,随着血脂的升高,肾脏中一氧化氮合成酶增强,大量产生一氧化氮,肾脏中超氧离子也随之增加。一氧化氮与超氧离子发生反应后,生成对肾脏细胞有毒性作用的过氧化亚硝酸盐,从而造成细胞凋亡,并导致肾小球硬化及肾小管间质损害。

5. 不要过量吃盐

长期高盐分的饮食,会加重肾脏负担,损害肾功能。此外,运动饮料含有额外的电解质与盐分,有肾病的人需小心,否则容易病从口入。

6. 预防尿路感染

中老年人肾血流量不足,肾脏抵抗力降低。女性的盆腔疾病等都容易引起尿路感染,故应及时发现并积极治疗。临床中经常导尿或留置导尿管也易引起感染,故应尽可能避免使用。

7. 注意保暖

低温下血管收缩,血压窜升,尿量减少,血液凝固力变强,容易损害肾脏功能。秋冬、初春季节，气温较低，更要注意腰部保暖，以免风寒侵袭。

8. 及时治疗感冒、扁桃腺炎

对于反复感冒，感冒后有高血压、水肿、小便有泡，喉部或扁桃腺遭链球菌感染时，务必根治，否则容易导致肾炎。

9. 控制糖尿病和高血压

糖尿病太久会造成血管硬化，而肾脏是由数百万个肾小球组成，血糖控制不好，肾脏会坏得很快。老年人肾动脉常有内膜增厚现象，而高血压可加速这些病变的发生发展，故应按时服药控制血压升高。

女性要想肾精充盛、肾气健旺，保健按摩是一种有效的方法。

1)按肾俞

肾俞穴位于第二、三腰椎间水平两旁 1 寸（约 3、4 厘米）处，两手搓热后用手掌上下来回按摩 50~60 次，两侧同时或交替进行。此法对肾虚腰痛等有防治作用。

2)揉丹田

丹田位于肚脐下 1~2 寸处，相当于石门穴位置。方法是将手搓热后，用右手中间三指在该处旋转按摩 50~60 次。此法能健肾固精，并改善胃肠功能。

3)摩涌泉

涌泉穴位于足心凹陷处，为足少阴肾经之首穴。方法是用右手中间三指按摩左足心，用左手三指按摩右足心，左右交替进行，各按摩 60~80 次至足心发热为止，可益精补肾，舒肝明目，清心宁神，促进睡眠，强身防早衰。此法对肾虚引起的眩晕、失眠、耳鸣、咯血、头顶痛有一定疗效等有防治作用。

4)摩全耳

双手掌心摩擦发热后，向后按摩耳正面，再向前反复按摩背面，反复按摩 5~6 次。此法可疏通经络,对肾脏及全身脏器均有保健作用。

5)按摩腰部

两手掌对搓至手心热后,分别放至腰部,手掌向皮肤,上下按摩腰部,至有热感为止,早晚各 1 次,每次约 200 下,可温补命门,健肾纳气。

以上 5 法,早晚各 1 次,常年不断,必然见效。

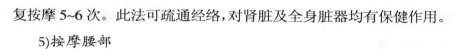

补铁补血,美容养颜

从古至今,补血都是女性一生要做的事情。女性有周期性失血的特点,调查发现,35~44 岁的女性贫血患病率显著高于其他年龄段,贫血的实质是红细胞和血红素降低,红细胞的主要功能是把新鲜氧气送到全身,把废气送到体外,另外还有辅助免疫功能。人一旦贫血,体内血红蛋白减少,血液输氧能力就降低,造成组织缺氧,使身体不能得到足够的氧来维持生命的代谢活动。女性贫血,不仅会头昏眼花、心悸耳鸣、失眠梦多、记忆力减退,月经失调,而且会面色萎黄、唇甲苍白、皮肤出现皱纹、脱发等,长期形成恶性循环,引起免疫力下降,会使许多疾病乘虚而入。

多数女性贫血是缺铁性贫血,这可能与月经不正常和节食有关。研究表明,血红蛋白与膳食中汲取的蛋白质、能量摄入量、动物蛋白质和总蛋白质之比显著相关。有些中年女性过分注重体形,而导致营养摄取不足,造成贫血。女性都希望自己的脸色好,红润健康;要想脸色好,脾健康是首要的,其次就是活血。如果女性朋友们在日常生活中能注意适当的饮食调理,由于生理时期失血、耗血引起不适的概率就会下降,从而远离贫血的困扰。

女性补血不能光补铁,均衡血液营养才是补血的关键所在。人体摄入铁过量会造成隐患,轻则会造成色素沉积,重则会出现胃痛、恶心、呕吐等症状,损害胃肠道和肝脏。贫血女性平日应多注意营养,多食猪心、母鸡、海参、鱼虾、红枣、猕猴桃、葡萄、桂圆、核桃、芝麻、胡萝卜、红薯、菠菜、洋葱及豆制品等食物。补血的食物以含有铁质的胡萝卜素为最佳。女性养血,可根据自身情况,选用当归养血膏、益母草膏、养血八珍丸、归脾丸、调经脾等中成药,也可选食黑木耳煲红枣、黄芪龙眼粥、果杞大枣茶、当归炖乌鸡等补血养血食疗之品,服用含有黄芪、当归、龙眼肉的口服液,对补血也有很大的帮助。

贫血女性要经常参加体育锻炼,特别是生育过的女性,更要经常参加一些力所能及的体育锻炼和户外活动,每天至少半小时。如健美操、跑步、散步、打球、游泳、跳舞等,可增强体力和造血功能。

根治出血病症。女性患有月经过多、月经失调、上消化道溃疡、痔疮或反复鼻出血等疾病时,均要及早就医,尽快根治。

另外,女性要保持心情愉快,生活规律,积极锻炼,均衡营养,行经期忌食生冷等。这样才能促进体内骨骼里的骨髓造血功能旺盛起来,确保健美之躯和容颜靓丽。

补血食疗方:

①牛乳 200 克,粳米 100 克,白糖适量。粳米淘洗干净,放入锅中,加清水,煮至半熟时,再加牛乳,煮至粥成,调以白糖进食。适用于虚弱劳损,形体羸瘦。

②龙眼肉 20 克,红枣 5 枚,粳米 100 克。同煮成粥,热温服。养心补脾,滋补强壮。

③糙糯米 100 克,薏苡仁 50 克,红枣 15 枚。同煮成粥。食用时

加适量白糖。滋阴补血。

④蜂蜜 30 克，米酒 20 毫升，阿胶 15 克，糯米 50 克。将糯米加适量水煮粥，粥成后加入阿胶、蜂蜜和米酒调匀，趁温热服用，每日 3 次，10 日为 1 疗程。适用于各类贫血患者服用。

⑤鸡蛋两个，取蛋黄打散，水煮开先加盐少许，入蛋黄煮熟，每日饮服两次。适用于缺铁性贫血。

睡出好心情

1. 什么是失眠

失眠（中医称不寐）是患者在相当长的时间里，对自身睡眠质和量的不满意，因而产生焦虑、烦躁和恐惧而形成的一种恶性循环。长此以往会引起机体脏腑功能紊乱，大脑皮质自主神经功能失调。严重危害身体健康，影响正常工作和学习，应高度重视，及早及时彻底治疗。

全球有近 1/4 的人受到失眠困扰，我国亦有 10% 的人存在睡眠障碍。失眠并非老年人的"专利"，众多 35~55 岁的中青年人构成失眠主要人群。失眠虽然不是疾病，可绝对影响健康，关系着智慧与容颜。失眠已成"悄然扩张的流行病"。

2. 失眠的症状

1）生理症状

失眠的生理症状主要表现为睡眠障碍、肌肉紧张性疼痛及植物神经功能紊乱三大症状。睡眠障碍表现为入睡困难，严重者甚至整夜无眠，夜间多次觉醒，不能再入睡，多梦，早醒，醒后无清醒感，白天易困、晚上不眠，节律紊乱等。肌肉紧张性疼痛，表现为全身肌肉酸痛，并有头疼、头昏、头胀感。自主神经功能紊乱表现为心慌、胸闷、腹胀、腹泻、便秘，及消化泌尿系统症状等诸多不适症状。

2）情绪症状

情绪紧张难受，感到生活压力增大，工作和学习是一种负担。控制力减弱，容易激惹，自感力不从心，常焦虑。

3）神经衰弱症状

容易兴奋又容易疲劳，记忆力下降，注意力难以集中，回忆增多且控制不住，脑子昏昏沉沉。

3. 引起失眠的因素

1）躯体、生理因素

各种疼痛性疾病，如心肺疾病、关节炎、夜尿症、胃肠疾病、肾功能衰竭、甲状腺功能亢进等常常引起失眠。任何躯体的不适均可导致失眠，包括一些本身与睡眠有关的疾病，呼吸暂停综合征，睡眠周期性功能等。此外，高速跨时区的旅行（时差反应）以及由白班改夜班工作，由于体内生物钟尚未适应新的昼夜节律，因此也出现失眠。

2）环境因素

突然改换睡眠环境如住院或住旅馆可能引起失眠。噪音或光照，高温或严寒都会影响睡眠，卧具不适（如过硬或者被褥过厚或过薄）也会影响睡眠。突然增加同睡者或是同睡者鼾声大的也影响睡眠。有的人对环境的适应性强，有的人则非常敏感、适应性差，环境一改变就睡不好。

3）心理社会因素

从心理学的角度讲，有几个因素：①压力，如白天紧张，夜里便失眠；②思想太活跃，不断左思右想，脑筋活动频密，警觉性提高，难以入睡;③强迫入睡造成忧郁,如在睡前不断想着,我一定能睡着,不能不睡！这种想法增加了自己的忧虑,心情愈是紧张,愈难成眠。从社会因素来说,各种应激事件均可引起失眠。为自己或亲人的疾病焦虑、害怕手术、为考试或接受重要工作而担心、未遂的意愿等都是失眠的常见原因。

4)精神疾病因素

抑郁症、强迫症、精神分裂症、老年痴呆、焦虑症、边缘性人格障碍等常伴有失眠症状。

5)药物因素

服用中枢兴奋药物可导致失眠,如减肥药苯丙胺等。最常引起失眠的药物有咖啡因、茶碱和各种兴奋剂,以及烟、酒精和食欲抑制剂。

6)不良睡眠习惯

有些人喜欢喝咖啡、茶或酒等刺激品,茶、咖啡、碳酸类饮料中含有中枢神经兴奋剂——咖啡碱,晚间饮用可引起失眠。酒精干扰人的睡眠结构,使睡眠变浅,一旦戒酒也会因戒断反应引起失眠。

4. 失眠的治疗

人的睡眠过程可分 3 阶段,即入睡期、熟睡期和做梦期。影响入睡的主要是心理因素,而生理因素则决定能否熟睡。大多数失眠都发生在入睡期,即上床后久久不能入睡。患有失眠的人,首先应分析是否由身体健康或精神问题引致。长期失眠者应尽快求医,作详细的检查,对症下药。

多数情况下,注意睡眠卫生就可以解决失眠问题,平日要养成良好睡眠习惯,保持身心平衡,其实,由清醒至入睡是一个自然和放松的过程,保持心境平静便容易入睡,心乱如麻则难以入睡。按时上床和起床,拒绝有害睡眠物质,睡前不喝咖啡、茶,等等;避免睡前吃得过饱,以免睡觉时胃部仍在运转;避免睡前 2~3 小时做剧烈运动,适当的运动时间应在黄昏;注意卧室的环境,如温度、光线、通风等,找出令自己安睡的标准;睡前来个热水浴也不错,可以松弛神经。另外,通过有效的药物治疗,也可以解决失眠问题;但不要随便吃安眠药。安眠药最大的作用是加速人们入睡,但却会影响我们熟睡期和做梦期的状态。使用小剂量的安眠药,短期治疗可起到一定的效果,同时也存在一定的危害性,不但会损害记忆功能,而且会引起药物的依赖性、成瘾性,反而加重失眠症状,所以不可滥用药物治疗失眠症。

正常良好的睡眠,可调节生理功能,维持神经系统的平衡,是生命中重要的一环。女性如何才能睡得好呢?

①要营造好的睡眠环境。睡觉前先让房间通风,卧室内的温度控制在 18~20℃为宜。为避免睡觉时喉咙或鼻子过于干燥,可以打开加湿器。卧室内要维持适度的阴暗与安静,有助于达到深沉休息的目的。

②选择合适的枕头也很重要。枕头的高度与软硬程度要依个人喜好确定:习惯侧睡的人,适合用质地较硬的枕头;仰睡者适合用中等硬度的睡枕;喜欢趴着睡的人,则适合用软枕。

③要养成按时入睡和起床的良好习惯。摸索和确定自己的生物钟,遵循睡眠与觉醒相交替的客观规律。

④睡前不要进行紧张的脑力劳动或剧烈的运动。晚饭应该吃些容易消化的清淡食物,不要过晚、过饱。睡前不宜吸烟、不宜饮用浓茶或咖啡等刺激性饮料,也不要喝过多的水。睡前不宜观看让人紧张兴奋的比赛、电影等。

⑤洗个热水澡,或用热水泡泡脚,促进血液循环,提高睡眠质量。

⑥意守入静。每晚定时上床仰卧,双目微合,面部放松,口微张,

舌舐上颚,呼吸平缓,两眼球自然向左右摆动,速度要缓慢,念着一个"睡"字,在5~10分钟时间内,就能进入梦乡。

1)失眠的自我按摩法:

①按揉太阳穴(眉梢线与眼角线往外延伸的交点):食指罗纹面按在两侧太阳穴上,按顺时针方向轻轻按揉100次。

②梳理头部:用手指从前额到后脑方向,做梳头动作,单方向梳理20次。

③搓手浴面:先将两手搓热,随后掌心紧贴前额,用力向下擦到下颌,连续10次。

④泡足踏石:取一些小鹅卵石铺于水盆底,倒入开水,待水温热时,放入双足,泡足踏石20分钟。每晚睡前做1次,长久坚持,失眠会不药而愈。

⑤擦涌泉穴(足底心):临睡前用热水洗足10分钟,然后用手掌侧面小鱼际肌紧贴足底,左手擦右侧足底,右手擦左侧足底,以足底心发热为佳。

2.失眠食疗方:

①柏子仁15克,粳米50~100克,蜂蜜适量。先将柏子仁去尽皮、壳、杂质,捣烂,同粳米煮粥,待粥将熟时,加入蜂蜜,煮沸即可。每日服2次,3天为一疗程。

②灵芝15克,西洋参3克,水煎代茶饮。

③龙眼肉10克,莲子50克,大枣20枚,水煎后加糖少许食用。

④猪心1个,酸枣仁、茯苓各15克,远志5克。把猪心切成两半,与酸枣仁、茯苓、远志一块放入锅里,加入适量水,用大火烧开后撇去浮沫,再用小火炖至猪心熟透后即成。每日1次。

⑤绞股蓝10克,红枣8枚。分别洗净,放入适量水,用小火煮20分钟即可。每日1剂,吃枣喝汤。

控制体重，不仅仅为了苗条

1. 中年女性为什么容易发胖？

女性到了 40 岁左右，体内的脂肪分布会悄然发生改变，由女性型向男性型分布发展。一些女性，本是苗条体形，在接近更年期的几年中，变得肥胖起来，中年女性发胖的原因有许多，遗传因素、神经系统和激素的变化是其主要原因。

1）新陈代谢障碍，热量需要减少

进入中年后的女性，活动量相对减少，基础代谢也降低，体内储存的蛋白质、脂肪相对增多而引起肥胖。卵巢功能衰竭不仅导致雌激素低下，还会让脂肪分解减少，进一步加重了肥胖。

2）遗传性肥胖

如果父母是肥胖体质，随基因不同而呈显性和隐性遗传，也容易发生肥胖。

3）内分泌方面的原因

一些直接决定情绪和食欲的神经肽类物质，较年轻时增加或减少，使女性食欲大增，尤其是食用高脂肪类食物过多，也是肥胖的原因之一。也有服食药物的影响，如避孕药、类固醇药物等。

4）心理因素

假若抑郁的心情无处倾诉，寄情美食便是其中一个选择，能暂时舒缓精神压力，但体重的增加却带来无穷后患。

2. 体重超重对中年女性的危害

肥胖的正确理解应该是体内肌肉和脂肪之间的协调关系被

破坏，身体脂肪占总体重的比例过大。正常人体有 300 亿~350 亿个脂肪细胞，当脂肪细胞的数量和体积增多后就形成了肥胖。随着体重的增高，首先脂肪细胞的体积增大，然后数目开始增多。

目前诊断肥胖多采用体重指数（BMI）的方法，即根据体重（千克）和身高（米），公式为 BMI=体重/身高的平方，计算出体重指数，并给出诊断结果。在中国肥胖的诊断标准为体重指数大于 25。世界卫生组织的标准是，体重指数为 18.5~25 为一般，大于 25 为超重，大于 30 为肥胖。在诊断肥胖时还应考虑腰围与臀围的比例（WHR），WHR 大于 0.9 对健康是不利的。

肥胖对健康不利，可致机体免疫力下降，常诱发高血压、胆结石、心血管病、动脉粥样硬化、糖尿病、乳腺癌，以及呼吸功能障碍等病，疾病的死亡率也增高。中年时期体重"超标"可以增加进入老年之后患痴呆症的可能性。此外肥胖会影响仪态与情绪，且在手术麻醉时较容易发生危险。所以肥胖应引起重视。

身体发胖前往往会出现一些反常现象及预兆，如能及时发现，又能及时防范，就有可能减少肥胖的发生或加重。

1）劳累

近来工作量明显加大，或与平时相比，近来总感到疲劳，多活动几下就气喘吁吁，精疲力竭，如果不是生病就有可能是肥胖悄悄向你走来。

2）胃口大开

突然胃口增大，总有饥饿感觉，特别喜欢喝水和饮料等，大多是发胖的前兆。

3）贪睡

睡觉特别香，已经睡了足够的时间还想睡，或者经常哈欠连天，在排除过于疲劳的情况下，是肥胖到来的迹象。

4)怕动

如果是爱运动的人,渐渐地不想再动了,甚至感到参加运动是一种负担,也可能是发胖的信号。

在绝经之前,女性体内雌激素水平高,这时即使有多余的脂肪,一般也只积累在臀部和大腿上。绝经之后,女性的新陈代谢以每10年下降4%~5%的速度递减,这时女性多余脂肪积累的部位上升到腰部和腹部,患高血压、心脏病、糖尿病等由肥胖症导致的疾病的概率逐渐加大。因此,女性在绝经之后尤其要控制体重,防止"发福"。

3. 中年女性应如何避免发胖

控制体重必须采取科学的态度和方法。盲目过度地控制饮食,是不可取的。它会造成营养不良、抵抗力下降、过大的精神负担而招致其他疾病。

1)减重的基本原则

减重期间仍应维持均衡的营养,摄取充足的蛋白质、维生素及矿物质,配合持之以恒的适当的运动。减重不宜太快,一周以0.5~1千克为原则(每天减少500千卡热量摄取或增加500千卡热量消耗)。

2)合理安排饮食

较好的饮食是吃含低脂肪(少于摄入量的30%)、低蛋白(少于摄入量的10%~15%)和较多碳水化合物(45%~60%)的食物。在食量不变的情况下,增加蔬菜、水果、全营养谷物、豆类以及含有多种有益成分的碳水化合物的比例,忌食甜腻、油炸,含高脂肪、高热量及热量浓缩型食物(如肥肉、糕点、坚果、汽水等)。多用蒸、煮、烤、凉拌等低油方式,多选热量低、体积大、膳食纤维丰富的食物。细嚼慢咽,以延长进食时间。碳水化合物不仅提供运动时肌肉所需要的能量,还是纤维素的一个极好来源。纤维素能够让食物加速通过消化道,减少热量和脂肪的吸收,使胰岛素水平稳定,抑制脂肪的贮存,以及降低血中脂肪和胆固醇的水平。纤维素含量多的食物有米糠、麦糠、胡萝卜、芹菜、青菜、五谷、豆类、梨子、李子、柑橘、苹果、西瓜、桃子等。此外,还应谢绝饮料,以白开水代替,因为不管是糖分多么低的饮料,其热量也是很可观的。

3)适当增加运动

不要期望某一次运动会减掉你身体某一部分的肥肉,减肥不能心急。其实,锻炼的机会到处都有:上班时步行一小段,爬几层楼梯,工作休息时做几节广播体操,都能消耗你多余的热量。骑自行车、跑步、游泳等有氧运动是消耗体内热量的最有效办法,可以大大加强心肺循环功能。实践证明,你做什么运动都可以,只要能使你的心跳加速至少持续 20 分钟。自古以来人们就认为饭后散步是一种好的习惯,饭后 45 分钟左右,以每小时 4.8 千米的速度散步 20 分钟,热量消耗得较快,这个时间散步有利于减肥。如能在饭后 2~3 小时再散步一次,时间大约 20 分钟,那么,减肥的效果会更明显。

运动时要注意那些原则呢?

(1)运动种类要因人而异,不可勉强。每个人的年龄、体质不同,对不同种类运动的适应能力也千差万别。有的运动对降低体重见效快,但体质较为虚弱的人不宜经常从事。

(2)要循序渐进。有的人不经常运动,肌肉关节都比较僵硬,须要慢慢锻炼,切不可求快而伤害筋骨,如果在短时间内运动量增加很多,心肺功能也会负荷不了。

(3)运动要持之以恒。运动要达到减肥效果不是一蹴而就,而是要经年累月,持之以恒,如果觉得单调,可以经常变换运动种类。如不借助器械,可做俯卧撑、半下蹲等,重复多组,每组约 20 次,数量依自己的承受力而定。推荐运动项目:网球、长距离滑雪、游泳、高尔夫球、跳舞。

4)行为调整

(1)养成每日定时排便的习惯,这样能够让体内的毒素顺利排出。有时候毒素的累积，也正是体重迟迟不降的原因。

（2）不要过度的看电视（看电视时消耗的热量比休息时还低），尤应避免边看电视边吃零食。

（3）对于吃不下的美食，千万不要存有丢掉可惜的心态，别勉强自己硬吃下去。

（4）每天晚上九点后绝不进食。

最好的减肥方法，就是饮食、运动、行为调整，并建立良好的生活态度。体重控制是一种长期抗战，需要的是一种长期的健康生活方式。

4. 练出你的腰部曲线

人一到中年腰部就容易堆积脂肪。若腰部臃肿肥胖，不但很难配以强调身体曲线的合体时装，而且使乳腺癌等疾病的发病概率上升。不妨经常做做腰部健美操，既可减掉腰部脂肪，又可防治腰部疾病。

（1）转腰式：身体直立，两脚分开约于肩宽，向两侧伸展双臂，同肩平。身体以腰的部位上向左旋转，肩膀也向左后转。左手手背贴右侧腰，右手扶左肩头，双臂环抱脊柱，右侧身体做反向动作，左右都做一次为 1 遍，连续做 10~20 遍。

（2）屈腰式：前屈，双腿并拢坐床上，用头触膝盖。后屈，俯卧床上，双手撑起上半身，尽量使上半身与腿的夹角接近 90°。侧屈时两脚分开与肩宽站立，左手贴住左大腿向小腿下滑，右手同样。每个动作各 5 下。

仰卧，先将右腿弯曲，使大腿尽量靠近胸部，停 2 秒后再伸直；换左腿做同样动作。两腿交替，连续做 10~20 次。

站立，两手叉腰，两腿分开。先向前后弯腰，再向左右弯腰，弯后直立，连续做 10~20 次。

仰卧，两腿弯曲，两臂放于体侧，头及上身慢慢向上抬起，停留 1 分钟左右,再落下,反复进行,直到颈部及腰部肌肉感到酸沉为止。

(3)刺激腰背穴位:用拇指、食指,或二三指按揉、点捏、掐压带脉穴、腹洁穴、京门穴、志室穴及其有关的肌肉(带脉穴,位于第十一肋顶端,与肚脐同高度;腹洁穴,位于顺乳头线往下,比肚脐低 3 厘米处的位置;京门穴,位于第十二肋骨顶端;志室穴,位于第二腰椎突起向下 5 厘米处)。

两脚张开与肩同宽,然后双手朝两侧平直伸展。右手弯腰触碰左脚掌,左手弯腰触碰右脚掌。弯腰时要停留 1~2 秒钟。

另外,女士不要过度束腰,也不要长时间束腰,这是因为,经常束腰会影响腰、腹及骨盆腔的血液循环,影响胸腹的起伏,还会妨碍腹腔脏器的血液循环,降低消化和呼吸功能,导致营养不良,便秘,诱发痔疮、肛裂等疾病。

警惕女性打呼噜

医学研究证实,打呼噜发生的主要原因为鼻和鼻咽、口咽和软腭及舌根三处发生狭窄、阻塞,再加上睡眠时咽部自制松弛、舌根后坠等,导致气流不能自由通过咽部的气道,振动咽部软组织而发出的一种巨大的鼾声。

当气管阻塞的程度较重时,就会出现吸气困难乃至呼吸停止,形成阻塞性睡眠呼吸暂停综合征。由于体内缺氧和二氧化碳潴留,全身各个部位都会受到不同程度的损害,尤其是心血管系统和中枢神经系统。打呼噜还可影响血液系统,一些长期打呼噜的人,常常面部发暗、发红，原因是因身体缺氧，人体骨髓便分泌出大量的代偿红细胞，如同长期生活在高原缺氧环境中的人。

任何引起鼻咽喉气道狭窄的因素都会促使打鼾发生，肥胖患者颈部沉积了过多的脂肪，也是引起呼吸道狭窄而出现打鼾的原因之一。最新的研究报告指出，身材良好、不吸烟、生活正常的女性，如果经常性的打呼，就可能潜伏高血压和心脏病。其病理原因是：打呼噜憋气引起大脑缺氧和心肌缺血，造成心脏负担加重，此时人体内的神经系统自动调节血压，使血压维持在较高的水平，日久天长就会导致高血压、冠心病等心脑血管疾病。

针对不同病因进行相应的治疗可以有效地减轻或消除打鼾的症状。以下是一些简单易行的小窍门。

（1）侧卧睡眠姿势。睡眠姿势会影响呼吸节奏和声音，侧卧更有助于均匀平和的呼吸，减少气管阻塞的机会。如果无法从始至终保持这一姿势，可以在身后放一个小枕头，当打鼾者要仰卧时，就会被枕头硌一下，自然也就改为侧卧，经过一段时间后，就能养成侧卧睡眠的习惯。

（2）睡前数小时内尽量不喝含酒精饮品，禁服镇静安眠药。

（3）对于内分泌疾病引起的打鼾要治疗原发病，如甲状腺功能减退的患者应该口服甲状腺素片；肢端肥大症的患者应该应用抑制生长激素分泌的药物；对鼻炎患者应用鼻黏膜收缩剂滴鼻，保持鼻腔通畅，可使部分人的鼾声减低。

（4）减肥。据研究，身体脂肪分布不均，尤其是颈部脂肪沉积与打鼾关系最大，因此减肥可取得一定的治疗效果。

如果只是偶尔有打鼾的症状，可能是由于鼻子通气不好，仰睡时舌根后坠，引起呼吸不畅，不必过虑。但如果经常打鼾，而且声音响亮，就必须及时到医院检查了。

脊背保养与护理

柔滑、光洁、健美的背部,是体现女性魅力的重要部位。拥有健康的背部,不仅可以使你身材挺拔、身轻如燕,更可使你的心肺功能因有足够运动而不致退化。优雅的女性不一定是花容月貌,但一定不是驼着背走路的女性。如今,越来越多的女性在办公桌前一坐就是好几个小时,工作结束之后又瘫坐在椅子或沙发上,这些不良姿势都会给背部肌肉带来超负荷的负担,使背部肌肉松弛、脊椎变形,腰酸背疼。所以脊背的保养不仅要靠日常的细心呵护,而且也是坚持背部运动和体育锻炼的结果。

1. 保持背部肌肤柔滑

美丽的背部应该是骨骼匀称、轮廓清晰,皮肤光润亮泽的。因此,背部皮肤的养护很重要。准备一个两边带柄的丝瓜瓤,淋浴时,打上适合自己的浴液,双手一左一右抓住丝瓜瓤两端的手柄,倒背双手,上下搓拉,使丝瓜瓤尽可能触及后背的每一寸肌肤。隔一天重复一次。背部皮肤角质层肥厚,肤色暗沉的人可以在洗澡时,使用磨砂膏去角质,或使用能有效消除角质层的浴皂。洗澡后,要擦保湿乳液,或者使用含有代谢角质、美白作用的乳液,帮助皮肤恢复白净。

2. 保持背部肌肉健美

美丽的背部不仅要柔滑、光洁、均匀,健美的肌肉也会令女士更具魅力。当我们需要长时间站立时，可以轮流将一只脚放在高度20~30厘米的脚凳上，以减轻背部所受的压力；坐着时背部要有椅背的支撑，最好椅背能够稍有突出的弧度来支撑背部。躺卧时脊椎所受的压力最小，平躺时膝盖下放个枕头或是侧躺时两脚中夹个枕头都有助于脊椎压力的减轻。

每天利用10分钟做做背部健美操动作，能让背部肌肉不再松弛，增加背部肌肉的紧实度。

①双脚分开与肩同宽、双手置于颈后，向前伸展身体，感受到从颈椎到脊骨在向前舒展，直到上身与地面平行，保持这种姿势3~5分钟，起身，重复10~15次。

②平躺在床上，双手分别抱左、右膝和双膝，尽量让膝盖碰在胸前。各做20次。

③屈膝跪下，双臂垂直，手按地面，缩肚将背部向上弯曲，放平，重复15次。

④面朝长椅趴下，臀部与木板呈45°~90°角，腿部以木板边缘作支撑，自然下垂。同时小腿交叉弯曲，头部贴于木板之上。收缩腹部肌肉从而帮助你支撑你的下背部。腿部保持弯曲同时慢慢抬高至与你的身体成一条直线即与地板平行的位置。停留一下，然后慢慢把腿放回到初始位置。在腿的两次抬升之间要停留一下，做一次呼吸调整。

⑤跪下，后臀部坐在脚后跟上，上体保持正直，双手自然地放在腿上，肩、手臂放松。抬起臀部，双膝跪地，双手与肩同宽，支撑地面。吸气，抬头，塌腰，塌背，臀部向上翘起。保持5~10秒。呼气，低头，脊柱呈弓形，拱背，保持5~10秒。

别让脑老化提前到来

　　大脑是人体高级神经的集中地,又称为人体的司令部,正常人约有140亿个脑细胞,在16~20岁之间达到最大值,25~30岁开始慢慢死亡,每天约死亡10万个,40岁以后平均每天死亡20万个。人一过中年就会出现脑老化的现象。脑功能下降一开始也是最典型的表现就是记忆力下降,多表现为近期情景事物的忘却,之后就可能会发展到早期事件的忘却,反应迟钝,行为缓慢,注意力不集中,从智力到体力活动都受影响。一般的老化往往是记忆近事的功能减退比较明显,而对长久的往事尚可记忆犹新,如要发展到近期远期的记忆力丧失,那就是脑动脉硬化发展到末期——痴呆了。"痴呆"就是脑功能退化的最严重阶段,是脑老化终点了。但老化在各人之间存在着相当大的差异,有的人过了60岁还丝毫没有这种感觉;而有的人还没到40岁就感觉到脑功能衰退了。脑功能退化对中年女性的身心健康有很大影响,如果预防得当,则可收到延缓衰老的效果。因此一定要提早预防,让绝大多数老年女性真正身心健康地生活。

　　1. 脑老化的预防措施

　　如果中年女性注意讲究健脑之道,可以有效地延缓大脑的衰老过程。脑老化的预防措施有:

　　1)坚定信念

　　一般人的思想总是认为,人到了中年,记忆减退是正常的事,就听之任之了。实际上思想具有改变现实的能力,如果这些人固守传统,自我认同了记忆力不行的说法,经常向大脑灌输"大脑不可避免会衰老",这样就真的会衰老。正确的态度是坚信人到八十或九十岁仍能保持良好的记忆力、敏捷的思维。这样才会不停的与脑老化做斗争,克服脑老化。

2)多用脑,多输入信息

"用进废退"是生物界发展的一条普遍规律。锻炼大脑有助于刺激脑神经树突生长,增强大脑活力。人们常说:"脑子越用越灵",这是因为勤于用脑的人,大脑细胞不断接受外界信息的刺激,能使大脑增加释放脑腓肽等特殊生化物质,脑内的核糖核酸含量比普通人的平均水平要高 10%~20%。核糖核酸能促进脑垂体分泌神经激素——多肽组成的新的蛋白质分子,这种蛋白质被称为"记忆分子",对促进记忆和智力具有良好的作用。中年人追求新知,可以减缓大脑衰老。建议中年女性常常挑选自己不熟悉的东西来做,自找难题,并克服困难,会使大脑"电路"更加灵敏和通畅,或者多做些思考问题的游戏,如下棋、猜谜、电子游戏等。

3)重视营养

营养物质是发挥大脑思维、记忆等一切智力活动所必须的。蛋白质是大脑进行复杂智力活动的基本物质,大脑依靠蛋白质的兴奋与抑制作用才能发挥记忆、思考、语言和运动等多种功能。含蛋白质较为丰富的食物有黄豆、核桃等。脂类物质也是大脑正常运转所必须的,在自然界中,人们经常接触的富含脂质的食物有芝麻、葵花子、瓜子、花生、杏仁、松子、枣等。维生素 C 可使脑功能敏锐,促进脑细胞结构坚固,从而起到提高智力的作用。龙眼、枸杞、樱桃、茶叶等食物中都富含维生素 C。维生素 B_1 能促进脑细胞的兴奋抑制作用,预防精神障碍。核桃、芝麻、黄花菜等食物中都富含维生素 B_1。钙质能抑制脑神经异常兴奋,使脑神经活动保持正常。含钙丰富的食物有金针菜、芥菜、海产品等。牛奶和胡萝卜里也含有丰富的维生素 A、维生素 B_2 和钙质。因此,要减缓脑部的衰老,在饮食上要注意保证摄取足够的钙、维生素和其他能促进脑部活动的营养成分,从饮食方面增进脑部的健康。

4)多与人交流

聊天是一项健脑活动。常说话会促进大脑的发育和锻炼大脑的功能。当然不是随意乱说,而是谈论那些哲理比较强或逻辑性比较强、内容丰富的话题。这是因为,聊天时为使听者认同自己的说法,势必要想方设法证明自己的观点,这就得动脑筋,不但要挖掘脑海中的"宝藏",而且要捕捉最新信息,还要运用美妙的语言艺术,并辅之以必要手势。不仅如此,聊天时还可以将自己的喜悦与哀愁向别人倾诉,这样有助于及时调整自己的心态,保持心理健康。亲朋好友休闲之际聚会聊天,互通信息,交换思想,交流感情,其乐融融,使人处于平和、轻松、友善的气氛中。身心轻快、舒缓、愉悦,有利于消除紧张情绪,增强大脑的活力,开发人的智慧。

5)预防脑功能受损

要尽可能地避免有害因素对脑的损害,如烟和酒。长期过量饮酒会使脑细胞遭受损伤,导致记忆力和智能衰退;嗜烟亦会加速脑细胞的衰老。此外,也要积极预防动脉硬化和治疗糖尿病,这两种病对中年人的危害比较严重,尤其对脑的刺激较大,影响脑功能的正常发挥。很多慢性病、传染病,尤其是病毒性感染、高血压、肺心病、肾病等,都会相应地造成脑细胞损害,故应注意妥善防治。

6)拨准生物钟,养成生活好习惯

生物钟是存在于人的大脑中的、管理时间的神经中枢,它对人的体温、血压、脉搏、呼吸以及体内的激素、酶等各种受体都有明显的作用,并形成与昼夜同步的节律。白天正常的兴奋,晚上自然的抑制,一日之内,人的精神状态在上午 8 时、下午 2 时、晚上 8 时为最佳,两小时后各有一次回落。因此中年女性要养成良好的生活习惯,工作、学习、活动、娱乐以及饮食要有一定的规律,以免造成人体生物钟的紊乱、失调,对大脑产生危害。

7)睡眠要保证

人在工作时脑神经细胞处于兴奋状态,能量消耗大,久之会疲劳。睡眠时脑细胞处于抑制状态,脑部的血液供应相对增多,可为脑细胞提供足够的能量——氧和营养物质,并使消耗的能量得到补充,恢复精力。因此,只有睡得足、睡得好,才会消除大脑疲劳。如果长期睡眠不好,或睡眠质量太差,会加速大脑的衰老,聪明人也会变糊涂起来。保证充足的睡眠,重新积累能量,有利于第二天的工作和生活。

8)适当的性生活

中年女性的性生活不完美,可能导致严重的失眠,从而使大脑功能衰退。性生活之后,紧张的身心得以松弛,肌肉得以舒展,这对于睡眠极为有利;相反,性欲处于旺盛状态,得不到充分发泄,神经系统长时间处于亢奋状态,焦虑不安,心情烦躁,失眠必然接踵而来,也会直接影响大脑的功能。

2. "交替锻炼"法

也有专家提出采用"交替锻炼"的方法来延缓大脑的衰老,这种方法包括:

1)左脑和右脑交替运动

人的大脑有功能不同的左右两半球,左脑半球负责语言、数字、抽象思维等,因此日常学习和工作主要运用的是左脑;右脑半球则很少运用。要想使经常处于疲劳缺氧状态的左脑半球得到休息,办法之一就是要及时停止学习、工作或研究,欣赏一会儿音乐或花卉,设法让右脑半球兴奋起来,让左脑在"轮休"中得以"喘息",使其不至于过度疲劳、缺氧而导致早衰。

2）脑力劳动与体力劳动交替进行

　　脑力劳动会使大脑耗氧量急剧增加，大脑消耗的氧，需要血液大量、快速流动，才能得以源源不断地补充，而长时间从事脑力劳动，供氧量不足，必然会导致大脑疲劳和衰老。如果脑力劳动与体力劳动（或运动）交替进行，劳动（或运动）时就会提升血氧饱和度，加速血液流动，促使带着更多氧气的血液流经大脑，使疲劳的大脑得到更多的氧而恢复原有的功能。

　　市场上的补脑保健品很多，价格也各异，但真假难辨，许多保健品都做了夸大不实的广告宣传。正常人不要乱吃各种补品、保健品、药品，以防发生副作用。补品也不是越贵越好、越洋越好，也要因人而异。在进补时应多听听神经内科医生、中医大夫的建议。

驾车别伤身——有车族女性的健康要诀

　　随着经济的发展，轿车正迅速进入千家万户，有车族的队伍正在日渐庞大，但有些有车人士却因此出现了腰酸背痛、颈梗等疾病，严重的甚至得了白血病。汽车作为代步工具，在给人类提供方便的同时，又给人类健康带来那些隐患呢？

1. 车内有害气体中毒

　　买了新车就长时间开的有车族，都不同程度出现头晕、乏力等症状，专家认为，这是车内甲醛等有害物质过高所导致的中毒症状。安装在新车内的塑料材质的配件、地毯、车顶毡、沙发等都含可释放甲醛、丙酮等有害气体，不经过释放期，人吸入过多就会引起中毒。由于汽车市场需求旺盛,很多汽车刚刚下线还未经过有害气体释放期就直接进入市场。北京市有关部门对 100 辆轿车抽检时发现,90%以上存在车内空气污染问题。甲醛和苯都属于促癌和致癌物,对人的感官刺激比较明显:轻度的表现是觉得眼睛受刺激、喉咙疼;中度的表现是昏迷抽搐,神志不清,视力模糊;更深的会对人体的免疫系统、神经系统、造血系统产生危害。

解决这个问题的方法有:①经常开窗换气,尽量使用自然风;②定期清洗车内空调,避免车内空气二次污染;③简化车内装修,必要的装修要选择环保材料;④少用或不用化学物质对车内进行清洁。

2. 诱发冠心病

车辆行驶的速度越快,精神就越紧张,大脑皮层高度兴奋,肾上腺素类物质分泌增多,促使心跳加快。如车辆行驶速度每小时超过 80 千米,心率会增至每分钟 110 次;车辆行驶速度每小时超过 120 千米时,心率会超过每分钟 110 次。若长时间高速行车,势必影响心血管功能,还容易诱发冠心病。

解决的方法是少开快车,平时多做一些放松练习,如深呼吸、握拳再打开手掌等,长途行车,中间可停下来听听轻音乐、喝点水,回到家可以做做操、洗个澡、看看电视,有意识地调节一下。

3. 驾驶时间过长引发的疾病

1)颈椎病

司机在开车的时候,身体长时间保持一个姿势,眼睛紧盯前方、脖子挺直,容易导致颈部肌肉痉挛,发生颈椎微错位,压迫、刺激神经,出现头部、肩部、上肢疼痛、不灵活。开车时间越长,得颈椎病的概率越高。

建议开车时要保持体位正确;休息时多活动脖子;一般连续开车一个小时,活动一次脖子;红灯停车时,头部向左、右旋转各十余次,可预防颈椎病。

2)腰椎病

长时间保持一个姿势,肌肉呈静态紧张状态,而且上身重量压在腰椎上,很容易使腰部的肌肉疲劳。当腰肌长期疲劳而得不到放松时,就会使疲劳积累,进而转化为腰肌劳损。久而久之,很可能导致脊柱退行性病变,在腰部长出骨刺,腰椎增生,在汽车颠簸等外力的影响下,甚至诱发腰椎间盘突出。

驾驶座位不舒适、踏板的距离调节不正确、背部倾斜的角度不佳都会加剧腰椎病的程度。有车族最初感觉到的腰部疼痛一般都是腰肌劳损,都可以通过运动来缓解,甚至治愈。驾驶者尽可能避免长时间驾车,趁休息时做几节体操、弯弯腰、踢踢腿或深蹲腿3~6次;自我按摩腰肌,以双手的指掌关节横向擦推和纵向抚摩腰肌各30~50次。采用针灸推拿等方法也可缓解此类不适。

3)肌肉痉挛

长时间手握方向盘,造成肌肉紧张,汽车的震动也会通过方向盘直接传递给人的手臂和手指,极易导致肌肉痉挛、萎缩,甚至使骨关节发生病变。同时,有车族的腿部力量通常比常人差,会过早的发生腿部衰老的现象。一些女性因长时间把握方向盘手上会磨出老茧。

建议开车时戴上驾驶专用手套,或选择有助力或方向盘较轻的车型。长时间开车应适当做做扩胸运动,或两手互相摩擦、上下推腕、伸屈肘关节、环绕腕关节等各10~20次;两手互拍互推。对于腿部的运动可采取甩腿、揉腿肚、扭膝、扳足趾等。

4. 视力疲劳

烈日下驾车行驶的司机会遭到反射光的侵害,这种强烈反光造成的光污染会使人头昏心烦,甚至发生失眠、食欲下降、情绪低落等类似神经衰弱的症状;车的挡风玻璃如质量粗糙,高低不平,更会加重视力疲劳,应及时解决。

建议尽量避免在正午太阳强烈的时候驾车外出,每驾车 1~2 小时后就应休息片刻,用食、中两指指腹向鼻侧轮刮眼眶几圈;用两手中指指尖点按眉毛外侧上的凹陷处(新明穴)按摩 30~50 次;或闭目养神片刻。

5. 听觉损伤

开车时,发动机的运转、喇叭等产生不同强度的噪音,给驾驶者的听觉带来了一定的影响,不知不觉中导致听觉损伤、听力下降等症状。

建议佩戴防噪声耳塞,每天"鸣天鼓"(双手掌紧扣耳朵后突然放开)和拉耳垂各 5~10 次。

6. 空调病

长期开汽车空调,浑浊不堪的空气会危害司机健康,导致头晕、恶心。

建议每隔一段时间把车窗开启 5 分钟,让新鲜空气流通。

7. 皮肤问题

长时间停留在车内干燥的环境中,你的皮肤会暗沉、缺水,毛孔变大。灰尘、烈日也是美丽女性的大敌,因此要抹防晒霜、戴太阳镜,涂抹一些保湿护肤的化妆品,驾车后彻底清洁脸孔。

此外,经常独自开车的女性一定要时刻保持警惕,手包最好放在后备厢里,不然就搁在自己的左侧,千万别放在副驾驶座和后座上。行车时要把车门都锁好,遇到突发情况时要保持冷静。若是家住的比较偏僻的女性更要小心,留神观察四周情况,等没有可疑情况时再从车里出来。遇到有人拦车最好别停,要小心才是。不要穿凉拖鞋和高跟鞋,这样不仅危险,被警察抓住还要罚款。如果你留长发,驾车时最好把头发扎起来或临时固定住,防止因头发遮挡视线发生交通意外。

电脑族女性的自我保护

1. 久用电脑要护眼

在当今社会,电脑与网络已经成为我们工作生活中必不可少的工具。长时间目不转睛的对着电脑,对眼睛的危害是极大的。长期使用电脑的人普遍患有干眼症,即容易眼干、眼红和疲倦。神经高度紧张会使眼睛发胀,视神经功能慢性减退;长时间近距离用眼,会促使轴性近视的发展;电脑的紫外线会使眼睛提早老化,生成白内障、眼癌、角膜炎等;眨眼动作的减少,会使眼球缺乏润滑和保护作用。因此,使用电脑的时间愈长,眼睛酸涩疲劳、视力模糊、头痛、背部肩膀肌肉酸痛及僵硬等不适现象也日益增加。症状严重者会造成视力减退及关节病变。由此可见,日常对眼睛的呵护极为重要。

(1)眼睛与电脑屏幕的距离最少应为 60 厘米。电脑屏幕顶端和眼睛应处在同一或稍低水平。屏幕第一行字在视线下 3 厘米。腰背贴近有托承的坐椅。尽量减少灯光的反射和闪耀。最好在屏幕前加装特殊的微滤网或护目镜。

(2)每工作 1 小时眼睛要休息 5 分钟(如果可以请闭起眼睛才能达到完全的休息,或看看远方景物,最好做做眼保健操,以达到美目与休息的功效,也可以减轻眼睛的不适)。

(3)通过眨眼保持眼部湿润,防止眼球干燥。

(4)用热毛巾或是手帕覆盖于双眼,同时闭上眼睛,每天 1~2 次,每次热敷 10~15 分钟。

(5)每天清晨,闭目,眼球从右往左,再从左往右各转 5 次,然后突然睁眼,极目远眺;平静端立,用眼依次注视左、右、右上角、左上角、右下角、左下角，反复 5 次；用洁净的两手中指由鼻梁两侧内角鼻凹处开始，从上到下环形按摩眼眶，然后眨动 20 次。

（6）日常的饮食中，应增加食用对眼睛保养有益的食品，如胡萝卜、猪肝等。要多吃坚果类食物，多吃富含钙、蛋白质的食物。

（7）一旦出现眼睛干涩、发红，有灼热或有异物感，眼皮沉重，看东西模糊，甚至出现眼球胀痛或头痛时，可以滴一些润滑眼球、缓解眼疲劳的眼药水，如珍珠明目液、珍视明、艾唯多眼药水等。仍无明显好转的，需要到医院看眼科医生。

2. 你有一张"电脑脸"吗？

经常与电脑打交道的人，由于长时间面对电脑屏幕，而与人的交流越来越少，会在不知不觉中生出一张表情淡漠、冷峻的"电脑脸"，表现为目光呆滞，神情木讷，缺少笑容。

习惯了与计算机交流的人，往往办事程序化，很难从别人角度着想，他们对于自己的观点要么执意坚持，要么全盘放弃，因而会影响日常的人际交往，进而产生心理和精神上的障碍。

常用电脑的女性要注意丰富自己的生活，多与人沟通，消除隔阂，尽量创造宽松的工作环境，适当调整工作，以减轻身心疲劳。此外，要多吃含铁的食物，如菠菜、黄花菜等。

3. 别让"鼠标手"伸向你

由于每天长时间地使用电脑，重复移动鼠标，手腕关节因长期密集、反复和过度的活动，腕部神经压迫，导致肌肉或关节麻、胀、疼、痉挛，形成"鼠标手"。"鼠标手"，医学上称为腕管综合征，是指人体的正中神经在进入手掌部的经络中，受到压迫所产生的症候，主要会导致食指、中指疼痛、麻木和拇指肌肉无力感。

电脑操作员、教师、编辑、记者，以及经常玩电脑游戏的人等，都容易导致鼠标手。鼠标手只是局部症状，如果鼠标位置不够合理，太高、太低、或者太远则可能继发产生颈肩腕综合征。

用科学的方法放置鼠标,会大大降低鼠标手的发病概率。鼠标应该放在一个稍低位置,距离身体较近。下面这些动作主要训练腕部力量和手指灵活性,来缓解肌肉持续的僵硬:

①按顺时针和逆时针转动手腕 25 次。

②用力展开双手的五指,每次 30 秒钟,做 3 次。

③手握带有负重的水瓶,首先手掌向上握水瓶,做从自然下垂到向上抬起动作,然后是手掌向下握水瓶,做从下到上的运动,各 25 次。

4. 电脑族要当心肌紧张性头痛

肌紧张性头痛,又叫肌收缩性头痛,是慢性头痛中最常见的一种,是由于长期保持一种姿势,造成颈部肌肉持续紧张,酸性代谢产物堆积刺激压迫头部神经,持久性头、面、颈、肩部肌肉痉挛及(或)血管收缩引起的牵扯痛或扩散痛。肌紧张性头痛女性多见。患者会有头痛、头部沉重、箍紧,颈部紧张酸痛不适等症状,精力难于集中,记忆力下降,还可能影响睡眠质量。

治疗本病可用颈部自我保健和适当的药物调理。工作两小时可以旋转一下颈部,也可自己用手按摩颈部,从而放松颈肩肌肉,促进代谢产物的排出。药物调理可用镇痛药和安定剂给予对症治疗,但服用药物要接受专科医生的指导。

排出毒素,一身轻松

毒素是指人体新陈代谢后所产生的废物,如粪便、二氧化碳、重金属、自由基等。在正常生活中,人们所吃的食物经过食管、胃、十二指肠、小肠、大肠,最后通过肛门排出体外,确保废物不在肠中过久停留,避免体内中毒。毒素来源可分为计算机和电子产品造成的辐射、空气污染的尘埃、食品添加剂等三大方向。排便、排尿、出汗、呼气等都是人体排"毒"的途径,"毒"排出来,才能促进营养物质的化生。

人体有新陈代谢等排毒机制,但一方面因环境让毒素累积过快而来不及排出,另一方面,劳累、紧张或其他生理原因会导致人体出现代谢功能失调、内分泌紊乱等症状,人体的废物便会长期"赖"在体内。这些残余的废物滞留在结肠内开始腐坏,产生毒素。这些毒素经过结肠再吸收,又经血液循环进入不同的器官,对人体产生危害,如记忆力减退、疲劳、脸色蜡黄、肠胃胀气造成胃部外凸、便秘、痔疮、下半身水肿和内分泌失调等。

人体每天的大小便就是排出毒素的行动,所以中年女性应多注意肠胃的排毒与吸收,偶尔试试粗茶淡饭、多吃有机食品。粗杂粮食有助于保持大便通畅,避免毒素久滞肠内;多喝水保持大便通畅,也可减少防腐剂等化学污染。排毒最安全、最简便的方法就是多喝白开水,尤其应养成清晨饮水的习惯。适度舒缓压力与情绪;加强有氧运动,适当地跑跑步、出出汗;定期洗澡,清洗疏通皮肤毛孔,也便于毒素的排出。应坚持3~5天进行一次温水浴(天热时每天一次),及时将体内毒物经汗腺及皮肤表面呼吸功能排出;常吃海带,海带所含的胶质会促使体内放射性毒物经大便排出体外,也有一定净化血液的作用;香菇、黑木耳、猪血、绿豆、甘草、黑豆和醋酸饮料等,也是排毒的有益食物。

绝大多数情况下,只要人体自身功能运转正常,完全可以依赖自身"排毒"功能,毒素基本能够排出。那些由于工作紧张、繁忙而出现代谢功能紊乱、机体不平衡症状的人群,依靠自身系统无法将毒素清除,可以借助外力来辅助身体功能调整和恢复,但不可产生依赖。吃排毒产品要清楚来源,如果制作过程中添加了非自然的防腐剂、人工调味料等,不但毒没排掉,反而会加速累积。此外,中医药中的所谓"排毒"药大多属苦寒之物,易伤脾胃,影响人体吸收营养。因此,排毒千万不能赶时髦,如果确实需要通过外力"排毒",一定要找出"毒"在何处,然后根据自身具体状况,在医生指导下有针对性地进行"排毒",且要量力而行。

别让双手暴露你的年龄

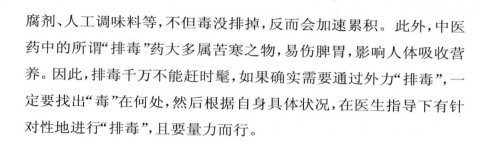

手是女性的"第二张脸",是人与人交往最为醒目和受到关注的肢体部位。手对于女性的作用,同容貌一样重要。青葱玉手,是女性健康、美丽的标志。娇嫩、柔软的双手,需要爱美的人精心呵护。如果你不想让双手影响你的美丽,赶紧行动起来,从日常生活的点滴做起,让美丽更完整!

手部的皮脂腺很少,角质层发达,很容易干燥、老化,使手看起来粗糙无光泽。手不仅经常曝露在日光下,还要从事很多繁杂的工作。此外,我们对手的呵护和关心,远远比不上对脸的重视。这一切,都使手比脸更容易衰老。

1. 日常手部保养

1)尽量避免频繁洗手

洗手时水温不能过低或过高,最好用温和而具滋润效能的洗手液,不要用洗衣粉、肥皂等碱性大的洗护品。手洗净后,用毛巾擦手,然后马上抹护手霜,不要等到双手干透后再抹。护手霜的主要作用是及时补充手部皮肤所需油分,滋润保湿,缓解干燥皲裂症状,是防止双手干、裂、脱皮的好产品。护手霜要随身携带,做家务前,最好先抹护手霜。

2）防晒

外出时，先给娇嫩的双手抹上防晒霜，然后戴上手套。养成戴手套的习惯，可以保护好自己的双手不受天气、工作和户外活动时造成的损伤。

3）每周用磨砂膏进行一次手部按摩

洗净双手，用温水（最好能在水中加些橄榄油）浸泡片刻，然后用磨砂膏在手上轻轻按10分钟后洗净，抹上护手霜即可（若是临睡前进行，可戴上透气的棉质手套睡觉）。如果经常骑脚踏车或经常使用健身器材手起了茧，可以在泡温水后，用浮石去除。

4）经常修剪指甲

不做或少做仿真指甲。在湿手或沐浴后指甲变得柔软的时候修剪指甲；小心处理倒刺，不要试图把其拔掉，先把手浸入温水中，软化肌肤，再把倒刺剪掉，然后涂上护手霜。

5）做家务时一定要戴手套

为了保护双手，使之避免接触刺激物质和水，做家务前先在手上涂护手霜，再戴上手套。做家务时间较长时，应每隔半小时脱下手套让双手透气。摘菜或开瓶起罐时，尽量使用工具，以免损伤手部皮肤；另外，要避免双手直接接触酒精或其他消毒剂。

2. 自我护理高招

1）用醋或淘米水洗手

醋加水洗手，或煮饭时将淘米水贮存好，临睡前用淘米水浸泡双手10分钟左右，再用温水洗净、擦干，涂上护手霜即可。

2）用牛奶或酸奶护手

喝完牛奶或酸奶后，将瓶子里剩下的奶抹到手上，约15分钟后用温水洗净双手，这时你会发现双手嫩滑无比。

3）鸡蛋清护手

鸡蛋一只，取蛋清，加适量的牛奶、蜂蜜调和，均匀敷手，约15

分钟后洗净双手,再抹护手霜。每星期一次,可去皱、美白。

4)青瓜橄榄油护手

土豆蒸熟后打成糊,青瓜打烂后将汁与渣分开。先用青瓜汁清洗双手,再将青瓜肉混上柠檬汁、橄榄油敷在手上,约 20 分钟后用水洗净,每星期两次,能滋润肌肤,保持光滑及弹性。

3. 手部护理操

手部按摩,不但可以舒缓不适,减轻手部疲劳,更有利于双手的美丽。

按摩手指时在手指的根部打圈至手指尖;用一只手的两根手指夹住另一只手的一根手指,从指根部向指尖撸,可依次进行;将双手握拳在胸前,设想手中有一小球。用力紧握,默数 5 个数,张开十指尽力抛开。可强健手掌和手腕,使手指灵活。

双手相对,两手指尖交叉,然后在合掌的同时十指用力摩擦,从指尖到指根;甩手,双手在胸前激烈地甩动手腕约 10 秒钟,可促进血液的循环速度;伸直左手,用伸直的右手背贴在左手背上,来回摩擦,然后相反运动;双手十指模拟弹钢琴,从大拇指开始一个一个弹向掌心。重复 20 次。可锻炼手部的控制能力和活动能力。

在手感到疲劳时,你可以使劲紧握拳头几秒钟,然后放开,放松;或是尽可能使双手十指张开,然后放松。

4. 手部按摩

把精油适量抹在左手手背,然后先按摩手背上凹陷的部位,让手背肌肉充分放松;接着按摩手指。先从指关节上方开始往下以螺旋状按摩,快到指尖处用力压一下,以刺激反射区,然后 10 指继续上述按摩动作。用指腹从手指往手掌推滑,连续重复 3 次。将左手反过来,右手大拇指压住手背;其余 4 指手指则轻压手掌心。最后右手手指轻轻从手掌向手指方向滑出来;右手再重复上述步骤及动作即可。

5.指甲的护理

指甲是由多层角化了的上皮细胞紧密重叠而成,露出皮肤的部分为甲板,覆盖甲板周围的皮肤为甲廓,伸进皮肤中的部分为甲根,甲床位于甲板下,甲母质位于甲根。指甲不但能够保护手指,而且还能美化双手。所以,一定不能忽略指甲的护理。

(1)洗手时动作应轻柔,避免用硬毛刷刮到指甲。不要把指甲当成工具使用,或粗暴地用指甲刮硬物,这样会使指甲变脆弱,并且还会造成指甲上翘,脱离甲床。

(2)在搽护手产品时,也应对指甲周围的角皮做适当护理。

(3)血液循环不良时指甲呈青色,应充分按摩,加强血液循环,使血液流动到双手及甲床,使之恢复健康光泽。

(4)喜欢涂指甲油的女性,要注意涂抹时应保护好周围的皮肤,尽量避免直接接触食物,涂有色甲油时应先涂一层保护用的无色指甲油,避免指甲油里的色素沉积在指甲表面。一年中涂指甲油的时间不要超过4个月。应让指甲充分地暴露于空气中,进行正常的呼吸和新陈代谢。

(5)对于有沉积现象的指甲,应让它自动脱落,不要使用漂白剂漂白指甲。

(6)对于喜欢留长指甲的人,应注意保持指甲的清洁,每隔一段时间,需要彻底修剪1次,做手工劳动时要戴手套加以保护,避免掀翻与折断。

(7)少戴假指甲,因为真指甲长期被覆盖在假指甲下,会变得脆弱易折断。

(8)对于受伤或破裂的指甲,可用市面上出售的指甲修护霜涂抹,隔天1次。指甲修护霜以含有果酸或磷脂质成分者为佳。

(9)彻底清洁。用吸满洗甲水的棉球洗干净所有的指甲油,有条件也可使用手部消毒水,一般从指甲根部到顶部进行清洗。

女性亚健康状态自测

记忆减退,熟人忘名;	10分
早上起床时,常有头发掉落;	5分
精神紧张,焦虑不安;	15分
感到情绪有些抑郁,会对着窗外发呆;	5分
懒于交往,情绪低落;	5分
工作效率明显下降,上司已明显表达了对你的不满;	5分
味觉不灵,食欲不振;发酸嗳气,消化不良;	15分
对城市的污染、噪声非常敏感,比常人更渴望清幽、宁静的山水,休息身心;	5分
晚上经常睡不着觉,即使睡着了,又老是在做梦的状态中,睡眠质量很糟糕;	10分
性能力下降;	10分
舌生白苔,口臭、口舌溃疡,反复发生;	10分
免疫力在下降,易得流感;	5分
体重有明显地下降趋势,眼眶深陷,下巴突出;	10分
无名的火气很大,但又没有精力发作。	5分

【测试结果】

如果你的累积总分超过 40 分,就表明健康已敲响警钟;如果累积总分超过 60 分,就需要坐下来,好好地反思你的生活状态,加强锻炼和营养搭配等;如果累积总分超过 80 分,赶紧去找医生,调整自己的心理,或是申请休假,好好地休息一段时间吧!

女性皮肤年龄自测

人的年龄可分为生理年龄、心理年龄和皮肤纹理年龄三种。所谓皮肤纹理，亦即皱纹，是人们外观年龄的主要标志之一，预防皮肤衰老，对自己皮肤年龄进行自测很有必要。

1	低头时耳前皮肤感觉有点松
2	眼尾出现细小的皱纹
3	笑的时候，眼下有放射状的皱纹
4	用无名指轻拂眼下的皮肤，感觉到不平滑
5	眼下浮肿形成眼袋
6	出现黑眼圈
7	鼻子四周不再油油的
8	用手指轻挣下颌轮廓线，好几层下巴，皮肤很松
9	洗完脸拍上化妆水后，水分立刻被吸干
10	感到只搽乳液仍不够滋润
11	睡觉时压出的皱纹，半小时后才能恢复原状
12	脸上的毛孔越来越粗
13	摸摸肌肤，觉得非常柔软
14	鼻翼旁的笑纹似乎加深了
15	嘴巴四周觉得非常干燥
16	天天洗脸，却仍有污垢
17	不喜化妆，对皮肤保养亦不热衷
18	粉底一定要用液态的或膏状的，否则便不易上妆
19	颈部出现皱纹了
20	将头发向上挽起时，脸的轮廓显得异常突出
21	肌肤脆弱，遇冷热刺激会发红、疼痛，甚至脱屑
22	颧骨附近的肉往下移了
23	原有的雀斑、斑痕颜色加深、数量或面积加大

【测试结果】

选项不超过 2 项，肌肤年龄未满 20 岁，肌肤角质层的滋润极为理想，新陈代谢及修复能力均处于非常好的状态，即便出现一些小毛病，也能迅速修复。只需平时以柔软化妆水补充水分，眼部和嘴巴四周以乳液轻轻按摩防止干燥就行了。

选项为 3～10 项，已出现初期老化现象，肌肤年龄在 20～30 岁，处于这种状态的人需细心呵护皮肤，谨防干燥，除了早晚两次保养外，每周还应增加一次专业护理(按摩、敷面膜等)。化妆以淡妆为宜，还要特别注意保湿防晒。应该养成多喝水(每天 8～10 杯)的习惯，尽量减少甜点、油炸、腌制等食品的摄入；有针对性地进行一些食补。

选项为 11～15 项，肌肤年龄在 30～35 岁之间，皮肤弹性和保湿性已明显衰退，受婚育的影响，内分泌容易紊乱，皱纹、黑斑等始见于这一时期。你急需使用营养霜敷脸，化妆水也应选用带油性的，特别要注意晚间的保养，先拍上保湿效果强的化妆水，配合使用美容乳液在眼睛四周和嘴角处轻轻按摩。

选项在 15 项以上，皮肤年龄已超过 35 岁。这种皮肤已明显退化，对外界刺激敏感，透明感消失，呈干燥状态，皱纹、黑斑开始向面部蔓延。要注意保湿和补充油分，注意按摩，最好每月做一次精华素导入。

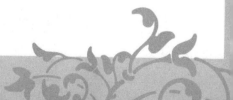

第二篇

享受健康享受爱

——医疗保健篇

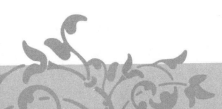

中年女性更要护"心"

近几年来，很多女性特别担心患乳腺癌或宫颈癌。事实上，女性死亡的最主要原因还是心脑血管疾病与脑卒中，所以，女性千万不要忽略自己的心。总部设在日内瓦的世界心脏联合会日前发表公报说，心脑血管疾病是全球女性的最主要死因，由心脑血管疾病造成的死亡人数，比患艾滋病和乳腺癌的死者分别多 6 倍和 18 倍。每两位女性，就有一位是因为冠状动脉心脏病或是中风而去世，而死于乳腺癌的概率只有约 1/25。心脑血管疾病被称为人类健康的"第一杀手"，是当今世界上公认的头号公共性致死性疾病。心脑血管疾病每年在全世界导致 1 200 万人死亡。预防和治疗冠心病、降低其发病率及死亡率已受到世界各国的关注。血脂、血压、血胆固醇过高，肥胖，吸烟，缺乏运动和食用果蔬不足等是导致心脑血管疾病的主要原因。更年期后的女性由于失去了原有女性激素的保护作用，因而使得罹患冠心病、高血压的机会显著增加。女性应高度重视心脑血管疾病带来的危险，了解心脑血管疾病的常识，积极预防和治疗，50%以上因此导致的死亡和残疾事件都可以避免。

冠 心 病

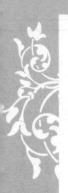
冠心病是心脑血管病中较常见的一种，在我国已成为危害人民身心健康的常见病、多发病之一，其发病率正逐年增高，且有年轻化的趋势。心脑血管病治疗必须多方协同抗击，从预防到治疗全面入手。流行病学调查表明，女性冠心病平均比男性晚发 10~15 年，绝经前女性冠心病发病率仅及男性的 10%~30%，随年龄增长，女性冠心病的发病率增高。女性患者出现临床症状时，其预后方面的优势逐渐消失，死亡率一般认为高于男性，长期存活率也比男性低。

1. 冠心病的主要表现及病因

冠心病全称为冠状动脉粥样硬化性心脏病，又称为缺血性心脏病。是由于冠状动脉发生严重粥样硬化造成管腔狭窄或阻塞，或在此基础上合并痉挛，血栓形成加重管腔阻塞，引起营养心脏的冠状动脉供血不足，心肌缺血、缺氧或发生梗死的一种心脏病。一般说冠状动脉狭窄程度≥50%，可称冠心病。

冠心病的主要临床表现是由于心肌缺血、缺氧而导致的心绞痛，心率失常，心力衰竭，严重者可发生心肌梗死，使心肌大面积坏死，危及生命。世界卫生组织（WHO）将冠心病分为心绞痛、心肌梗死和猝死；心绞痛又可分为劳力性心绞痛和自发性心绞痛。其发病原因主要有两方面：一是高血压、肥胖、糖尿病、高脂血症、吸烟、遗传、口服避孕药等；二是生活节奏紧张，工作压力过大，运动少。血脂异常尤其是甘油三酯水平升高是引发女性冠心病的独立危险因素。绝经后大多数女性的甘油三酯和总胆固醇逐渐上升，年老后达到最高。90%的甘油三酯上升的女性有发生冠心病的危险。冠心病的发病随年龄的增长而增高，程度也随年龄的增长而加重。有资料表明，自40岁开始，每增加10岁，冠心病的患病率就增加1倍。

2. 为什么要预防冠心病？

冠心病的预防主要是针对易患人群，控制易患因素，防止动脉粥样硬化的形成。从儿童、青少年时就开始积极有效地预防可导致冠心病的危险因素的产生。冠心病的形成涉及不可逆转因素和可逆转因素，前者主要包括遗传、年龄和性别（男性超过65岁、女性超过55岁）；后者主要有高血压、高脂血症、吸烟、肥胖、体力活动少和心理精神因素等。在冠心病形成的众多因素中，高血压、高脂血症、吸烟、肥胖是主要致病因素。多年的临床与基础研究表明，冠心病的形成期较长，积极防治冠心病的危险因素，冠心病的病理基础动脉粥样斑块可以消退，可降低冠心病的死亡率。

10岁之后，人体动脉就在危险因素的作用下，开始出现血管内皮的功能异常，血管壁开始有脂纹的出现，逐步形成向血管腔内突起的动脉粥样硬化斑块。这种变化会毫无症状的隐藏几十年，一旦这种"斑块"破裂，继发血栓形成，在数小时内病情剧变，可能会产生致残甚至致死的结果。因此，如果有了高血压、糖尿病、高脂血症等危险因素，必须积极有效地控制这些疾病，预防发生猝死或心肌梗死。

许多中年女性平时忙于工作，少于运动，家庭和工作的压力又大，加上过多地摄取动物脂肪及含胆固醇高的食物，如动物内脏、各类肉食、蛋黄等，使人体体内胆固醇含量增多，是患冠心病的高危人群，更要注意提防冠心病。人到中年定期体检很重要，尤其是40岁以上的人最好一年体检一次。如果突然变瘦，经常胸闷、憋气、心悸等,怀疑有冠心病,除常规作心电图、胸部 X 光以外,还需加作心脏彩色超声波,平板运动试验,核医学心肌扫描,动态心电图的观察等等,以便做到早期发现、早期预防、及时治疗。

3. 冠心病的征兆

(1)劳累或精神紧张时出现胸骨后或心前区疼痛,或紧缩样疼痛,向左肩、左上臂放射,持续 3~5 分钟。

(2)体力活动后或饱食、寒冷、受惊吓时出现胸闷、心悸、气短,休息后缓解。

(3)睡眠时需要高枕卧位;平卧时突然胸痛、心悸、呼吸困难,需立即坐起或站立方能缓解。

(4)反复出现脉搏不齐,不明原因心跳过速或过缓。

(5)性生活或排便困难时出现心慌、胸闷等不适。

4. 冠心病的防治

几乎所有女性冠心病患者无一例外地与高血压、糖尿病、体胖或吸烟有关。预防更年期后心血管病的主要措施在于调整生活方式,克服不良习惯,全方位地保护心血管,才能取得良好防治效果。

1)保持血压正常稳定

女性高血压与冠心病的发病率直接相关。冠心病的发病及其合并症所造成的死亡,是随着血压的升高而增加的。正常人的理想血压是 120/80mmHg。舒张压每增加 7.5mmHg,冠心病的危险就增加 29%。同样,单纯性收缩期高血压(收缩压>140mmHg)亦为冠心病的危险因素。高血压的防治首先应改变生活方式,包括保持正常体重,限制酒精和烟草,在膳食中减盐、适当增加动物蛋白质,保持适当钾、钙和镁摄入,以及在医生指导下服用降压药。高血压的药物治疗,应遵循个体化治疗原则,目前常用的降压药物有利尿剂(如双氢克尿噻)、β 受体阻滞剂(如美托洛尔)、钙拮抗剂(如氨氯地平)、血管紧张素转换酶（ACE）抑制剂（如卡托普利）、α 受体阻滞剂（如特拉唑嗪）以及血管紧张素 II 受体拮抗剂（如芦沙坦、缬沙坦）等。通常医生多主张两种不同的药物联合使用，以提高降压效果并减少单独使用的副作用。

2）预防高脂血症

治疗中老年女性的高脂血症，可以大大地降低致命性和非致命性冠心病事件的发生。预防措施主要采用膳食治疗和改善生活方式的方法：脂肪摄入量不得超总热量的 10%，饱和脂肪<30%，每日胆固醇摄入量<300mg。应多食瘦肉、禽肉、鱼（带鱼除外）、虾、豆类、豆制品、蔬菜、水果；少吃肥肉、奶制品、带鱼、动物内脏等。如血浆中低密度脂蛋白（VLDL）指数高者，要适当限制糖类的摄入，总热量亦需控制。减轻体重，避免超重，避免过度饮酒，适当增加体力活动和轻量运动，消除过度的精神紧张等。如经 6 个月至 2 年充分的膳食治疗和改善生活方式而无效的，则应考虑药物治疗。药物治疗常用的有他汀类（如洛伐他汀、辛伐他汀、普伐他汀、氟伐他汀）和贝丁酸类（如非诺贝特、吉非罗齐）。

3）控制糖尿病

积极控制血糖，不仅可减少视网膜病和白蛋白尿，而且可以降低血脂蛋白浓度，也有益于冠心病的预防。正常人高脂血症的发生率为 20%~40%，而糖尿病患者合并高脂血症约占 60%。糖尿病会导致脂质代谢紊乱，对动脉粥样硬化的发生有密切的关系。糖尿病高脂血症的治疗措施是：①胰岛素治疗；②饮食、运动及体重调节；③口服降糖药物应用；④抗血脂异常剂。

4）适度运动

对于冠心病患者及高危人群来说，进行适度的活动是有益的。每周 3 次以上、每次 30 分钟以上的体育活动（方式自定）是预防冠心病的重要环节。所谓"适度"运动，是指运动的强度不会引起胸闷、胸痛、心慌、气急等症状,禁止剧烈运动或出外旅游,避免长时间打牌和暴饮暴食。

5)少量饮酒

过多饮酒是冠心病的易患因素, 过量饮酒会增加体重及收缩压,减低心室功能及引起心律失常。但少量饮酒可能通过凝血系统发挥防护作用。因此以不饮烈性酒为宜,或以果汁、软饮料代酒。

6)戒烟

吸烟对心血管危害最重。烟草中的尼古丁可使心率加快,心肌耗氧量增加,外围血管和冠状动脉收缩,并使血压升高。另外,还可使血中一氧化碳浓度增高,导致血液携带氧的能力下降,诱发和加重动脉粥样硬化。

7)合理膳食

水果蔬菜有丰富的食物纤维,可促进胃肠蠕动,有降低胆固醇的作用,可预防便秘。黑木耳、洋葱、大蒜、香菇、姜、海藻等,都有不同程度的降脂作用,能扩张冠状动脉、降压、利尿、镇静有利于预防冠心病。

8)心态平和

持久的精神压力是公认的致病因素之一。脑力劳动者、经常有紧迫感的工作者较易患病。长时期精神紧张和情绪因素等,焦虑、抑郁、情绪激动往往是冠心病的导火索。因此,要保持平和心态,疏导不良情绪。

9)合理用药

在养成良好生活方式的同时,必须将药物纳入心脑血管发病的预防中,构筑全面防线。复方丹参片、血脂康、藻酸双脂钠片、绞股蓝片、络欣通等,均可扩张心脑血管、疏通软化血管、降低血脂、血液黏度,清除 PAF,清洁血液和动脉硬化斑块血栓,有效预防冠心病、高血压、高血脂的发生,降低发病率。长期使用抗血小板药物如阿司匹林(75mg)，一日 1 次，可使反复梗死、中风或心血管死亡的发病率降低 25%。

10)限制体重

由于内分泌的变化，进入更年期的部分女性体重呈现增长趋势。尤其是原有超重和肥胖的女性，需要特别注意体重变化，积极控制体重。应当充分认识肥胖是冠心病、高血压、高血脂和糖尿病等心血管病的"帮凶"，因此、必须要将控制体重增长作为最重要的干预措施之一。

5. 冠心病人的急救药品

1)硝酸甘油

心绞痛发作时取 1 片嚼碎后置于舌下含服。

2)硝酸异戊酯

出现心慌、流汗、气短等心肌梗死征兆时应急使用。但此药不可同时使用两支。

3)潘生丁

扩张冠状动脉，增加血流量和心肌供氧量，防止血栓。每日 3 次，每次 25~30 毫克。

4)心痛定

治疗和预防心绞痛发作，每次 1~2 片，每日 3 次，减轻后改为每次 1 片。

6. 防治冠心病的按摩方法

1)拍心

用右手掌或半握拳拍打心前区，拍打 6~8 次，拍打轻重以患者舒适能耐受为度。

2)摩胸

以一手掌紧贴胸部由上向下按摩，用两手交替进行，按摩 32

次,按摩时不宜隔衣。

3)按压膻中穴

膻中穴在胸部,前正中线上,平第四肋间,两乳头连线的中点。在 1 分钟内,用右手拇指按顺时针方向按压 36 圈,逆时针方向按压 36 圈。

4)按压内关穴

内关穴位于手腕横纹上二指处、两筋之间,以一手拇指指腹紧按另一前臂内侧的内关穴位,先向下按,再作向心性按压,两手交替进行。对心动过速者,手法由轻渐重,同时可配合震颤及轻揉;对心动过缓者,用强刺激手法。平时则可按住穴位,左右旋转各 10 次,然后紧压 1 分钟。

7. 冠心病食疗方

1)山楂粥

山楂 30 克(鲜者 60 克),粳米 60 克,砂糖适量。山楂加水煮熬至肉烂熟,入粳米煮粥,待熟时入白糖调味。作上下午点心服用,不宜空腹食用。7~10 天为 1 疗程。本方有活血化瘀之效,慢性脾胃虚弱的病人不宜服食。

2)菊花粥

菊花 15 克,烘干磨成细末,粳米 75 克,加水先煮,待粥将成时放入菊花末,再煮沸一会即可用。高血压、冠心病呈肝阳上亢型者宜服。

3)丹参饮

丹参 30 克、砂仁 6 克、红糖 20 克。将丹参与砂仁加水煎煮,去渣取汁,加入红糖搅溶。每日 1 剂,分 2 次服食。活血化瘀,可适用于心血瘀阻型冠心病。

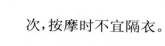

自我测试：你得冠心病的危险有多大

危险因素	个人情况	评分
缺乏运动	如果你从事一份长期坐着的工作，而又不喜欢锻炼； 如果你仅仅是每天进行 1 小时以上的轻微运动，像散步、骑车、做家务； 如果你每周进行 3 次中、高强度运动，像网球、游泳、跑步。每次至少 30 分钟	加 4 分 加 2 分 不加分
家族直系亲属中有人患心肌梗死或脑卒中	家族成员中有人在 55 岁以前中风； 家族成员有人在 55 岁以后中风； 没有家族成员中风	加 4 分 加 2 分 不加分
体重指数 = 体重(kg) ÷ (身高 m²)超标	体重指数 >30 体重指数 25～30 体重 18～25	加 4 分 加 2 分 不加分
高血压	血压超过 140/90mmHg，未好好治疗； 高血压，但一直坚持服药，血压控制在正常水平； 没有高血压	加 4 分 加 2 分 不加分
抽烟	每天抽 11 支以上； 每天抽 1～10 支； 以前抽过烟，已经戒烟； 从不抽烟	加 5 分 加 4 分 加 2 分 不加分
糖尿病	有糖尿病，没有按医生的嘱咐服药和控制饮食； 有糖尿病，但经过认真治疗，血糖正常了； 没有糖尿病	加 4 分 加 2 分 不加分
压力	高度工作压力； 一般工作压力； 工作轻松	加 4 分 加 2 分 不加分

【测试结果】

如果你得到 0~8 分,保持下去,再多加注意饮食和锻炼,你一定会远离冠心病,使心脏健康运作。

10~20 分,有中度危险患冠心病,但并不意味着一定患病,只是比低危人群更易得冠心病。这时,粥样斑块可能正在你的血管壁上逐渐沉积、扩大,你得马上开始行动了,注意健康饮食和经常锻炼。如果抽烟的话,要马上戒烟。

21~29 分,你得冠心病的危险很高,应该马上去看医生。赶快痛下决心,努力改善生活方式,减少发病的危险性。

心 绞 痛

心绞痛是冠心病最常见的临床症状,又是发现冠心病的重要信号。心绞痛是由于患者冠状动脉粥样硬化、心肌供血减少,冠状动脉一时性供血不足所致。此时患者感到胸骨后压榨性疼痛(以胸骨中部、左乳头下方为明显,有时可放射左肩和左前臂、咽喉部,右胸部有压迫感或表现为呼吸受阻的不适感)、心悸、心电图也表现异常,但供血改善后疼痛消失。

1. 女性心绞痛的诱因

1)高脂血症

女性随着年龄增大,体内雌激素水平下降,血清总胆固醇、甘油三酯及低密度脂蛋白浓度增高,形成冠心病的独立危险,使血液黏滞度增加,构成心绞痛及心肌梗死的病理生理基础。

2)寒冷

寒冷可使冠状动脉等中小血管收缩,减少心肌供血供氧;也会

使人外周小血管收缩，血液淤滞于静脉内，增加回心血量和加重心脏负荷。

3）劳累

过度劳累是构成女性心绞痛发生的最常见诱因之一，过度劳累时自主神经功能易发生紊乱，致使交感神经兴奋占优势，引起冠脉痉挛和缺血缺氧，促进心绞痛发作。

4）情绪激动

情绪激动一方面可使交感神经兴奋占优势，冠状动脉痉挛，心肌供血供氧较少；另一方面心肌张力增加，心率增快及心肌收缩力增加。这些均可使心肌耗氧量增加，同时心肌对供血需求增加。此外，饱食、阴雨天气、急性循环衰竭等也是常见的诱因。

2. 心绞痛的分类

上楼、急行或手持重物引起的心绞痛称为劳力性心绞痛，是一种较常见的、典型心绞痛，又称稳定型心绞痛。近年来，女性劳力性心绞痛的发病率明显上升。患者在运动后心脏负担加重，所以出现胸闷、憋气等不适感，部位在心前区、胸骨后，有拳头大小，严重的发作时多伴有出冷汗和呼吸困难。发病过程持续 1~2 分钟，一般患者停下来歇一会儿、休息休息就能缓解，最长者持续时间不超过 30 分钟。对于冠心病患者来说，要特别注意劳力型心绞痛，因为劳力型心绞痛虽然症状明显，但往往被患者忽视。许多人认为出现这样的情况是由于年龄大了，体力不济，并未意识到这就是心绞痛。

与典型心绞痛相对的是变异性心绞痛。变异型心绞痛较少见，多在夜间或清晨醒来时发作。患者冠状动脉无病变或只有轻度粥样硬化，系冠状动脉痉挛所致。

心绞痛患者在早期往往表现为慢性的稳定性的心绞痛，如不及时采取措施，会发展为不稳定性心绞痛——既有冠状动脉粥样硬化，又有动脉痉挛，是两者合并作用所致。更为严重的后果是心肌梗死。

3. 心绞痛的治疗原则

心绞痛发作时,以自己感觉舒适的姿态坐着不动,会有好转。但如果条件允许的话要接受医师的诊治,进行心电图检查。正确、合理地运用药物治疗心绞痛,不但能减轻发作时的疼痛,还能预防心机梗死发作,防止病情恶化。

心绞痛的治疗原则是改善冠状动脉的供血和减轻心肌的耗氧,同时治疗动脉粥样硬化。包括:

（1）去除心绞痛的诱因,如积极治疗高血压、糖尿病、慢性支气管炎、心律失常等;

（2）饮食上,吃饭要吃七成饱,以清淡饮食为好,限制饮酒及浓茶;

（3）心理上,正确认识疾病,消除恐惧、顾虑心理,积极配合医生治疗;

（4）注意保暖;

（5）药物治疗。

4. 治疗心绞痛的药物

（1）硝酸酯类化合物:如硝酸甘油、消心痛,作用迅速,疗效可靠,对上述三种心绞痛都能适用。

（2）β-受体阻滞剂:如心得安,主要是通过它的减慢心率、降低心肌收缩力的作用来减少心肌需氧量,达到治疗心绞痛的目的。这类药只适用于稳定型心绞痛,不稳定型者慎用,变异型者禁用。

（3）钙通道阻滞剂:如异搏停、心可定等,对上述三种心绞痛都有效。以变异型心绞痛疗效最佳,常为首选药物。

（4）抗血小板凝集药物:常用的有阿司匹林肠溶片、脉通、丹参片等。

现在临床上有许多治疗冠心病、心绞痛的有效中成药,如复方丹参滴丸、冠心苏合丸。近10年来的研究表明，复方丹参滴丸对于动脉粥样硬化有良好的防治作用，同时对动脉粥样硬化斑块有稳定和消退的作用；而使用冠心苏合丸的目的在于芳香开窍以止痛。只要在心绞痛急性发作时将其1~2粒放在舌面上含化或咬碎后马上吞咽，可以在30分钟内收到效果。起效时间虽比硝酸甘油片稍慢些，但持续发挥作用的时间比较长。当患者在一段时间内心绞痛发作比较频繁，可以每日3次连续服用冠心苏合丸或复方丹参片，疗程长短因人而异。但这类药也不宜久吃，多用久用会耗伤人体的气血，对病情不利。

5. 心绞痛发作时的治疗方法

（1）立即停止活动，安静休息。

（2）可使用作用较快的硝酸酯类制剂，如硝酸甘油片0.3~0.6mg含于舌下，1~2分钟起作用；或消心痛片5~10mg，含于舌下，3~5分钟起作用；也可将亚硝酸异戊酯放在手帕内压碎嗅之，10~15秒即可奏效。但有头胀、头痛、面红、发热的副作用，高血压性心脏病患者忌用。

（3）若当时无急救药，也可指掐内关穴（前臂掌侧横纹上2寸，两条筋之间）或压迫手臂酸痛部位，也可起到急救作用。

（4）必要时吸氧，也可考虑用镇静药。

（5）主动咳嗽可防心肌梗死，如果患者感觉心前区疼痛，或出现早搏，并感到胸闷等症状，则应及时躺下来休息，减少心肌耗氧量。然后，采用主动的用力咳嗽方法，这样可以增加冠状动脉的血流量，改善心肌缺血症状。此外，也可用右手握拳轻叩左心前区几下，也可预防心肌梗死的发作。

经休息和用药，一般情况下心绞痛发作会很快消失，如果疼痛仍不缓解，并伴有其他症状时，应考虑心肌梗死的发生，要速请医生前来急救。

心肌梗死

心肌梗死是一种死亡率极高的心血管急症，是冠心病的一种急剧而严重的临床表现。由于某支冠状动脉病变处突然阻塞，使该支冠状动脉供血的心肌血液供应完全丧失，而逐渐坏死并丧失收缩功能。简单说，就是心肌的缺血性坏死，其首要原因是冠状动脉粥样硬化，其次为冠状动脉痉挛，较少见的病因为冠状动脉栓塞、炎症、先天畸形。它们造成冠状动脉管腔狭窄甚至堵塞，使心肌供血不足，而冠状动脉之间的侧支循环尚未充分建立，在此基础上，一旦血液供给急剧减少或中断，使心肌发生严重而持久的急性缺血，当缺血达 1 小时即可造成心肌梗死。因此救治越早，生存机会就越大。

心肌梗死主要是由于不良生活方式或营养因素长期作用的结果。主要危险因素有：吸烟、高血压、高脂血症、高血糖。常见的急性心肌梗死的诱因有过度疲劳、激动、暴饮暴食、寒冷、低温、便秘等。心肌梗死常常来势急骤，突然导致"猝死"，但 60%~80% 的心肌梗死患者在发病前数天至数周内有先兆症状。抓住这些先兆，可以在治疗过程中取得更多的主动。

1. 心肌梗死的先兆

（1）初发性心绞痛，胸部有一种强烈的压榨性疼痛感，胸骨下内脏隐痛或有压迫感，通常放射至背、下颌或左臂。疼痛与心绞痛不适相似。

（2）心绞痛失去了原有的规律，改变了原有规律就意味着缺血程度有所改变，常为心肌梗死的先兆。如原来在剧烈的运动中才出现胸痛、胸闷症状，现在变为轻度运动就诱发胸痛、胸闷；原来疼痛发作每次持续 4~5 分钟，现在却持续更长的时间；休息后也不能缓解；用硝酸甘油类药物也不见效果等。

（3）呼吸困难，有端坐呼吸等心力衰竭的症状，脸色苍白无血色，额头、上唇甚至整个脸部都会冒出冷汗，伴有明显的恶心、呕吐等消化系统症状。

（4）突然出现虚脱，或突然昏倒，意识不清，但很快苏醒。

（5）原有心肌梗死已经复原，又出现新的心绞痛发作。

（6）平时血压正常或原有高血压，但近期有时血压突然下降者（非药物所致）。

上述症状一旦发生，须认真对待。如症状 15~30 分钟仍不见好转，那就必须及时请医生诊治。

2. 非典型症状的心肌梗死

近年来，出现了很多非典型症状的心肌梗死，有些心梗患者有无典型的胸痛症状，或者感觉不到疼痛。如著名小品演员高秀敏就因心肌梗死而突然去世。这类患者由于没有典型的心肌梗死症状，在临床上易漏诊、延误治疗。心梗的非典型症状包括：缺乏心肌梗死的先兆症状，即无心肌梗死前心绞痛出现；胸痛的部位和性质不典型；无疼痛；首发症状是休克、心力衰竭、心律失常、晕厥、呼吸困难或急性胃肠道症状如恶心、呕吐等。

患有冠心病、高血压、糖尿病、高脂血症的中老年人，一旦有上述症状出现，一定要及时就医。

3. 急性心肌梗死发生在家里,应采取的措施

(1)让患者情绪稳定,周围的人也不要大声喧哗,以免增加患者心脏负担,加重心肌缺氧。

(2)让患者就地安卧,不要翻身,给他吸氧、口含硝酸甘油。心跳呼吸骤停者亦应立即进行人工呼吸和胸外按摩。

(3)马上拨打120,用急救车送医院治疗。

(4)如出现脉搏消失、抽搐等状,应立即按猝死抢救。

4. 心肌梗死的预防措施

(1)40岁以上,有冠心病家族史、高血压、高脂血症等冠心病危险因素的人,尤其是已患这些疾病的人,即使目前无心绞痛等冠心病表现,也要按时服药。

(2)合理调整饮食,适当控制进食量,禁忌刺激性食物及烟、酒,少吃动物脂肪及胆固醇较高的食物。

(3)不明原因的突发性头痛、胃痛、牙痛等,应及时就诊,接受心电图检查,排除不典型的心绞痛,预防心肌梗死的发生。

(4)不抬过重的物品。

(5)避免各种诱发因素,如紧张、劳累、情绪激动、便秘、感染等。

(6)参加适当的体育活动。

(7)不在饱餐或饥饿的情况下洗澡,洗澡时水温最好与体温相当,洗澡时间不宜过长。

(8)注意保暖,持续低温、大风、阴雨天气要或在医生指导下,适当加服扩冠药物进行保护。

(9)患者及家属当病情突然变化时应采取简易应急措施。

(10)阿司匹林有抗血小板聚集作用,根据病情和需要,每次饭后可服0.3克,或心得安10~20毫克,每日3次。

心 力 衰 竭

　　心力衰竭（简称心衰）即心功能不全，是由于心肌病变或心脏负担过重，使心肌收缩能力减弱，心脏排血量减少，以致不能满足身体代谢的需要，同时静脉血液向心脏回流受阻，引起脏器瘀血，因而产生一系列的症状和体征。心力衰竭是多数器质性心脏病几乎不可避免的结局。一旦患有心脏病就应警惕心力衰竭的发生，器质性心脏病可使心肌收缩力减弱、舒张功能减退、压力负荷过重、循环血量过多、回心血量不足、血液分流等而发生心力衰竭。感染（病毒性上感和肺部感染是诱发心力衰竭的常见诱因）、过度疲劳、情绪激动、食盐摄入过多、输液过多或过快、出血与贫血、电解质紊乱、药物影响等都可诱发或加重心衰。

　　心力衰竭轻重程度不一，临床表现也会不同，轻者仅活动时感觉心慌、气短、胸闷、乏力、夜间阵发性呼吸困难或咳嗽，较重者出现夜尿多、下肢水肿、腹胀、喘憋、发绀、出冷汗、恶心、呕吐、运动耐量明显下降、动则气喘，发展到严重阶段，不能从事任何体力活动，不能平卧，下肢及全身水肿，即使休息状态下亦感心慌、气短、胸憋等。心脏病患者一旦出现心力衰竭，死亡率为40%以上。因此，心力衰竭严重危害心脏病患者的身心健康。

1. 心力衰竭的治疗

1）减轻心脏负担

①休息。让患者安静休息，坐在靠背椅上，两下肢垂下，以减少心脏回血量，减轻心脏负荷。

②控制钠盐摄入。减少钠盐的摄入，可减少体内水潴留，减轻心脏的前负荷，是治疗心力衰竭的重要措施。

③利尿剂的应用。用以减少血容量，减轻心脏负担，消除器官淤血和水肿，常用的利尿剂有噻嗪类如双氢克尿塞、氯噻酮；袢利尿剂如速尿，丁苯氧酸；保钾利尿剂如安替舒通等。

④血管扩张剂的应用。通过扩张容量血管和外周阻力血管而减轻心服前后负荷，减少心肌耗氧，改善心功能，可分为静脉扩张剂、小动脉扩张剂、小动脉和静脉扩张剂等。

2）加强心肌收缩力

洋地黄类药物的应用：常用制剂如西地兰、地高辛、洋地黄叶、洋地黄毒苷等。应用洋地黄要注意其毒性反应，可表现为食欲不振、恶心、呕吐、视力模糊、黄视、绿视及各种心律失常。

2. 心力衰竭如何自我预防

（1）去除或限制基本病因，积极预防和治疗原发性心脏病，如严格控制高血压、心绞痛。高血压是心力衰竭的罪魁祸首。应用药物或手术方法改善冠心病的心肌缺血，积极预防和控制感染性心内膜炎、治疗甲状腺功能亢进，控制心律失常，控制由溶血性链球菌所致的扁桃体炎、咽喉炎等感染灶，预防和控制风湿活动，呼吸道感染及其他部位的感染，治疗贫血并消除出血原因等。

（2）祛除各种易导致心衰的诱因。避免过度疲劳，情绪激动，过度肥胖的女性应控制饮食，饮食要高营养，易消化，低盐，少吃多餐，生活要规律，忌烟酒。此外，还要防止寒冷，以减轻心脏负担。

（3）中老年女性应多学习自我保健的常识，了解心衰早期的临床表现。如劳力后出现心慌气短、夜间憋醒、呼吸困难、原因不明的下肢浮肿等，均可能是早期心衰的症状，应及时就医，明确诊断，及时治疗。

动脉粥样硬化

　　动脉硬化是动脉的一种非炎症性病变，可使动脉管壁增厚、变硬，失去弹性和管腔狭小。动脉硬化主要有三种类型：第一种是细小动脉硬化，是小动脉病变，主要发生在高血压病患者；第二种是动脉中层硬化，是中型动脉病变，常见于四肢动脉，尤其下肢动脉，管壁中层变质和局部钙化，不产生明显症状，对人体危害性不大；第三种是动脉粥样硬化，是动脉内壁有胆固醇等脂质积聚，看起来似黄色粥样，故称为动脉粥样硬化。

　　动脉粥样硬化是动脉硬化中最为常见而重要的类型。动脉粥样硬化的主要病变特征为动脉某些部位的内膜下脂质沉积，并伴有平滑肌细胞和纤维基质成分的增殖，逐步发展形成动脉粥样硬化性斑块。它虽然进展缓慢，但最终会导致血管腔的过分狭窄，局部供血不足或中断。有的脂质斑块还可脱落，随血液流动至血管狭窄处堵塞发病。发病种类随堵塞点不同而异，在脑部称作脑梗死，在心脏处即称作心肌梗死；也可导致远端肢体缺血坏死，甚至猝死。长期以来，动脉硬化被视为一种老年病，可近年来在中年人中发病率明显升高。动脉硬化是许多严重疾病的病理基础，冠心病、脑血栓、脑卒中偏瘫、痴呆症等都是由动脉硬化演变而成。长期在空气污染的环境中生活能导致动脉硬化，空气中的污染物能够使动脉壁变厚、变硬。女性比男性更易得动脉硬化，吸烟的人和吸毒的人因胆固醇减少，同样被证明比其他人易患动脉硬化。

1. 动脉粥样硬化的病因

脂质代谢紊乱、血液动力学改变、动脉壁本身发生变化。

高脂血症(血中胆固醇、甘油三酯及脂蛋白含量增加)患者中易发生本病。

高血压病患者易得动脉粥样硬化,因为高压血流长期冲击动脉壁引起动脉内膜机械性损伤,造成血脂易在动脉壁沉积。

糖尿病病人动脉粥样硬化的发病率较无糖尿病者高2倍。超标准体重的肥胖者易患本病,体重迅速增加者尤其如此。

吸烟增加冠状动脉粥样硬化的发病率和病死率且与每日吸烟支数呈正比。

从事体力活动少、脑力活动紧张、经常有紧迫感的工作者较易患本病。

常进食较高的热量,较多的动物性脂肪、胆固醇、糖和盐者易患本病。

2. 动脉粥样硬化的特殊信号

动脉粥样硬化一般在女性40岁以上逐步形成。当动脉硬化到一定程度时,它可以在人的眼、鼻等器官上出现异常变化,成为一种特殊信号,为医生提供诊断参考,也可提醒人们及早发现。

1)耳垂褶皱

美国医学家在尸体解剖中发现凡死于冠心病者,双侧耳垂上都会出现小小的斜行褶皱,与动脉硬化有密切关联。这是因为当动脉出现硬化时,耳朵同其他组织一样,得到的血液供应也比较少,而耳垂是耳朵上唯一多肉的部位,对缺血尤为敏感,因此在耳垂上出现褶皱,是动脉硬化的一个特殊信号。

2)耳鸣、耳聋、眩晕等症

如果出现不明原因的耳鸣、耳聋、眩晕等症状,预示可能患有早期的动脉硬化。这是因为耳的听觉感觉受位于内耳,内耳感受器的微细结构与大脑组织一样，不耐受缺血和缺氧，一旦动脉硬化发生，内耳血液供应因动脉硬化、狭窄而缺血。一般情况下耳鸣、耳聋、眩晕等症状会在循环系统未有症状表现之前发生。这一现象可视为动脉硬化或将要发生冠心病的先兆。

3）角膜老年环

血液循环中的异常物质（胆固醇、磷脂、甘油三酯等脂质）很容易沉积在角膜组织内，在眼角膜周围会出现一圈白色的环，叫角膜老年环。有资料表明，绝大多数的脑动脉硬化患者可出现角膜老年环。

4）眼睑黄色瘤

有的人因血脂高在眼睑内侧的皮肤上出现一侧或对称性的黄色斑块，医学上叫作眼睑黄色瘤。这种黄色瘤起初如米粒大，稍高出皮肤，发展比较缓慢。也是动脉粥样硬化的信号之一。

3. 动脉粥样硬化的防治

1）合理饮食

饮食调养是预防动脉硬化的主要措施。首先，摄入的热量必须与消耗的能量相平衡，保持标准体重；如果超重，就不仅要减少热量摄入，食用低脂（脂肪摄入量不超过总热量的30%，其中动物性脂肪不超过10%）、低胆固醇（每日不超过500mg）膳食，还应该增强体力活动，加强能量消耗。

应限制高胆固醇、高脂肪食物的摄入量，以减少脂类物质在血管内沉积。如尽量少吃或不吃肥肉、蛋黄及动物内脏等食物，一星期内吃猪肉、牛肉不超过3次，其他时间最好是吃鸡或鱼。不要吃鸡皮，因为鸡皮所含脂肪比例高。同时还要注意避免高糖饮食，因为高糖饮食同样会引起脂肪代谢紊乱。应多吃豆制品、黑面包、糙米、蚕豆、豌豆、胡萝卜、蔬菜、水果及含纤维素较多的食物。石榴汁中的抗氧化物含量在所有果汁中最高，对动脉硬化有很强的预防和抵抗作用。食用油以植物油为主。饮食宜清淡，不可吃得太饱，最好戒烟忌酒。

吃饭要定时，两顿饭之间不要吃零食；如果非吃不可的话，可吃些苹果、生胡萝卜、饼干或其他不提供脂肪含量的食品。

口渴时最好喝天然果汁、脱脂牛奶和水。尽量少饮咖啡和含咖啡因的刺激大脑、心脏和循环系统的饮料。

已确诊有冠状动脉粥样硬化者，严禁暴饮暴食，以免诱发心绞痛或心肌梗死。合并有高血压或心力衰竭者，应同时限制食盐和含钠食物。

合理安排工作和生活，生活要有规律，保持乐观、愉快的情绪，避免过度劳累和情绪激动，注意劳逸结合，保证充分睡眠。

维生素 E 是女性动脉"清洁工"，维生素 E 常常存在于坚果、橄榄油和某些蔬菜中，它能够预防脂肪斑块的早期聚集，建议女性多食用富含维生素 E 的食物。

2）加强体力和体育锻炼

身体运动有利于改善血液循环，促进脂类物质消耗，减少脂类物质在血管内沉积，增加纤维蛋白溶酶活性及减轻体重，因此应坚持力所能及的家务劳动和体育锻炼。体力活动应根据原来身体情况、原来运动习惯和心脏功能状态来规定，以不过多增加心脏负担和不引起不适感觉为原则。

3）药物治疗

①降血脂药物，如消胆胺；安妥明；烟酸，不饱和脂肪酸，如益寿宁、血脂平及心脉乐等；藻酸双酯钠。

②抗血小板药物。抗血小板聚集和黏附的药物，可防止血栓形成，有助于防止血管阻塞性病变和病情的发展，如阿司匹林、潘生丁、抵克立得。

③扩张血管药物，如解除血管运动障碍，可用血管扩张剂。

④中草药,如泽泻、首乌、大麦须根、茶树根、水飞蓟、山楂、麦芽、桑寄生、虎杖、参三七、葛根、黄精、决明子、灵芝、玉竹、蒲黄、大蒜、冬虫夏草、绞股蓝等,均曾报告有降血脂作用。

4.动脉硬化食疗方

1)首乌丹参蜂蜜饮

何首乌 15 克,丹参 15 克,蜂蜜 30 克。先将何首乌、丹参加水煎汤,去渣后调入蜂蜜,日服 1 剂。适用于动脉硬化等病症,具肝肾阴虚或兼脉络瘀滞者。

2)山楂菊花茶

取山楂、菊花各约 20 克,开水泡饮,能降低血脂,预防动脉硬化。

3)花生米醋方

花生米 500 克,醋适量,将连花生衣的花生米用醋浸泡 7 天以上,时间越长越好,每日搅动 1 次,每晚睡前嚼食花生米 10 粒。适用于高血压早期和动脉硬化。

4)红薯蜜羹

红薯 300 克,蜂蜜 30 克,糖桂花少许,红薯洗净,切成小厚片,放入锅中,加水 1 000 克,煮约 30 分钟,再加入蜂蜜和糖桂花,离火,当早餐或点心食用,日服 2 次,每次 1 碗。

心 律 失 常

心律失常的发生与性别有关。女性的生理特点,如月经周期、孕期和绝经期,均对心律失常的发生有重要影响。心律失常是指心脏冲动的频率、节律、起源部位、传导速度与激动次序的异常,它是心血管系统中最常见的疾病之一,在人群中的发病率是非常高的,每个人都可能遇到。正常人的心脏跳动是由"窦房结"指挥的。心脏的激动起源于窦房结,窦房结发出信号刺激心脏跳动,这种来自窦房结信号引起的心脏跳动,就称为正常的"窦性心律",频率每分钟为60~100次。我们所说的心率,即每分钟心跳的次数就是由此而来。当激动的产生或传导发生异常时,就使心脏活动的频率和节律发生紊乱,称为心律失常。它是由心脏本身疾患或全身性因素及其他器官障碍等原因引起的心脏搏动速率变化及节律不规则。

1. 心律失常的分类

广义的心律失常包括病理性和生理性两大类:病理性的包括病理性早搏、房颤、室颤和各种房室阻滞等,常见于各种原因的心脏患者;生理性的主要指窦性心律不齐和功能性早搏。一般情况下,生理性心律不齐对心脏正常工作影响较小,很少出现症状。但个别人可感到心慌、气短,偶有心脏突然下沉或停搏感。

2. 心律失常的主要表现

正常人的心脏非常稳定地按照一定的节律跳动。一般不会感觉到心脏的跳动,但一旦心脏的跳动失去了原有的节律,就会感到不舒服。心律失常的临床表现为心跳不规则、心慌、头晕、胸闷、疲乏等。有的感到"心脏忽然停顿一下,像乘电梯一样有一种坠落感",有的感到心脏突然猛烈冲击胸部,更多的是觉得胸口闷,心里很慌乱,这些都是心律失常的表现,严重时可产生晕厥、心源性休克,甚至心跳骤停而危及生命。

3. 心律失常出现哪些症状应引起高度重视

如心律失常病人突然出现严重的憋气,心悸,呼吸困难、不能平卧,心前区剧痛,应引起高度警觉,警惕冠心病、急性心肌梗死、心功能不全、休克的发生。如果恶心呕吐,视物模糊,头痛,抽搐,应怀疑有高血压危象及高血压脑病的可能。如果出现这些症状,则提示病情较重、较急,多由器质性病变所致,不容忽视,应立即就医。

4. 引起心律失常的因素有哪些?

许多疾病和药物都可引起和诱发心律失常。一般来说,可分为以下三类:

1)心脏本身的因素

这是最重要而常见的一种原因,如冠心病、心肌炎、风心病、高心病等。

2)全身性因素

心脏以外的其他器官,在发生功能性或气质性改变时也可诱发心律失常。各种感染、中毒、电解质紊乱(高血钾症、低血钾症)、酸碱中毒以及药物影响。

3)生活因素

饱餐、情绪激动、劳累、体位改变、吸烟、寒冷刺激、剧烈运动、情绪变化等,都可能引起心律失常。

5. 心律失常的危害

心律失常的后果取决于其对心脏血流动力学的作用, 对脑、冠状动脉、肾灌注的影响,对血压、心室功能、心率(或快或慢)的影响,及其持续时间和有无基础心脏病。

可导致血液循环失常,当发生心律失常时,心房和心室收缩程序改变,能使心排血量下降30%左右,引起病人心虚、胸闷、无力等症状。

较严重可致窦性停搏、窦房阻滞和心动过缓,出现心动过速综合征(又称慢-快综合征)

可导致猝死:发生猝死最多的原因是心律失常,其中以室性心动过速、室颤及传导阻滞引起猝死的发生率最高。

6. 心律失常的治疗

心律失常应早发现、早诊断、早治疗。如果出现心跳不规律、心

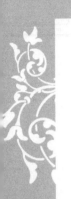

动过速、心慌等症状，首先要查清引起这些症状的病因，确定是属于病理性心律失常还是生理性心律失常，只有标本兼治，才能从根本上治愈心律失常。

窦性心律失常是最常见的一种心律失常，是由于来自窦房结的信号并不完全规整所致。这种心律失常大多数属于呼吸性窦性心律失常，也有的是受精神因素影响，窦性心律失常以儿童、青少年最常见，成年人也不少见。过度疲劳、睡眠不好、环境突然改变等都可能导致，它是一种正常的生理现象，不是病。

心律失常患者应消除导致心律失常的因素，如果心律失常是由于心脏病或其他疾病引起，应着重解决这些基础性疾病。不管是病理性还是生理性心律失常，都要保证充足的睡眠，中老年患者，每天睡眠时间不应少于 8 小时。饭后不宜立即就寝，否则可能出现心脏骤停，对缓慢性心律失常患者有潜在危险。就寝时间最好安排在饭后 2~3 小时。睡眠的姿势应采取右侧卧位，双腿屈曲。

心律失常期间，不宜过度紧张、疲劳，不宜重体力劳动以及过度激烈的体育活动，可以适当的散步，骑自行车、练太极拳，以使静脉气血流通，有益于健康。严重心律失常以及原发病为急性心肌梗死、风湿热活动期、心肌炎急性期等患者，必须休息治疗。

心律失常患者饮食要清淡，但要富于营养。饮食要适量，不宜过饱，避免饭后心动加速，要戒烟戒酒，因为烟酒对心血管系统有刺激与损害作用。

需要注意的是，生气所引发心律不齐的心电图比一般心律不齐心电图更加混乱，也更加不稳定。研究表明，突发性心脏衰竭所造成的猝死容易发生在人们有强烈情绪反应的时候。学会控制自己的情绪，培养乐观、向上的生活态度，可以帮助挽救那些容易发生心律不齐的患者的生命。如果你怒火中烧，快要爆发了，不妨试试下面的方法。

转移注意力法：把注意力转移到其他事物上去，到户外散步，下棋、钓鱼，或打开录音机，听几首自己喜爱的歌曲，心里的怒气自然会渐渐地消除。

躲避法：对使你发怒的事或人置之不理，立即离开生气的现场和激惹你生气的人。

宣泄法：找知心朋友或其他自己信赖的人，诉述自己内心的不平，求得安慰、疏导与调节，将怒气释放出来。

高 血 压

高血压是一种以体循环动脉压升高为主要表现的临床综合征，是一种以动脉压升高为特征，伴有心、脑、肾等器官异常的全身性疾病。在罹患高血压病的人群中，女性高血压病患者占 68% 左右。所谓血压是指血液在血管内流动，对血管壁产生的侧压力。用血压计在肱动脉上测得的数值来表示，以毫米汞柱（mmHg）或千帕斯卡（kPa）为单位。平时说的血压包含收缩压和舒张压：收缩压是指心脏在收缩时，血液对血管壁的侧压力；舒张压是指心脏在舒张时，血管壁上的侧压力。医生记录血压时，如为 120/80 毫米汞柱，则 120 毫米汞柱为收缩压，80 毫米汞柱为舒张压。世界卫生组织建议使用的血压标准是：正常成人收缩压≤140 毫米汞柱（18.6 千帕），舒张压≤90 毫米汞柱（12 千帕）。如果成人收缩压≥160 毫米汞柱（21.3 千帕），舒张压≥95 毫米汞柱（12.6 千帕）为高血压；血压值在上述两者之间，亦即收缩压在 141~159 毫米汞柱 （18.9~21.2 千帕），舒张压在 91~94 毫米汞柱（12.1~12.5 千帕），为临界高血压。40 岁以前女性的血压可以随着月经周期而波动，而 60 岁以后，血压的增高是稳定的，提示卵巢激素可能会影响到血压的变化。高血压是世界最常见的心血管疾病，也是最大的流行病之一，严重危害着人类的健康，因此提高对高血压病的认识，对早期预防、及时治疗有极其重要的意义。

1. 高血压的危害

高血压可以引起全身多个器官的损害。当今世界人类主要的疾病如脑梗死、脑栓塞、冠心病、心力衰竭、心功能不全、肾功能不全等，都与高血压有着密切的关系。不仅如此，高血压还有着高致残率、高致畸率的特点。

1）高血压对心脏的损害

心脏是维持血压的重要器官，而血压长期升高又会损害心脏，导致心脏的结构和功能发生变化。这是由于血压长期升高，心脏的左心室泵血阻力上升，左心室长期处于超负荷状态，因代偿而逐渐肥厚、扩张，心肌耗氧增加，心肌重量增加，但无相应的供血增加。同时高血压又常常与冠状动脉粥样硬化并发，高血压患者患冠心病的概率是血压正常者的两倍。

2）高血压对肾脏的损害

高血压病人若不控制血压，5~10 年甚至更短时间就可以出现肾小球动脉硬化，继而肾实质缺血、萎缩、纤维化、肾功能逐步减退。高血压一旦对肾脏造成损害，又可以因肾脏对体液平衡调节以及血管活性物质等代谢障碍，加剧了高血压的严重程度。随着血压的增高及不能控制的肾动脉硬化的逐渐加重，可影响到肾小管的吸收、排泄，致使体内产生或代谢的一些毒性物质不能排泄出去，造成毒物在体内堆积，称之为尿毒症。这时患者要进行血液透析和腹膜透析，严重者必须经过肾移植才能拯救生命。

3）高血压对脑的损害

长期高血压可使脑部的小动脉严重受损，易于破裂出血或痉挛导致脑血栓的形成，使头痛头晕加重，发生一过性失明，半侧肢体活动失灵等，也可发生脑出血。

2. 高血压病的主要表现

高血压根据起病缓急和病情进展情况，临床上分缓进型高血压病和急进型恶性高血压病两种。

1）缓进型高血压病

缓进型高血压病比较多见，起病隐匿，病情发展缓慢，病程长达10~20年。这种高血压患者中约5%无自觉症状，大多数患者在早期仅有轻微的自觉症状，如血压升高和神经系统功能失调（头痛、头昏、头胀、失眠、心悸、健忘等）。随着病情的发展，症状逐渐增多并明显，如手指麻木和僵硬、走路时出现下肢疼痛，或出现颈背部肌肉酸痛紧张感。如果血压长期未能得到良好的控制，就会导致心、脑、肾等主要器官受到严重的损伤，能引起脑卒中（中风）、冠心病、肾衰竭等严重后果。这些器官受损可以是高血压直接损害造成的，也可以是间接地通过加速动脉粥样硬化性疾病产生而造成的。当出现心慌、气短、胸闷、心前区疼痛则表明心脏已受损；出现夜间尿频、多尿、尿液清淡、食欲不振、恶心等症状时表明肾脏受损；出现神志不清、呼吸深沉不规则、大小便失禁等提示可能发生脑出血；如果逐渐出现一侧肢体活动不便、麻木甚至麻痹，应当怀疑是否有脑血栓的形成。

2）急进型／恶性高血压病

所谓急进型高血压，也称恶性高血压，占高血压病的1%，是指病情一开始即为急剧进展，或经数年的缓慢过程后病情突然迅速发展。无论有无症状，收缩压>26.7千帕（200毫米汞柱）和（或）舒张压>18.6千帕（140毫米汞柱），或血压虽为中度增高，但并发了急性左心衰竭、主动脉夹层动脉瘤、急性心肌梗死或急性脑血管病。急进型恶性高血压发病时有乏力，口渴、多尿等症状。视力迅速减退，眼底有视网膜出血及渗出，常有双侧视神经乳头水肿。迅速出现蛋白尿，血尿及肾功能不全。也可发生心力衰竭，高血压脑病和高血压危象，病程进展迅速多死于尿毒症。急进型高血压是临床高血压的一种紧急情况，若不及时降压治疗，常可危及生命。

3. 哪些女性易患高血压？

高血压的发生不是单一原因引起的，而是由很多因素共同决定的，这些可能引起高血压的因素称为高血压的危险因素，具备高血压危险因素的人是易患高血压的人。女性容易激动、情绪化，特别是接近更年期的女性，会因为内分泌失调而至精神不稳定，狂躁不安，血压也随之升高，引起一系列高血压病症的出现。高血压危险因素有：

1）父母患有高血压者

调查发现，高血压患者的子女患高血压的概率明显高于父母血压正常者。高血压多是基因遗传，有明显的家族史，双亲血压都正常的子女，患高血压的概率只有 3%；而双亲血压都高于正常的子女，患高血压的概率为 45%。

2）肥胖、高脂血症、摄入动物脂肪较多者

肥胖的人发生高血压的概率比体重正常的人多 2~4 倍，并且血液中过量的胆固醇和脂肪会引起动脉粥样硬化，广泛的动脉粥样硬化又会导致高血压。动物脂肪中含有较多的饱和脂肪酸，对心血管系统是有害的，因此摄食动物脂肪多的人比食用植物油、鱼油的人易患高血压。

3）摄入食盐较多者

高钠可使血压升高，低钠有助于降低血压，因此多吃盐的人容易患高血压。而高钙和高钾饮食可降低高血压的发病率。

4）环境与职业

从事紧张度高的职业，如会计、司机、记者，其高血压的患病率比从事其他职业高。说明高血压病在从事注意力高度集中、长期精神紧张又缺少体力活动者中易发生。

5）长期吸烟、饮酒者

吸烟可加速动脉粥样硬化，引起血压升高。尼古丁会影响降压药的疗效，吸烟者易患恶性高血压，且易死于蛛网膜下腔出血。饮酒量也与患高血压的概率呈正比。饮酒量越多，血压水平就越高，长期大量饮酒还可引起顽固性高血压，酒精也使患者对降压药物的敏感性下降。

6）某些药物

布洛芬、泰诺等止痛药对女性的血压有不利影响，过量服用易造成高血压。口服避孕药的女性，也有可能患高血压，如发现血压升高，应及时终止服药，改用其他避孕措施。

4.血压控制日常手册

高血压又可分为原发性高血压和继发性高血压，原发性高血压又叫做高血压病，是指病因尚未十分明确，而以血压持续升高为主要临床表现的一种疾病，95％的高血压都是原发性高血压。继发性高血压则是某些疾病（如肾炎、甲亢、脑病等）的一种症状，因此也称为症状性高血压。如果发现了血压增高，那么就有必要请专业医生做出正确诊断，以明确到底是原发性高血压，还是继发性高血压。

高血压病从本质上说是一种生活方式疾病，是由多基因遗传与环境多种危险因素交互作用而成的一种全身性疾病。预防高血压，要消除和控制与高血压病发生有关的危险因素，培养健康的生活方式。预防措施有：

1）定期测量血压

定期测量血压是早期发现高血压的有效方法。血压应连续数日多次测量，有两次以上血压升高，方可谓高血压。对有高血压家族史的人，从儿童起就应定期检查血压。对无高血压家族史的人，从40岁起应定期测量血压。

2）及时控制临界高血压

当血压在 18.7~21.3/12~12.7 千帕（140~160／90~95 毫米汞柱）之间时称为临界高血压。临界高血压多无症状，但必须予以重视，处在临界高血压的人，5 年死亡率较血压正常者高 2 倍。对于临界高血压首先应用非药物疗法；还可采取理疗、针灸等方法，能收到良好效果。

3）改进膳食结构

限制食盐摄入量。许多研究证明摄盐量与高血压发生率成正相关，终生低钠的人群，几乎不发生高血压。世界卫生组织建议每人每日食用摄入钠 5 克以下，而我国人群每日每人平均摄钠量为 7~20 克，远高于世卫的标准。具体做法是：每天按照每人 9克（或 7 克）食盐的量，用小勺或啤酒瓶盖称量出全天用量，作饭时只用称量好的食盐；尽量少吃盐渍的食品，如咸鱼、咸肉等；使用低盐酱油、低钠盐；做菜时，菜熟九成再放盐，也可使菜更有咸味。

增加钙、钾的摄入。钙可降低血压，我国营养学会建议每人每日补充 600 毫克钙质，但我国大部分人群达不到这个标准，主要是因为在我国人民的膳食结构中动物性食物，尤其是奶及其副食品少，钙的来源也不足。因此，提倡多喝牛奶是增加钙的有效措施。也可增加富含钙的其他食物如豆制品及海产品等。增加膳食中钾的摄入，也有益于防治高血压。含钾多的食物有蘑菇、莲子、花生、黑瓜子、葵花子、核桃仁、黑枣、红枣、芹菜、大葱、油菜、菠菜等。

增加优质蛋白质。优质蛋白质一般是指动物蛋白质和豆类蛋白质。有研究表明,某些鱼类蛋白有一定降压作用。中国营养学会建议我国成人每人每月摄入谷类 14 千克,薯类 3 千克,蛋类 1 千克,肉类 1.5 千克,鱼类 500 克。

保持脂肪酸的良好比例。应使总脂肪保持在总热量的 30% 以下,具体措施是保持以植物油为主的食用油,人体必需的主要是植物油中含的不饱和脂肪酸,减少含饱和脂肪较多的肥肉或肉类食品,控制胆固醇、饱和脂肪酸的含量。

4)合理膳食

国家"九五"攻关课题《原发性高血压的社区综合防治》宣传手册中介绍了合理膳食的口诀:

"合理膳食要牢记,一二三四五六七:

一袋牛奶二两米,三份蛋白四言句;

五百克菜六克盐,七杯开水喝到底。"

"一"指每天 1 袋牛奶(或羊奶、豆奶);

"二"指每顿 2 两(即 100 克)主食,每天 6 两~1 斤(即 300~500 克);

"三"指每天 3 份高蛋白,每份蛋白是指:一两瘦肉,或半两黄豆,或 2 两豆腐(或鸡、鸭、鱼虾),或一个大鸡蛋;

"四"指 4 原则:"有粗有细,不甜不咸,三四五顿,七八分饱。";

"五"指每天 500 克(1 斤)新鲜蔬菜水果,以绿色、红黄色蔬菜为宜;

"六"指每人每天盐的摄入量以 6~9 克为宜;

"七"指每天喝 7 杯水(一杯相当于 200 毫升)。

5)有氧运动

缺乏体育锻炼易使脂肪堆积,体重增加,血压升高。体育锻炼可达到增加热量消耗的目的，还可使紧张的精神放松。体育锻炼最好采用有氧运动方式，有氧运动是指机体主要以有氧代谢方式提供能量、运动时间较长的耐力性运动项目。它的特点是强度低，有节奏，不中断，持续时间较长。有氧运动能使锻炼者呼吸加深加快，提高肺活量，改善心脏功能，防止心脏病的发生，改善了心脏血液供应。慢跑、散步、游泳、骑自行车、球类、跳健身操等有氧运动均对稳定血压有很大好处。最简便的方法是每天步行 3 千米，时间在 30 分钟以上；每周运动 5 次以上，运动后心率加年龄为 150~170 次/分。

6）限制酒精摄入量

酒精已被公认是高血压的发病因素，中年女性不要养成饮酒的习惯，已有饮酒习惯的人要减少饮酒量，适量饮酒一般是指每天不超过半瓶啤酒；或 200 克葡萄酒；或 50 克白酒；或 250 克黄酒。有高血压危象倾向的人，应坚决戒酒。

7）保持情绪稳定

所有保健措施中，心情是最关键的一项。良好的快乐心境几乎可以抵抗不利因素，使机体免疫功能处于最佳状态，对抵抗病毒、细菌及肿瘤都至关重要。消除刺激，放松精神，稳定情绪有助于减轻心理社会因素对高血压的影响。

高血压要早治。一经确诊，则血压应尽量控制在正常范围内。年轻的、轻度的患者以血压控制在 135/85 毫米汞柱以下，老年患者控制在 140/90 毫米汞柱；单纯收缩压升高者也应将收缩压控制在 140 毫米汞柱以下。即使轻度高血压，在认真改变生活方式基础上，也往往需要服用降压药。服药前应向医生咨询，从小剂量开始，逐步达到治疗量，当血压降至理想水平时，再把用药量逐步减到最小剂量，即维持量。治疗高血压要持之以恒，血压降至正常后应坚持用药，大多数病人需终身服药。除了靠药物控制和降压外，有些食物也可使血压下降，如芹菜、大葱、香蕉、牛奶等。如果血压高用药，降至正常就停药，三天打鱼，两天晒网，不但无益，而且有害。据此血压控制目标最好设定为 130/80 毫米汞柱。

测一测你的血管年龄

1	过于较真	1 分
2	最近情绪压抑	1 分
3	偏食肉类	2 分
4	爱吃方便食品及饼干、点心	1 分
5	爬楼梯时胸痛	2 分
6	缺少体育锻炼	2 分
7	手足发凉、麻痹	2 分
8	血压高	2 分
9	每天吸烟支数乘以年龄超过 400	1 分
10	胆固醇或血糖值高	2 分
11	亲属中有人死于脑卒中、心脏病	2 分

【测试结果】

以上各项总分之和越多则血管年龄越高。总分在 0～6 分者血管年龄尚属正常，总分 6～12 分者比生理年龄大 10 岁，总分达到 12～18 分者比生理年龄大 20 岁。

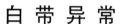

白带异常

　　白带是女性的一种生理现象。在正常情况下,阴道和外阴经常有少量分泌物以保持湿润,这是受卵巢发育后大量分泌的雌激素的影响,医学上称之为白带。它是由阴道黏膜渗出物、宫颈腺体及子宫内膜分泌物组成,且含阴道上皮脱落细胞、白细胞。正常白带呈白色稀糊状液体,无气味,其量、质与身体生理状况变化有关。生理性白带会随着卵巢周期性的变化而变化,如在排卵期,宫颈内膜腺细胞的分泌旺盛,于是白带增多,似稀薄透明的蛋清,用两手指牵拉时可拉长至几厘米而不断,弹性相当好,排卵后白带量逐渐减少、变稠,到经期后半期就变得比较黏稠。经期前后 2~3 天,因盆腔充血,阴道分泌物增多,白带也多,有时还略带血色;黄体功能不足时会略带褐色。如白带分泌量增多或性状异常,则称为病理性白带或白带异常。白带异常是女性内生殖器疾病的信号,除了生理性原因或体质下降易致白带增多外,多由感染性疾病造成的,应引起重视。

　　白带异常包括炎症性白带,如滴虫性、霉菌性阴道炎或盆腔炎等,引发白带异常;非炎症性白带,如全身慢性消耗性疾病像肺结核、糖尿病、贫血、体质虚弱、子宫高度后倾及盆腔肿瘤导致盆腔脏器充血致使白带增多;精神刺激可以使得外阴、阴道及宫颈的分泌物增多,形成"精神性白带";此外,还有异物性白带,如宫内节育器,或产后、阴道手术后遗留纱布等刺激周围组织使白带异常。

　　已婚女性受感染的机会普遍增多,与她们经常过性生活有相当大的关系。男方用手爱抚前没有洗手,指甲过长藏污纳垢;同房前双方或一方不注意清洗;男方患包茎或包皮过长,同房后懒于排尿和清洗等均是女性白带异常的重要原因。

1. 异常白带的特征

不同疾病引起的白带异常其性状各不相同,常见的白带异常有以下几种:

1)无色透明黏液性白带

呈蛋清样,外观与排卵期前的正常白带相似,只是白带量增多而已,常见于应用雌激素类药物之后;运动过量、疲劳过度导致的慢性盆腔充血也会引起白带量增多;也有慢性子宫内膜炎、卵巢功能失调、阴道腺病等疾病的可能。

2)白带增多,呈乳白色黏液状(有时为淡黄色、脓性或血性)

伴有腰骶部酸痛、性交痛、性交出血、不孕等症状,但多数轻型患者可无明显症状,可能是慢性宫颈炎。

3)脓性白带(黄色或黄绿色,脓样,呈泡沫状或有腥臭)

以白带增多及外阴瘙痒为主要症状,白带呈灰黄色、泡沫状稀薄液体,如有细菌混合感染时则呈脓性,有腥臭,严重者可混有血液;常为泡沫状,间或有灼热、疼痛及性交痛等,合并尿道感染者可有尿频、尿痛甚至血尿,可能是滴虫性阴道炎。

4)黄色或黄绿色、黏稠脓样,有臭味

可能是宫腔感染(老年性阴道炎、子宫内膜炎、宫颈炎)。

5)豆腐渣样或凝乳状白带

白带增多,多为白色豆渣样或凝乳状,有时呈水样含有白色片状物,伴有严重外阴瘙痒或灼痛,可能是念珠菌性阴道炎,又称霉菌性阴道炎。

6)黄水样、淘米水样白带

白带为持续流出淘米水样,或混有血液,伴有恶臭,偶可见小块坏死脱落的组织；阴道不规则出血，随病变不同可呈点滴状或大量出血；下腰及腰骶部持续性疼痛，可能是宫颈癌。

7）阵发性黄色或淡红色水样白带

白带为阵发性黄色或淡红色水样白带，可能是输卵管癌。

此类白带异常，必须请医生及早查明原因，以便早期治疗。

2. 感染性白带病的治疗用药

1）念珠菌性阴道炎

白色念珠菌是一种腐物寄生菌，平时生存于人体的皮肤、黏膜、消化道及其他脏器中，当机体抵抗力降低时，白色念珠菌就会繁殖，达到一定量时，人体就会发病。可以通过性传播，也可以通过公共浴池、浴盆、浴巾、游泳衣、衣服、医疗器械和敷料等传播。

西医内治：①制霉菌素内服和外用。内服，每次50万单位，每日4次。外用为栓剂，每栓为25万单位。每晚塞入阴道，10天为一疗程。②伊曲康唑，又名斯皮仁诺，一般每服100毫克，每日2次，连服10天为1疗程。

西医外治：①用2%苏打水冲洗阴道、外阴，每日1次，10次为1疗程。一般冲洗阴道后要放入阴道纳药。②达克宁或克霉唑栓剂每次500毫克纳入阴道，每日3次，连用2周。③制霉菌素粉剂、片剂、栓剂、软膏剂塞入阴道或涂于阴部，每次10万~20万单位，每天1次，10天为1疗程。

中医内治：中医认为该病多属于湿热下注。可用健脾清热利湿中药及中药洗剂外洗配合治疗。平常也可加用饮食疗法：①木棉花粥，木棉花30克，大米适量，煲粥。②马齿苋蛋清汤，鲜马齿苋60克，鸡蛋清2个煲水煮熟食用。

中医外治：①1%龙胆紫水溶液涂擦阴道及外阴，每周3次，连用2周。②木芙蓉100克，加水煎至100毫升，用棉签蘸药液擦洗阴道，每日1次，7天为1疗程。③冰硼散加入少许甘油搅匀，清洗阴道后,用棉签将药粉涂于阴道内,早晚各 1 次。

为控制念珠菌阴道炎复发,应坚持联合用药、夫妻同治和彻底治愈的治疗原则。避免穿紧身内衣裤,每天更换内裤;不在不洁净的公共泳池游泳;减少含糖食物摄入;避免长期服用避孕药或使用抗生素等。

2)滴虫性阴道炎

滴虫性阴道炎主要是感染阴道毛滴虫引起。女性的阴道毛滴虫多寄生于阴道、尿道、前庭大腺及膀胱。主要通过浴池、浴具、游泳池或未彻底消毒的医疗器械等途径间接传播。直接传播可以通过性传播,从男性泌尿系统传来,患者的尿液及粪便也可能是来源。

西医内治:口服灭滴灵 200 毫克,每日 3 次,共 7~10 日。

西医外治:局部可用 1%乳酸或醋酸溶液擦洗外阴及灌洗阴道;然后,将卡巴砷或滴维净或曲古霉素塞入阴道,每 7~10 天为一疗程。

中医内治:①可口服愈带丸,每次 9 克,每日 2 次;②妇科止带片,每次 5 片,每日 3 次。

中医外治:①蛇床子 30 克,花椒 10 克,白矾 15 克,煎汤趁热先熏后洗,每日 2 次。②苦参、蛇床子、白鲜皮 30 克,黄柏 15 克。煎水熏洗阴部。

治疗期间要保持外阴清洁,以防继发细菌感染,每日清洗外阴,换洗内裤并消毒;急性期不要进食辛辣之品及饮酒;禁止性生活,配偶需要一起治疗。

3)细菌性阴道炎

当阴道内细菌生态失去平衡时,就会导致细菌性阴道疾病,常见的有嗜血杆菌性阴道病、非特异性阴道病、加特纳肝菌性阴道病、厌氧菌性阴道病等,统称为"细菌性阴道病",多见于 15~44 岁的女性。

西医内治：①灭滴灵（甲哨唑）每次口服 0.2~0.4 克，每天 2~3 次，连服 7 天，亦可静脉滴注。②氨苄青霉素每次口服 0.5 克，每天 3 次，亦可每天 6 克分两次稀释静脉滴注。

西医外治：用"洁尔阴"或"肤阴洁"阴道内冲洗，每日或隔日 1 次。每日用 1%乳酸或 0.5%醋酸，作低压阴道冲洗，以纠正阴道酸碱度。

中医内治：口服中成药知柏八味丸，每次 4.5 克，每日 2 次，10 日为一疗程。

中医外治：苦参 9 克，蛇床子 15 克，黄柏 9 克，煎汤熏洗患部，每日 2 次。

3. 白带异常的中医治疗

湿热型：带下色黄、黏稠，有臭味，小便黄赤。可采用清热化湿的中药治疗，如治带片。

脾虚型：带下色白，无臭味，患者胸闷乏力，食欲减退，大便稀。可采用健脾化湿的中药治疗，如愈带丸、人参归脾丸。

肝火型：带下色黄量多，阴部搔痒，口干舌燥。可采用清热泻肝法治疗，如龙胆泻肝丸。

肾虚型：带下稀薄色淡，腰酸肢软，怕冷便溏。可采用温补肾阳的中药治疗，如金匮肾气丸。

4. 白带异常的食疗方

白带异常的防治，首先在饮食上要少食辛辣和油腻生冷之品，应多食用一些益脾补肾和清热利湿的食物，如莲子、大枣、山药、薏苡仁、冬瓜仁等。

（1）黑木耳、红糖各适量。将黑木耳焙干，研末，用糖水送服。每次 2 克，每日 2 次。此方适用于赤白带下。

（2）鲜马齿苋 250 克，生鸡蛋 2 个。将马齿苋捣烂滤汁，生鸡蛋去黄，用蛋清和入马齿苋汁搅匀，开水冲服，每日 1 次。此方适用于白带过多。

(3)冬瓜子90克,冰糖90克。将冬瓜子捣烂,加入冰糖,开水炖服,早晚各1次。此方适用于白带过多。

(4)30克山药(去皮)、30克莲子(去心)、30克薏苡仁洗净,一起放入砂锅中,加水800毫升,用文火煮熟后即可食用,每日服食1次,一般10~14天见效。此方适用于脾虚型的白带异常。

(5)韭菜根适量,鸡蛋1个,红糖15克。将韭菜根洗净,水煎,调红糖煮熟后共食用。每日1剂,连服7天。此方适用于白带过多。

宫 颈 炎

在女性生殖器官中,子宫颈上连子宫、下接阴道,处于承上启下的位置。子宫颈是阻止病原微生物进入子宫、输卵管以及卵巢的一道重要防线。子宫颈炎,简称宫颈炎,是女性生殖器官炎症中最常见的一种,发病率高,占已婚女性的半数以上。它是宫颈癌发病的高危因素之一,应积极治疗。

1. 宫颈炎的病因

宫颈炎是女性常见病。发病原因主要有3个方面:①机械性刺激或损伤:自然或人工流产、诊断性刮宫以及分娩都可造成子宫颈损伤而导致炎症;②病原体感染:当宫颈管黏膜柱状上皮层变薄时,其抗感染能力减弱,故易受病原体感染。最常见的是葡萄球菌、大肠杆菌、链球菌、绿脓杆菌等引起的化脓性炎症,病毒、滴虫等都可引起子宫颈炎;③化学物质刺激:用某种酸性或碱性溶液冲洗阴道,或将栓剂放入阴道,都可引起宫颈炎。

2. 宫颈炎的主要表现

宫颈炎分急性和慢性两种。急性宫颈炎是指从子宫颈外口直到子宫颈内口的子宫颈黏膜、黏膜下组织发生的急性感染，多为淋球菌或葡萄球菌、链球菌、大肠杆菌及厌氧菌等病原菌感染。主要症状是白带增多、脓性，有臭味，下腹坠胀、腰背痛，同时伴有尿频、尿急，触动宫颈时可有疼痛感。急性宫颈炎多发生在产后，或同时发生于急性盆腔炎，往往易被忽视。

慢性宫颈炎在临床上较常见，多是由于子宫颈因分娩、流产及手术损伤或局部经长期刺激感染细菌所致，也可由急性宫颈炎转变而来。个别患者也有先天性宫颈糜烂者。慢性宫颈炎多表现为白带增多、呈乳白色黏液状，或淡黄色脓性，甚至引起腰腹坠胀感，且在月经前、排便及性交时加重。宫颈糜烂是慢性子宫颈炎病变过程中最常见的局部特征。由于受炎性分泌物的浸渍，宫颈鳞状上皮脱落，由宫颈管的柱状上皮覆盖代替，即表现为宫颈糜烂。由于慢性炎症的长期刺激，子宫颈组织反复充血、水肿、腺体和间质增生，可引起子宫颈肥大。宫颈的慢性炎症刺激久时，可使子宫颈管黏膜增生，形成单个或多个鲜红、质脆、易出血的舌形物，称为宫颈息肉。宫颈腺体囊肿是宫颈慢性炎症时，使腺体及其周围组织增生阻塞腺管开口，形成潴留性囊肿，称为宫颈囊肿。当炎症沿子宫骶骨韧带扩散到盆腔时，可有腰骶部疼痛，下腹部坠胀感及痛经等，每于排便、性交时加重。此外，黏稠脓性的白带不利于精子穿过，也可引起不孕。

3. 宫颈炎的预防

平时预防应注意产褥期、经期卫生，防止感染，如流产、放环、取环等。

（1）不过早开始性生活是有效预防宫颈炎的关键。青春期宫颈的鳞状上皮尚未发育成熟，性生活容易使鳞状细胞脱落而造成宫颈炎,甚至引发宫颈糜烂。

(2)尽可能避免手术操作损伤宫颈局部,采取良好的避孕措施,避免过频的生育和流产。

(3)避免不洁性生活。坚决杜绝婚外性行为和避免经期性生活。

(4)注意外阴及阴道清洁。在分娩、流产、宫颈物理治疗术后应预防感染,短期内应避免性生活。清洗外阴时,不要乱用一些药物,否则,会引起阴道酸碱紊乱。洗澡时,要用淋浴,以免交叉感染。

(5)内裤最好选用纯棉制品,勤换洗,要用开水烫洗,然后在阳光下直接晒,防止各种细菌繁殖。不要穿过紧内裤,保持良好的血液循环。裸睡是保持外阴干爽的好方法。

(6)凡月经周期过短、月经期持续较长者,应予积极治疗。

(7)配偶包皮过长,包皮内及冠状沟内的污垢,是导致女方患病的重要因素。男性包皮过长,应行包皮环切术。

(8)定期妇科检查,以便及时发现宫颈炎症,及时治疗。

4.宫颈炎的治疗

1)西医治疗

一般治疗时均应常规作宫颈刮片防癌检查,以局部治疗为主,一般糜烂面积较小和炎症浸润较浅的,可用药物治疗,如阴塞氯霉素 250 毫克每晚 1 次,也可口服广谱抗生素,如头孢类抗生素加灭滴灵治疗;而对糜烂面积较大或炎症浸润较深的病人,常用的有电熨、电灼、冷冻和激光治疗。宫颈息肉者可行宫颈息肉摘除术,宫颈腺体囊肿可穿刺放液;宫颈陈旧裂伤及黏膜外翻,可行子宫颈修补术。

2)中医内治

湿热下注型:带下量多,色黄或夹血丝,质稠如脓,臭秽,阴中灼痛肿胀,小便短黄,舌质红、苔黄腻,脉滑数。可服用抗宫炎片,或妇炎平胶囊,每次 4~6 丸,每日 2 次,温开水送服。

脾肾两虚型:带下量多,色白质稀,有腥味,腰膝酸软,纳呆便溏,小腹坠痛,尿频,舌质淡、苔白滑,脉沉缓。可服用止带丸,每次3~6 克,每日 2~3 次,饭后温开水送服;茸坤丸,每次 6 克,每日 3次,温开水送服。

3)中医外治

先擦去宫颈表面分泌物,再将双料喉风散的药粉喷涂于患处,每周 2 次,10 次为一疗程。此法适用于急性宫颈炎及宫颈糜烂。

野菊花、苍术、苦参、艾叶、蛇床子各 15 克,百部、黄柏各 10 克。浓煎 20ml,进行阴道灌洗,每日 1 次,10 次为一疗程。此法适用于急性宫颈炎。

妇宁栓,每粒重 1.6 克。睡前冲洗阴道,将妇宁栓一枚送入阴道深部,而后用核桃大小的无菌棉球送入阴道口,以防药液外流。此法适用于白带黏稠,色黄的慢性宫颈炎患者。

4)食疗方法

(1)扁豆花 9 克,椿白皮 12 克,均用纱布包好后,加水 200 毫升,煎取 150 毫升,分次饮用。

(2)杜仲 30 克(布包),粳米 30~60 克,同煮为粥,去药渣,食粥。每天 1 剂,连食 7~8 剂。

宫 颈 糜 烂

宫颈糜烂是慢性宫颈炎炎性病变过程中最多见的局部特征。当宫颈外口表皮的脱落,被宫颈口另外一种上皮组织所代替后,由于覆盖面的新生上皮菲薄,糜烂面与周围的正常鳞状上皮有清楚的界限。甚至可以看到下方的血管和红色的组织,看上去就像真正的糜烂,因非真正糜烂,故又称"假性糜烂"。

宫颈由于炎症的刺激程度不同,可分为不同类型:

(1)单纯型:在炎症初期,糜烂面为单层柱状上皮所覆盖,表面平坦,外表光滑。

(2)颗粒型:由于宫颈腺上皮过度增生和间质的增生,糜烂面凹凸不平,而呈颗粒状。

(3)乳突型:腺上皮及间质增生显著,表面凹凸不平更明显,形成乳突状突起。

临床常根据糜烂面积将其分成三种：凡糜烂面积占子宫颈总面积 1/3 者为轻度宫颈糜烂;糜烂面积占子宫颈为 1/2 者为中度宫颈糜烂;面积糜烂超过子宫颈总面积 1/2 以上者为重度宫颈糜烂。

1. 宫颈糜烂的病因

女性生育系统的完全成熟是在 24~26 岁,性生活过早,或是频繁更换性伴侣,使肌体接受多种"抗原"刺激,肌体免疫系统紊乱,以致引起宫颈糜烂;分娩或流产、人工流产、刮宫等妇科手术后,均可造成不同程度的宫颈裂伤,降低了宫颈局部组织的免疫力,以致引起宫颈糜烂;使用强酸、强碱性或腐蚀性的药物进行阴道冲洗,或阴道坐药,损伤宫颈黏膜,以致引起宫颈糜烂;由于细菌、病原体、病毒的侵入导致炎症的发生,宫颈长期浸渍在炎性分泌物中也会引发宫颈糜烂。

2. 宫颈糜烂的主要表现

主要症状为白带增多,常呈脓性。如炎症感染不明显,白带主要为透明黏液；若宫颈糜烂伴有明显的炎症感染,白带则呈黄色脓性、黏稠状。糜烂面积较小或病变累及较浅,白带量可能较少;如果是病变累及较深、面积较大的重度糜烂,则白带量较多,偶尔也可能带少量血丝或血液,典型者在性生活后有血性分泌物。还可有下腹及腰骶部坠痛及膀胱刺激症状;宫颈黏稠脓性分泌物,不利精子通过,造成不孕。

3. 宫颈糜烂的预防

（1）注意性生活卫生，坚决杜绝婚外性行为和避免经期性交。

（2）有效地采取避孕措施，降低人工流产的发生率，以减少人为的创伤。

（3）防止分娩时器械损伤宫颈。分娩后应及时采用能提高宫颈局部免疫力的药物，增强抵御外来病菌侵袭的能力，防止宫颈糜烂的发生。

（4）保持外阴清洁，并要保持精神愉快，增强抗病能力。

（5）一旦出现阴道分泌物增多、水样、脓性，或阴道不规则出血，就应引起高度重视，及早就诊，以免延误治疗。

（6）在没有任何感染的情况下不要使用各种洗液，以免破坏局部天然防护功能。不同的阴道炎治疗方法不同，切不可乱用药。

4. 宫颈糜烂的治疗

1）药物治疗

早期轻度的宫颈糜烂可用药物治疗，而较严重的以物理治疗（如电凝、电灼、冷冻、激光、微波等）效果较好。对于糜烂面小的、炎症浸润比较浅的可采用药物治疗方法：①20%硝酸银，局部上药，每周1次，2~4次为一疗程；②高锰酸钾，月经后局部给药，1~2个月后再重复用药1次；③爱宝疗局部敷（最好由医护人员施行）或自行上阴道栓剂，药物治疗主要适于未孕的轻到中度的宫颈糜烂患者，但药物治疗一般疗程较长，花费也较多。

2）物理治疗

物理治疗可选择电熨、激光、冷冻、微波等疗法，已生育的女性可以做物理治疗。一般来说治疗1次就可以治愈，面积比较大、程度比较深者就需做2~3次。电熨是用特制的电熨器，将糜烂面组织烧灼后，使之坏死脱落。激光治疗是用特制的激光治疗头照射宫颈糜烂组织，使糜烂组织碳化、结痂、脱落，再生长出新的鳞状上皮。冷冻疗法是用特制快速冷冻装置,使宫颈糜烂面病变组织冷冻、坏死、脱落。在用以上方法治疗的过程中,应注意外阴清洁,禁止性生活、阴道灌洗及坐浴,还应定期复查观察糜烂面愈合情况。

3）手术治疗

对宫颈糜烂较深或面积较大,药物和物理治疗无效,宫颈肥大或疑有癌变者,可考虑宫颈锥形切除或全子宫切除。

宫 颈 癌

宫颈癌是最常见的妇科生殖道恶性肿瘤之一,在女性恶性肿瘤中,仅次于乳腺癌,其发病率居第 2 位。各个年龄层的女性都有可能发生子宫颈癌,但以 25~45 岁的女性最为常见。

宫颈癌又称子宫颈癌,系指发生在宫颈阴道部或移行带的鳞状上皮细胞及宫颈管内膜的柱状上皮细胞交界处的恶性肿瘤。最常见的有两种类型:一种为鳞癌,较多见,占 80%~90%,它起源于宫颈的鳞形上皮,临床上以接触性出血为主要症状;另一种为腺癌,它起源于宫颈的柱状上皮, 早期时往往无明显症状, 一旦出现症状,主要表现为水样白带,有时混有血液,量或多或少,晚期时可出现大量阴道流血。如果子宫颈癌作用到子宫旁临近的正常组织和骨盆腔壁的神经时,则会有坐骨神经痛、下腹疼痛、及因尿路阻塞而造成肾盂积水的现象。

1. 宫颈癌的病因

首次性生活过早及性伴侣过多均与宫颈癌关系密切。首次性生活越早,初产年龄越早;性伙伴越多,其宫颈癌发生的相对危险性越高。多种病原体都与宫颈癌关系密切，尤其是人乳头状病毒（HPV）、单纯疱疹病毒Ⅱ型（HSVⅡ）。性病的感染，相对的罹患子宫颈癌的概率也会较高。若有长期子宫颈的损伤、破皮、糜烂、发炎，都可能转变为早期的子宫颈癌细胞。宫颈癌的发生与子宫颈糜烂的存在关系密切，患有宫颈糜烂者，宫颈癌的发病率较高。阴茎包皮垢、阴道滴虫感染、吸烟均与宫颈癌的发生有关。此外，雌激素能促进子宫及阴道组织的生长和刺激宫颈上皮增生，导致宫颈癌。

2. 宫颈癌的防治

对于宫颈癌的预防应做到以下几点：

（1）加强健康教育，避免过早性生活，杜绝不洁性行为；

（2）定期做妇科检查，已婚女性每年应做宫颈细胞涂片1次；

（3）对于已经发现的宫颈病变及生殖系统感染类病症，一定要提高警惕，积极采取相应的治疗措施，以防宫颈癌的发生和发展。

宫颈癌的治疗方法主要是手术及放射、化学治疗。

3. 哪些人该做宫颈癌筛查?

过早有性生活的女性；性伴侣超过1个的女性；年龄在35岁以上的已婚女性，有宫颈糜烂或宫颈裂伤的；白带增多，白带呈水样、米汤样有恶臭或白带带血；阴道不规则出血，尤其是绝经后阴道再出血者。

乳 腺 增 生

乳腺增生是女性最常见的乳房疾病，其发病率占乳腺疾病的首位。据调查，有70%~80%的女性都有不同程度的乳腺增生，多见于25~45岁的女性。

乳腺增生是乳腺组织导管和乳小叶在结构上的退行性病变及进行性结缔组织的生长，本质上是一种生理增生与复旧不全造成的乳腺正常结构的紊乱。包括两种情况：一种是单纯性乳腺上皮增生，分为乳腺组织增生和单纯性乳腺小叶增生症；另一种是囊性乳腺上皮增生，因以囊性病变为主，故又称作慢性乳腺囊性增生病。

1. 乳腺增生的病因

造成乳腺增生的原因非常复杂，有两个因素是专家都比较认同的：一个是内分泌紊乱，女性体内卵巢分泌的激素量不太正常，雌激素分泌增多，刺激乳腺组织而产生乳腺增生。内分泌紊乱的表现还有月经失调。另外一个重要的因素就是精神因素。现代人的精神压力普遍很大，一些女性因而出现由精神因素引发的内分泌失调、植物神经紊乱，这些都会对乳腺产生不良影响。许多学者认为，催乳素升高也是引起乳腺增生病的一个重要因素。此外，有研究表明，激素受体在乳腺增生病的发病过程中也起着重要作用。

2. 乳腺增生的主要表现

乳腺增生的症状为一侧或双侧乳房同时或相继出现单个或数个大小不等、形态不规则、可活动的结节。且大小、质地亦常随月经呈周期性变化，月经前期肿块增大，质地较硬，月经后肿块缩小，质韧而不硬。单侧或双侧乳房胀痛或触痛。乳房胀痛呈周期性，并且与情绪、月经有明显关系，一般行经前 3~4 天加重，来潮后胀痛减轻。乳痛的周期性虽是本病的典型表现，但缺乏此特征者并不能否定病变的存在。有些患者可有乳头溢出少量黄绿色、棕色或血性液体，伴有烦躁易怒、月经不调、头晕失眠等症状。

3. 乳腺增生的预防

（1）保持心情舒畅，情绪稳定。情绪的乐观是乳腺增生的最好防御武器。情绪不稳会抑制卵巢的排卵功能，出现孕酮减少，使雌激素相对增高，导致乳腺增生。此外，还要避免使用含有雌激素的面霜和药物。

（2）生活规律、适当运动。平时应劳逸结合,睡眠充足,少熬夜。

（3）最好选择适宜的年龄结婚生子。减少人工流产次数,以减少乳腺增生的概率。

（4）哺乳时间要充分。女性产后不哺乳或哺乳不足 8 个月,会造成乳汁淤积,引发乳腺疾病的概率升高。

（5）不要佩戴过紧或是有挤压隆胸效果的胸罩,这影响乳房的新陈代谢和淋巴回流,导致乳腺增生。

（6）改变饮食,防止肥胖,少吃油炸食品、动物脂肪、甜食及过多进补食品,要多吃蔬菜和水果,多吃粗粮。以黑黄豆最好,多吃核桃,黑芝麻、黑木耳、蘑菇。

（7）活动上肢。适当做一些诸如扩胸、深呼吸和甩手、转腕等运动。可活络经脉,推动气血,有效地牵拉乳房及周围肌肉参与运动。

（8）按摩双乳。做十几分钟的乳房按摩,能增进胸部肌肉的协调活动,使血管扩张,减少血流的瘀滞,加快静脉血液的回流。

（9）每个月进行一次自我乳腺检查,一般固定在月经后 8~10 天,在家洗澡或者睡前自己检查。检查方法是:

①将双手举过头顶,或将双手用力叉在腰部,身体前倾,观察乳房的形状,乳头、乳晕的变化。注意双侧乳房外形的变化,是否对称,有无局部的皮肤隆起,凹陷和橘皮样改变,以及乳房表面皮肤有无红、肿、热、痛症状。双侧乳头是否对称,有无近期凹陷,乳头部有无鳞屑,轻轻挤压乳头,观察有无分泌物。

②仰卧床上,乳房丰满者可放置一个小枕头或折叠毛巾于左肩下,将左手枕于脑后,将右手的手指并拢伸直,轻压左边乳房作小圈状按摩,此时,可将乳房假想成一个钟面,自 12 点的位置,顺时钟方向检查至原点(至少按摩 3 圈)。依照上述方法,改用左手检查右侧乳房。指头触摸,同时要手指并拢。乳房两侧皆包括锁骨下方,

胸骨中线,肋骨下线及腋下。用拇指与食指,轻捏乳头,检查有无分泌物。最后检查腋窝有无肿大的淋巴结,从腋窝中央开始,沿腋窝周围,依次从手臂下方到胸部及手臂上方和外侧。

4. 乳腺增生的治疗

患者要打消顾虑,保持心情舒畅,忌食辛辣刺激性食物。口服中药小金丹或消遥散、六味地黄丸均可缓解症状。汤药可以选用:柴胡 12 克,当归 15 克,赤芍 15 克,川芎 10 克,青皮 10 克,香附 12 克,半夏 12 克,瓜蒌 15 克,浙贝母 10 克,茯苓 10 克,荔枝核 15 克,橘核 20 克,丝瓜络 20 克。水煎服,每日两次。

西药用 5%碘化钾,疼痛严重者可试用甲基睾丸素,在月经前 1 周内开始口服。应在医生的指导下治疗。

由乳腺增生演变成癌症的概率很小,只要注意调整自己的情绪,舒缓压力,再配合一些治疗,乳腺增生是不会威胁健康的。有乳腺增生的女性如果同时具备下面三种情况就需要警惕:一是增生的结节摸上去很多、很明显;二是自己的年龄是在 40~60 岁之间,处于癌症高发期;三是有家族史。有以上情况的女性,应定期去医院检查,以避免恶化。

乳　腺　癌

乳腺癌是乳腺导管上皮细胞在各种内外致癌因素的作用下,细胞失去正常特性而异常增生,以致超过自我修复的限度而发生癌变的疾病。乳腺癌是危害女性健康的主要恶性肿瘤,全世界每年约有 120 万女性患乳腺癌,有 50 万女性死于乳腺癌。我国女性乳腺癌发病率正在逐年上升,已从 5 年前的 1.7‰增加到 5.2‰。

乳房的恶性肿瘤绝大多数是源于乳腺的上皮组织（乳癌），少数可源自乳房的各种非上皮组织（各种肉瘤），偶可见到混合性的癌肉瘤。目前，国内将乳腺癌分为非浸润性癌、早期浸润性癌、浸润性特殊性癌和浸润性非特殊性癌4类。本病以淋巴管播散为主。

1. 乳腺癌的病因

激素在乳腺癌的发生过程中起着十分重要的作用。雌激素中的雌酮及雌二醇对乳腺癌的发病有直接关系，雌三醇与孕酮被认为有保护作用，而催乳素则在乳腺癌发展过程中有促进作用。脂肪过多可以改变内分泌环境，加强或延长雌激素对乳腺上皮细胞的刺激，从而增加患乳腺癌的危险性。既往有乳腺良性肿瘤史，以及其他因素还包括放射线、病毒、化学刺激及某些疾病，如糖尿病，也会增加乳腺癌的发病率。

2. 乳腺癌的主要表现

早期乳腺癌可无任何自觉症状，病变晚期可出现乳腺肿块，无痛性肿块常为首发症状，其特点为肿块呈浸润性成长。即使肿块很小，若累及乳腺悬韧带时也可引起皮肤粘连，较大的肿块可能有皮肤水肿、橘皮样变、淋巴结肿大等症状；乳头溢流黄水或血水，癌性湿疹样改变。乳头改变，乳头偏向肿瘤一侧。病变进一步发展可使乳头扁平、回缩、凹陷，甚至完全陷入乳晕下，看不见乳头。乳头糜烂是湿疹样癌的典型症状。

3. 哪些人是乳腺癌高危人群？

（1）月经初潮年龄在12岁之前、绝经年龄在55岁以后、月经周期短、未婚或婚后不孕、未哺乳、初次分娩前曾有过多次人工流产的女性。

（2）有乳腺癌家族史，特别是母系家族史的女性。

（3）有乳腺病史及其他相关病史、长期服用雌激素、高紧张工作、高脂肪饮食等生活习惯的女性。

（4）长期接触电离辐射及化学制品等的女性。

乳腺癌的高危人群，应该每 12~18 个月做一次乳腺的全面检查。

4. 乳腺癌的防治

女性乳腺癌目前已经出现两个高发年龄段：41~45 岁和 60 岁左右。乳腺癌两个高发年龄段的乳腺类型有所不同，41~45 岁发病的主要是腺体型，而 60 岁左右发病的以导管型为主。

由于我国生活水平迅速提高、饮食和生活方式的改变等原因，乳腺癌出现了高发的趋势。最现实、最有效的早发现措施就是自查和查体。需要提醒的是，30 岁以上的女性就要开始重视乳腺癌，并经常进行自查。35 岁以后，接近高发年龄，就要坚持每月自查和每年定期查体。

乳腺癌的危险因素有许多是人为的，可通过对饮食方面的调整，如减少过量热量摄入，降低脂肪的摄入量，减少过量摄入肉类、煎蛋、黄油、甜食等，适量增加绿色蔬菜、水果、胡萝卜素的摄入量。鱼蛋白、各种维生素、胡萝卜素、纤维素、单糖与多糖、钾、钙、镁等有保护乳腺的作用。对预防乳腺癌很有效的廉价保健食品——大豆，其中含有一种蛋白酶抑制剂，能抑制体内致癌物质生成的自由基，大豆中的微量元素硒和异黄酮成分，能阻断致癌基因。尽量避免暴露于电离辐射的范围内等均可降低乳腺癌的危险性。此外，尽量不吃或少吃含有致癌物质的烧烤、腌制和熏制食品。

酒精可刺激脑垂体前叶催乳素的分泌，而催乳素又与乳腺癌发生有关。因此，女性尤其是绝经前后的女性，应戒酒或少饮酒。

咖啡、可可、巧克力中含有大量的咖啡因、黄嘌呤，可促使乳腺增生，而乳腺增生又与乳腺癌发生有关。因此，女性尤其是中年以上的女性，应少饮咖啡，少吃巧克力。

化妆品中含有多种有害健康的致癌物质，从防癌保健的角度来看，还是以淡妆为好。

要保持乐观的情绪和健康的心理,积极参加体育锻炼,增强机体免疫力。家庭幸福、夫妻恩爱可以调节人体的内分泌系统,维持正常的激素水平,有预防乳腺癌的作用。

附 件 炎

在女性内生殖器官中,输卵管、卵巢被称为子宫附件。附件炎是指输卵管和卵巢的炎症。但输卵管、卵巢炎常常合并有宫旁结缔组织炎、盆腔腹膜炎,且在诊断时也不易区分。这样,盆腔腹膜炎、宫旁结缔组织炎,就也被划入附件炎范围。

1. 附件炎的病因

(1)分娩或流产后由于抵抗力下降,病原体经生殖道上行感染并扩散到输卵管、卵巢,继而整个盆腔,引起炎症。

(2)未经严格消毒而进行的宫腔操作,以及消毒不严格的产科手术感染等。

(3)不注意经期卫生,月经期性交或不洁性交等。

(4)长时间坐着,缺少活动,血液循环不畅,由于盆腔的特殊解剖结构,血液回流不良,影响子宫附件的正常排毒功能,发生炎症。

(5)常穿紧身裤,会阴部不透气,阴道排泄物积聚,引发炎症,并上行而诱发附件炎。

(6)盆腔或输卵管邻近器官发生炎症如阑尾炎时,可通过直接蔓延引起输卵管卵巢炎、盆腔腹膜炎,炎症一般发生在邻近的一侧输卵管及卵巢。

性传播疾病如淋病,感染后淋病双球菌可以沿黏膜向上蔓延,引起输卵管、卵巢炎症。

2. 附件炎的主要表现

急性附件炎的表现：下腹痛及发热，其程度因炎症程度不同而稍异。部分患者在高热前有寒战、头痛、食欲不振及肠道和膀胱刺激症状。

慢性附件炎的表现：下腹疼痛及低热，并有腰骶酸、下坠感，在劳累、月经后加重。伴有白带增多、腰疼、月经失调等症状。病程长者有神经官能症，如精神不振、倦怠、周身不适、失眠等。

3. 附件炎的防治

急性炎症可以用抗生素消炎治疗。慢性附件炎治疗，中药首选妇乐冲剂，西药可以用一些口服抗生素。也可以考虑用理疗，比如激光、微波、离子透入等进行治疗。

急性附件炎如果是卵巢和输卵管积脓，而且包块又比较大时，单用抗生素药物不能使其完全吸收的，要考虑手术治疗。慢性附件炎如果有久治不愈的输卵管积水或是卵巢的囊肿，也要手术治疗。慢性附件炎需要长时间的支持疗法，应增加营养和改善肌体免疫力。在生活上，注意劳逸结合、增加营养、锻炼身体。治疗要持之以恒，以免病情迁延日久，难以根治。平时应注意个人卫生及经期卫生，预防慢性感染。此外，由于本病病情顽固，又可反复发作，常使患者精神负担较重，所以还要树立信心，保持心情舒畅。

子宫肌瘤

子宫肌瘤是女性生殖系统最常见的一种良性肿瘤，主要是由于子宫平滑肌组织增生而形成，其间有少量的纤维组织，因此也叫子宫平滑肌瘤。多发生于 35~50 岁，卵巢功能旺盛的女性。据统计，35

岁以上女性约有 20% 发生子宫肌瘤，但多数患者因肌瘤小、无症状，而未能发现。子宫肌瘤的确切发病原因尚不清楚，一般认为可能与雌激素有关。

1. 子宫肌瘤的主要表现

多数患者无明显症状。若出现症状，与肌瘤的部位、生长速度及肌瘤有无变性等关系密切。症状为：

（1）月经量多或经期过长，不规则阴道流血等。其原因是子宫肌瘤使子宫体积扩大，子宫内膜面积相应增大或内膜过度增厚，妨碍子宫收缩。

（2）腹部胀大，下腹扪及肿物，伴有下坠感。

（3）除因盆腔神经受压有疼痛外，带蒂的黏膜下肌瘤在宫腔内引起宫缩而产生疼痛，当肌瘤阻塞宫颈管，妨碍经血外流，可引起痛经。

（4）压迫膀胱，出现尿频、尿潴留、尿失禁。压迫直肠，出现大便不畅，阔韧带或巨型宫颈肌瘤压迫输尿管形成肾盂积水。

（5）白带增多，有时产生大量脓血性排液及腐肉样组织排出伴臭味。

（6）由于阴道出血多，也可引起贫血，出现心慌、头晕、乏力。

（7）绝经后肌瘤多停止生长并逐渐萎缩。

2. 子宫肌瘤的治疗

应根据患者的年龄、症状、肌瘤大小、生育情况及全身健康状况等进行全面考虑后再作决定。

（1）如果肌瘤较小，无症状，也无并发症及变性者，一般不需要治疗。尤其是接近绝经年龄者，因绝经后雌激素水平低落，肌瘤即自然萎缩或消失，只需定期（3~6 个月）复查即可。如复查发现肌瘤增大或症状明显时，再考虑进一步治疗。

（2）凡肌瘤在 2 个月妊娠子宫大小以内，症状不明显或较轻，近绝经年龄及全身情况不能手术者,可给予药物对症治疗。

（3）对月经量多而子宫增大约 8 周妊娠大小患者,在诊断性刮宫排除子宫内膜癌后,可采用雄激素治疗。雄激素有促使子宫内膜萎缩,使子宫肌层及血管平滑肌收缩,减少出血量之作用。

（4）经长期保守治疗无效,或症状明显,肌瘤较大,合并贫血及生长迅速者,应考虑手术治疗。

①子宫切除术:适用于子宫增大约 12 周妊娠子宫大小、肌瘤虽不大但症状明显,或肌瘤增长快不能排除恶性者;

②肌瘤剥除术:适用于 35 岁以下、未婚、或未生育患者;

子宫肌瘤患者在日常生活中应注意调节情绪, 防止大怒大悲,应尽量做到性格开朗、豁达,避免过度劳累,使五脏调和,气行疏畅。

高脂肪食物促进了某些激素的生成和释放,因此培养良好的饮食习惯,对子宫肌瘤有一定的抑制作用。 要做到饮食定时定量,坚持低脂肪饮食,多吃瘦肉、鸡蛋、绿色蔬菜、水果、五谷杂粮、干果类食物,忌食辛辣、酒类、冰冻等食品。

糖 尿 病

1. 什么是糖尿病?

糖尿病是以持续高血糖为其基本生化特征的一种综合病症,是由于人体内胰岛素绝对或相对缺乏,或拮抗胰岛素的激素增加,或胰岛素在靶细胞内不能发挥正常生理作用而引起的葡萄糖、蛋白质和脂肪代谢紊乱的一种代谢综合征。 这是一种常见的内分泌疾病,其特征为血循环中葡萄糖浓度异常升高及尿糖,血糖过高时可出现多饮、多食、多尿、体重减轻、头晕、乏力等症状。随着发病时间的延长，身体内的代谢紊乱如得不到很好地控制，就可能导致眼、肾、神经、血管和心脏等组织、器官的慢性并发症，以致最终发生失明、下肢坏疽、尿毒症、脑卒中或心肌梗死，甚至危及生命。

糖尿病在西医上叫做甜性的多尿，中医上称为消渴，就是消瘦加上烦渴。它是环境因素和遗传因素长期共同作用，引起人体免疫功能障碍的结果，是慢性、全身性的代谢性疾病，久病可引起多个系统损害。已经成为继心血管疾病和肿瘤之后的人类健康第三大杀手。糖尿病通常分为 1 型糖尿病（胰岛素依赖型糖尿病）和 2 型糖尿病（非胰岛素依赖型糖尿病），其中 95% 为 2 型糖尿病。

2. 血糖的调节

血糖是指血液中的葡萄糖，血糖的含量是反映体内糖代谢状况的一项重要指标。血糖浓度的正常值在 3.89~6.11 毫摩尔/升之间，当血糖的浓度高于 8.89 毫摩尔/升，超过肾小管重吸收的能力，就可出现糖尿现象。正常人血糖能保持一定水平，主要依靠肝脏、激素及神经系统三者的调节，它们对血糖的调节主要是通过对糖代谢各主要途径的影响来实现的。血糖的根本来源是食物中的糖类，当人饥饿时，肝脏就会将贮存在其内的糖原分解为葡萄糖释放入血循环中，供给细胞组织的需要；进食后血糖升高，肝脏又把血糖转变成肝糖原而贮存在肝中以备需要。调节血糖的激素在控制血糖中占非常重要的地位。胰岛素是体内唯一降低血糖的激素，来源于胰腺，由胰岛内的 β 细胞产生，并释放入血液。它促进组织细胞摄取和利用葡萄糖，促进肝细胞和肌肉细胞将葡萄糖合成糖原，促进糖类转变为脂肪，抑制糖的异生。使血糖升高的激素有胰高血糖蜜、肾上腺素、糖皮质激素及生长激素。体内多种激素相辅相成，共同形成一个糖代谢调节系统，维持着血糖的动态平衡。此外，神经在调节血糖方面也起重要作用，调节血糖有两套神经：其一为交感神经，它兴奋后就会使血糖升高，例如人们在发脾气和情绪激动时，血糖会升高；其二是迷走神经（又叫副交感神经），它兴奋则使血糖降低。正常时这两套神经作用保持于平衡状态。血糖过高或过低，都会引起疾病。糖尿病就是因为胰岛素缺乏而引起血糖过高。

3. 糖尿病早期的先兆

由于糖尿病无症状期较长，以及隐性糖尿病较多，一旦症状出现，疾病已经较重了，因此捕捉其发病先兆是早期发现糖尿病的一个重要途径。

1）口干、口黏

许多病人常有口干、口渴、口黏、口腔内有烧灼感，或口腔黏膜出现瘀点、瘀斑、水肿；有的病人舌体上可见黄斑瘤样的小结节。或是不易治愈或经常复发的牙龈炎、牙周炎、牙龈出血及牙痛等。

2）肥胖

逐渐肥胖，体重递增，是糖尿病发作前的信号，但糖尿病一经发病即逐渐转为消瘦。

3）视力障碍

糖尿病由于代谢紊乱而导致微细血管病变，可引起白内障，导致视力下降，有时也会引起急性视网膜病变，引起急性视力下降。临床上发现上述进行性眼底改变、视力退化者，应高度警惕糖尿病的潜伏。

4）手足麻木

糖尿病可引起末梢神经炎，出现手足麻木、疼痛以及烧灼感等，也有的人会产生走路如踩棉花的感觉。在糖尿病的晚期末梢神经炎的发病率就更高。

5）疲倦无力

糖在血液中滞留而不能被人体利用，人体不能用葡萄糖作为营养，就会导致疲倦无力。

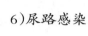

6）尿路感染

糖尿病引起的尿路感染时，菌尿起源于肾脏，而一般的尿路感染多起源于下尿道。尽管给予适宜的抗感染治疗，但急性肾盂肾炎发热期仍比一般的尿路感染发热期延长。

7）皮肤病变

糖尿病引起的皮肤病变有多种，病变范围广、种类多，对全身任何部位的皮肤都有损害。如皮肤瘙痒症，无汗或多汗症，硬肿病，环状肉芽肿，皮肤细菌感染，真菌感染等，不要放过糖尿病的任何蛛丝马迹，出现皮肤异常应及时到医院检查。

8）高血脂及动脉硬化、冠心病的进行性进展

糖尿病人脂肪代谢失常，累及心血管系统，往往同时伴有高血脂、动脉硬化，而且发展速度较快。故中年以上，凡不明原因的血脂高、动脉硬化、速度发展较快的冠心病，都应警惕糖尿病的潜伏。

4. 糖尿病的并发症

糖尿病的危害主要来自并发症，糖尿病的高并发症发生率，导致了高致死率和高致残率。研究表明，糖尿病发病后10年有30%~40%的患者至少会发生一种并发症。

糖尿病的并发症主要有：

1）急性并发症

当糖尿病病情控制不理想时，容易发生糖尿病的急性并发症，有时是可以危及患者生命的。

①低血糖症

低血糖症又称胰岛素休克、胰岛素反应、低血糖休克、低血糖反应等。大多数发生于胰岛素治疗过程中，由于饮食与运动的配合不当所造成。轻度低血糖时可有心慌、手抖、饥饿、出冷汗等表现。严重时可昏迷，甚至死亡。

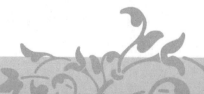

②酮症酸中毒（1 型糖尿病）

它是由于胰岛素严重不足造成的。酮症酸中毒大概占急性并发症的 80%，是最常见的一种急性并发症。血糖明显升高，尿中出现酮体，血气有酸中毒，严重者昏迷，抢救治疗不及时可危及生命。

③非酮症高渗性昏迷（2 型糖尿病）

见于 2 型糖尿病患者，其症状的特点为多尿、脱水、休克、意识昏迷，但呼吸无特殊变化。血糖异常升高，但尿中可不出现酮体，血渗透压升高，容易昏迷、死亡。

④乳酸酸中毒

乳酸毒症的发生，有原因不明的原发性者，及因脱水、休克而促成血液循环障碍，因体内无充足的氧气来进行正常的代谢，以致缺氧的代谢产物——乳酸大量增加的续发性者。此外，乳酸毒症也会影响体内酸碱平衡，甚至危及生命。

2）慢性并发症

糖尿病的慢性并发症是由于血糖长期控制不好，日积月累而引起的一种改变，包括大血管、微血管和神经病变，可使人们健康水平和劳动能力大大下降，甚至造成残废或过早死亡：

肾脏：蛋白尿、感染、肾衰竭；

心脏：冠状动脉栓塞、心绞痛、心衰、心律不齐；

大脑：脑充血、脑栓塞、半身不遂；

眼睛：白内障、青光眼、视网膜病变、视力下降、失明；

足：麻木、缺血、无力、溃疡、截肢。

5.糖尿病的治疗

糖尿病是一种非传染性疾病，虽有一定的遗传因素在起作用，但起关键作用的是后天的生活和环境因素。糖尿病为终身性疾病，有的患者症状不明显，对疾病抱着无所谓的态度而不予重视；有的患者对漫长的病程及多种并发症和功能障碍产生焦虑、抑郁等情绪,对疾病缺乏信心。因此必须进行糖尿病营养健康教育,目的是使患者及家属了解糖尿病发病基本知识,了解营养知识,明白药物治疗、饮食疗法、运动疗法的针对性、长期性特点,加强自我保健意识,接受规范的长期治疗,控制疾病的发展,提高生命质量。

首先要从饮食上加以控制。以维持标准体重为准,做到"热量控制,结构调整"。人群饮食控制目标为:①"二高"(高复合碳水化合物、高粗纤维),主食提倡食用粗粮、杂粮,饮食中应增加纤维含量,每日饮食中纤维素含量不宜少于 40 克。纤维素可促进肠蠕动,防止便秘,同时可延缓食物的消化吸收,降低餐后血糖高峰。病情控制较差者要注意维生素 B 和维生素 C 的补充。②"四低"(低糖、低盐、低脂、低胆固醇),忌食葡萄糖、蔗糖、蜜糖及其制品,少食胆固醇含量高的食品如肝、脑、肾等动物内脏类及鱼子、虾卵、蛋黄等,胆固醇的摄入量应低于每日 300 毫克。③"一平"(蛋白质),每日摄取的蛋白质中动物蛋白应占总量的 1/3,以保证必需氨基酸的供给。食用含不饱和脂肪酸的植物油,忌食动物脂肪以减少饱和脂肪酸的摄入,其量应少于总热量的 10%。④"二忌"(忌烟、酒)。

糖尿病患者应该知道自己的标准体重,并计算出每日所需热量。标准体重的计算是:标准体重(千克)=身高(厘米)-105,标准体重上下浮动 10% 的范围就是理想体重范围。然后参照理想体重和活动强度计算每日所需总热量。成年人休息者每日每千克标准体重需要热量 105~125 千焦 (25~30 千卡);轻体力劳动者 125~146 千焦(30~35 千卡);中体力劳动者 146~167 千焦(35~40 千卡);重体力劳动者 167 千焦(40 千卡以上)。热能摄入适当,将体重长期维持在正常水平对控制血糖是至关重要的。

对糖尿病的护理可采用食品交换分法,即将食品分为谷类、肉类、脂肪、奶类、水果和蔬菜共六类,谷类大米 25 克、生面条 30 克、绿(红)豆 25 克各为一个单位;肉类瘦猪肉 25 克、瘦牛肉 50 克、鸡蛋 55 克各为一个单位；脂肪类豆油 9 克、花生米 15 克各为一个单位；奶类牛奶 110 毫升、奶粉 159 克、豆浆 200 毫升各为一个单位；水果类苹果 200 克、西瓜 750 克各为一个单位；蔬菜类菠菜 500~750 克、萝卜 350 克各为一个单位。每类食品中等值食品可互换，营养值基本相等。病人交换份内容，制订食谱。此法可使食物的选择性增加，便于病人学习和掌握。

适量运动有利于控制高血糖，运动是一种降糖疗法，尤其是餐后的运动更能使血糖下降。运动能消耗更多能量，加速血糖分解代谢，提高胰岛素的降糖作用，使高血糖降低。运动要讲究科学和艺术，循序渐进、量力而行，运动的原则是定时定量。糖尿病患者在餐后 0.5~1 小时活动为宜。

一般而言，体育锻炼应根据糖尿病患者的年龄、体力、病情及有无并发症等情况长期有规律的进行。体育锻炼方式包括步行、慢跑、骑自行车、太极拳、游泳及家务劳动等有氧活动。运动要适度，不要过于疲劳，不宜参加剧烈的运动。用胰岛素治疗者应根据胰岛素的使用情况来决定运动量和运动时间，最好每日定时活动；进行计划外的运动前，应减少胰岛素量或根据运动量在运动前加餐。如运动后血压上升，感到头晕或血糖上升或有尿酮体出现时，应减少运动量或暂停运动。

如果经过饮食治疗和运动疗法以后，血糖仍不能达标，就要使用药物治疗。对糖尿病具有治疗作用的药物，可以分为胰岛素和口服降糖药两大类，它们对不同类型的糖尿病人有其各自相应的适应症。对于胰岛素依赖型糖尿病，由于患者体内的胰岛素量不足，所以只有补充相应数量的外源性胰岛素才能使病情得以控制，医学上称为"替代疗法"。这种类型的糖尿病越早使用胰岛素越好，不可久拖不决。对于大多数非胰岛素依赖型糖尿病人，口服降血糖药物则有很好的治疗效果。糖尿病患者选用哪一种药物，一定要根据患者病情,在医生指导下用药,病人自己绝不可以随意滥用。

慢性病发病的原因与人们不良的生活方式有关。改变不良的行为习惯，建立健康的生活方式，是预防这些慢性病的最有效的途径。治疗糖尿病控制血糖是关键,目前糖尿病还不能根治。有些糖尿病病人经过一段正规治疗,血糖可以降至正常,甚至不用药也可维持血糖在正常范围。但这并不意味着糖尿病已被治愈,如果放松治疗,糖尿病的症状就会卷土重来。所以,糖尿病病人要做好打持久战的思想准备,长期坚持饮食治疗、运动治疗和糖尿病监测,必要时采用药物治疗,使血糖始终控制在满意水平。

自我测试:你得糖尿病的危险有多大

危险因素	个人情况	评分	你的分数
直系亲属中有糖尿病史	是 否	加 2 分 不加分	
体重	超过理想体重 10 千克 未超过理想体重 10 千克	加 4 分 不加分	
高血压	是 否	加 4 分 不加分	
抽烟	是 否	加 2 分 不加分	
缺乏运动	是 否	加 4 分 不加分	
每天锻炼 30 分钟,每周锻炼 3 次以上	是 否	不加分 加 2 分	
饮食中的脂肪	每天都有 每周都有 少吃或不吃	加 4 分 加 2 分 不加分	

如果你的总分少于 8 分,说明得糖尿病的危险很低,希望你保持现在的生活方式;总分少于 9~16 分,已经是中度危险,你应该了解糖尿病的基本知识,避免糖尿病的发生;总分高于 16 分,说明你患糖尿病的危险很高,应及时调整饮食和生活习惯,必要时去医院做健康检查。

颈 椎 病

你是否时常感到脖子酸痛,颈背发麻,身体僵硬?如果出现这些症状,当心颈椎病已经悄悄来临。颈椎病通常是年轻时不良生活习惯造成的, 长时间用电脑或伏案工作, 久而久之颈椎就出现了问题。 如果抓住治疗时机,往往只用简单的治疗方法就可以解决,如果讳疾忌医,贻误治疗时机,后果就严重了。

1. 颈椎病的病因

颈椎病是由于颈椎间盘退行性变、颈椎骨质增生所引起的一系列临床症状的综合征。 颈椎的退行性病变是一个长期、缓慢的过程,可发生于任何年龄,以 40 岁以上的人为多。颈椎病具有发病率高,治疗时间长,治疗后极易复发等特点。

颈椎病的发病原因很多。 随着年龄的增长,颈椎及椎间盘会发生退行性改变, 而椎间盘的退行性变化是颈椎病发生发展中最基本和最关键的基础。

外伤因素,在椎间盘退变的基础上,头颈部的外伤更易诱发颈椎病的产生与复发。病人往往在轻微外伤后突然发病,而且症状往往较重,如果合并骨折、脱位就会给治疗增加更大困难。

慢性劳损,各种超过正常范围的过度活动,使椎间盘受到来自各种方面的牵拉、挤压或扭转,如工作姿势不当,长期伏案工作;枕头的高度不当或垫的部位不妥等都会造成颈椎损伤。

咽喉部炎症,咽部的细菌、病毒等炎性物质,可以播散到颈椎部的关节、周围的肌肉、韧带、关节,使这些组织痉挛、收缩、变性,破坏局部的完整性和稳定性,最终引起内外平衡失调,导致颈椎病。

寒冷、潮湿的环境可造成局部肌肉的张力增加,肌肉痉挛,增加对椎间盘的损害。

2. 颈椎病的主要表现

颈椎病可分为颈型、神经根型、脊髓型、椎动脉型、交感神经型和其他型。

(1)颈型颈椎病是颈椎病中较轻的一种,是由于头颈部长期处于单一姿势,造成颈部肌肉、韧带和关节劳损所致。主要症状:颈部易疲劳,颈项强直、疼痛,不能长久看书和写字,晨起常感颈部发紧、发僵,活动不灵活等症状。

(2)神经根型颈椎病是颈椎病中最常见的一种,约占 60%。是由于颈椎退变、增生,刺激和压迫了颈神经根而引起的病症。主要症状:疼痛向上臂、前臂和手指放射,手指有麻木、过敏、异样感,手指活动不灵,肩胛、上臂、前胸区有疼痛感。

(3)脊髓型颈椎病是一种比较严重的颈椎病,它是由于颈椎间盘向后突出、椎体骨质增生等原因,对颈部脊髓直接压迫而引起的。主要症状:早期为单侧或双侧下肢麻木,以后发展为肌力虚弱,行走困难,大小便功能障碍,甚至各种类型瘫痪。

(4)椎动脉型颈椎病也较为常见,它是在颈椎退变的基础上,引起椎动脉供血不足,而引起一系列病症。主要症状:眩晕,还伴有恶心、呕吐,颈部转动时,突然发生四肢麻木、软弱无力而跌倒,猝倒是这种病的特有的症状。

(5)交感神经型颈椎病是由于颈椎退行性变,骨质增生刺激或压迫了颈部交感神经引起的病症。主要症状:头晕,头颈、面部发麻疼痛、枕部疼痛,眼睑下垂,眼窝肿痛,视物模糊,甚至失明。心跳加快,心动徐缓,心前区疼痛,肢体发冷。

（6）其他型，如颈椎病引起的失眠健忘症。

3. 如何保护好自己的颈椎？

掌握颈椎病的防治知识，增强保健意识，采取积极的保健方法才能防止、延迟颈椎病发生，减轻患者病变程度，减少痛苦。

（1）出现颈、肩、背疼痛，脖子转动不灵活，上肢麻木酸胀、肌肉萎缩，头晕、头疼、恶心、呕吐、耳聋、耳鸣、视物不清等颈椎病症状，而又无其他确诊疾病时，应及时去正规医院检查颈椎。

（2）脑力劳动者应多参加室外活动，以提高软组织的耐受力、抗损伤力和免疫功能。避免长期同一姿势工作，应定时改变头部体位，工作一段时间之后，做头及双上肢的前屈、后伸及旋转运动，既可缓解疲劳，又能使颈部肌肉发达，增强颈肩顺应颈部突然变化的能力。应劳逸结合，避免颈部疲劳。

（3）注意保暖、防潮，特别是颈肩部的保暖，避免头颈负重物，坐车时不要打瞌睡，以免闪伤、挫伤颈部。

（4）正确姿势是最好的预防方法。伏案工作者要纠正不良姿势，头、颈、肩、背注意端正，谈话、看书时要正面注视，保持脊柱的正直。站立时收腹挺胸，双肩撑开并稍向后展，双手收拢并自然下垂，膝盖内侧稍微夹紧。行走时双手微微向身后甩，双脚尽量走在一条直线上，行走时脚跟先着地，脚掌后着地。

（5）防止各种外伤事故，尽早、彻底治疗颈肩、背软组织劳损，防止其发展为颈椎病。

（6）有些食物对颈椎病的预防和治疗有帮助，可对症进食。如多吃鱼、虾、鸡蛋、黄豆、猪骨等钙、磷丰富的食物，可防治颈椎病椎体骨质增生、退化和疏松等；多吃胡桃、山萸肉、生地，黑芝麻等可起到强壮筋骨，推迟关节退变的作用。

颈椎病食疗方：

①鲳鱼 500 克，当归 6 克，伸筋草 15 克，共煮，食鱼喝汤。

②牛肉 50 克，糯米 100 克，将牛肉切成肉丁，同糯米一同放入砂锅内煮粥，煮熟后加入油、姜、葱、盐等调味品。

4. 颈椎病患者自我保健法

1）颈椎保健操

前俯后仰：坐位（或自然站立，双目平视，双脚略分开，与两肩平行），双手叉腰，头颈仰起，眼睛看天，逐渐加大后伸幅度。然后缓慢向前胸部位低头，同时呼气，双眼看地。做此动作时，要闭口，使下颌尽量紧贴前胸，交替进行，动作徐缓，各做 20 次。

旋肩舒颈：取站位或坐位，双手置两侧肩部，掌心向下，两臂先由后向前旋转 20~30 次，再由前向后旋转 20~30 次。

左右旋转：双手叉腰，头轮流向左右旋转，动作缓慢，15~20 次。

回头望月：站立体位同前，头颈转向身后，观看身后天空，如此反复，左右交替，注意速度要慢。

波浪屈伸：自然站立，双目平视，双腿略分开，与肩平行，双手自然下垂。动作时下颌往下前方波浪式屈伸，在做该动作时，下颌尽量贴近前胸，慢慢屈起，双肩往后上下慢慢运动。下颌屈伸时要慢慢吸气，抬头还原时慢慢呼气。

肩部运动：双手搓肩背，由慢到快，至发热为止。或两腿分开与肩相平，两上肢放松，然后甩起左手拍打右肩，同时右手拍打腰部；再甩起右手拍打左肩，左手拍打腰部。两手协调交替拍打各 50 次。

耸肩：病人站立，双手自然下垂，双脚分开与肩同宽，双侧肩膀做反复上耸及下落动作 30~50 次。

手臂运动：两手臂上下前后摆动，或做扩胸运动，每天早晚各 50 次。

2）热敷疗法

热敷可改善血液循环，缓解肌肉痉挛，消除肿胀以减轻症状。在热水袋里灌半袋热水，温度不宜太高，局部温度应保持在 50~60℃。睡前把热水袋放在后颈部，热敷时间每次 15~20 分钟，每日两次。急性期病人疼痛症状较重时不宜作温热敷治疗。

3）选择合适的床、枕头和睡姿

颈椎病患者应选用对颈椎有好处的床，一般来说，被褥铺垫松软合适的木板床,可维持脊柱的平衡状态,有利于颈椎病患者,并且较为经济实惠。弹簧合理排列的席梦思床垫,可起到维持人体生理曲线的作用, 也较适宜颈椎病患者。 如果颈椎病是由于寒潮引起,还可使用电热毯,有利于放松和缓解痉挛的肌肉、关节,在一定程度上可起到缓解颈椎病症状的作用。

睡觉时枕头是维持头颈正常位置的主要工具。应选择符合颈椎生理曲度要求的枕头,避免枕头太高或太低,一般讲,枕头高以8~15厘米为宜,或按公式计算:枕高=(肩宽−头宽)÷2。枕头太高会使头部前屈,增大下位颈椎的应力,有加速颈椎退变的可能。

良好的睡姿要求应该使胸、腰部保持自然曲度,双髋及双膝呈屈曲状,此时全身肌肉即可放松,最好采取侧卧或仰卧,不可俯卧。良好的睡姿,有利于维持脊柱的生理曲度,缓解关节的疲劳。

颈椎疾病的自我测试

后颈部疼痛,用手向上牵引头颈可减轻,而向下加压则加重	①经常 0 分; ②偶尔 3 分; ③很少 5 分;
体力上透支,感觉疲倦	①经常 0 分; ②偶尔 3 分; ③很少 5 分;
闭眼时,向左右旋转头颈,引发偏头痛或眩晕	①经常 0 分; ②偶尔 3 分; ③很少 5 分;
工作性质要求长时间固定于一种姿势	①经常 0 分; ②偶尔 3 分; ③很少 5 分;

运动锻炼时间每天少于半小时	①经常 0 分; ②偶尔 3 分; ③很少 5 分;
睡眠时间不足	①经常 0 分; ②偶尔 3 分; ③很少 5 分;
不明原因的上肢麻木,尤其是指尖明显	①经常 0 分; ②偶尔 3 分; ③很少 5 分;
颈项僵硬、疼痛	①经常 0 分; ②偶尔 3 分; ③很少 5 分;
肩部疼痛、活动不灵便	①经常 0 分; ②偶尔 3 分; ③很少 5 分;
颈椎活动受限	①经常 0 分; ②偶尔 3 分; ③很少 5 分;
眼睛疲劳,视力下降	①经常 0 分; ②偶尔 3 分; ③很少 5 分;
从事高度紧张的工作	①经常 0 分; ②偶尔 3 分; ③很少 5 分;
上肢无力、手中持物突然落下	①经常 0 分; ②偶尔 3 分; ③很少 5 分;
行走时腿部有"踩棉花"的感觉	①经常 0 分; ②偶尔 3 分; ③很少 5 分;

耳鸣	①经常 0 分； ②偶尔 3 分； ③很少 5 分；
身上有束带感，即好像身上被布带缠绕一样	①经常 0 分； ②偶尔 3 分； ③很少 5 分；
性功能障碍	①经常 0 分； ②偶尔 3 分； ③很少 5 分；
胸闷心慌	①经常 0 分； ②偶尔 3 分； ③很少 5 分；
双手多汗	①经常 0 分； ②偶尔 3 分； ③很少 5 分；
低头时，突然引发全身麻木或有"过电"样感觉	①经常 0 分； ②偶尔 3 分； ③很少 5 分；

【测试结果】

如果总分为 100～120 分，你的颈椎非常健康；90～100 分，健康；80～90 分，基本健康；60～80 分，不健康；60 分以下，可能患有较严重的颈椎病。此自测仅供参考，要确诊必须经专业医生。

女性骨质疏松比癌症更危险

骨质疏松症是骨质加速流失所导致的结果。骨是由钙盐沉在骨基质而形成的，有一定的强度和弹性，钙质从骨骼组织中流失，就会导致骨骼严重减少，使得骨骼疏松、变脆、变弱，因而容易骨折。30 岁左右正是骨量峰值的年龄，人一过 30 岁，骨量就会走下坡路。减肥、为了皮肤白皙拒绝日晒、习惯性缺乏运动，造成了女性过早出现骨密度降低等骨质疏松的现象。每4名女性之中，就有1名在踏入中年以后，骨质会变得脆弱，容易折断。而60岁以上的女性骨质疏松率高达40%，主要是因为她们雌激素减少后导致钙的缺失，从而引发疾病。骨质疏松造成女性在一生中发生髋骨骨折的危险性高于其患乳腺癌、宫颈癌、子宫癌和卵巢癌危险的总和。在骨质疏松的人群中，有30%的女性会遭受骨折的痛苦。

1. 女性骨质疏松症的病因

1）更年期

一般情况下，年龄越大的人，骨的质量越差。更年期后，体内雌激素锐减，影响钙质在骨骼中的沉积矿化。

2）体型

一般认为体型瘦小、体重过轻的人，物质代谢往往呈负平衡，峰值骨量也低于正常人，发生骨质疏松症的危险性明显高于其他体型的人。

3）激素

雌激素缺乏不仅影响女性的生活，更可能引发两种由于雌激素缺乏造成的疾患：心血管疾病和骨质疏松。

4）多胎生育

生育年龄多延续到中年，如果钙质代谢供不应求，易导致骨量减轻。

5）过早绝经

多见于双侧卵巢因病切除，而又未采取替代疗法者。

6）不良生活习惯

过度饮酒、吸烟，怕晒太阳，不爱运动，不利于机体内维生素 D 的合成和钙的利用。

7）营养不良，缺乏钙质

过高的蛋白质摄入量，雌激素相对于黄体酮（促进骨骼生长的主要物质）过剩，会导致骨骼中的钙质流失；缺乏骨骼生长所需的营养物质，包括钙、镁、维生素 D、锌、硅、磷、硼也会导致骨质疏松。

8）药物

类固醇、化疗、抗痉挛剂药物都可导致骨质疏松。

9）内分泌疾病

甲状腺亢奋、癌症及发炎性肠疾。

10)高血压

血压较高女性的平均骨矿物质失率为 5.9%，相比之下，血压正常女性的丢失率为 3.4%。

2.骨质疏松症的主要表现

1)腰酸背痛

腰酸背痛是骨质疏松症最早期出现的症状，常局限某部位，后来可能散布全身。疼痛沿脊柱向两侧扩散，或伴四肢放射痛、带状痛、肢体麻木、无力，或伴肌肉疼痛等。直立时后伸或久立、久坐时疼痛加剧，夜间和清晨醒来时加重，弯腰、肌肉运动时加重。一般骨量丢失 12%以上时即可出现骨痛。

2)驼背,脊椎变形,体型改变,身材变矮

脊椎椎体前部几乎多为松质骨组成，容易压缩变形，使脊椎前倾，形成驼背。有的患者出现身高明显降低的现象，有的关节变形，行动受限甚至长期卧床，无法行动。

3)易发生骨折

这是骨质疏松症最常见和最严重的症状，一般骨量丢失 20%以上时易发生骨折。脊椎骨特别容易骨折，因为在脊椎骨的构造中，枝状骨的含量比皮质骨高出许多。此外，股骨的上端（大腿骨）是支撑体重的主要位置，腕骨则是在人跌倒时常被用来承受冲击的部位，因此，这两处骨骼也容易发生骨折。

此外，发生骨折后常会因长期卧床，易并发生肺炎，褥疮，静脉炎而引起死亡。

4)皮肤明显变薄,牙齿突然变得尖锐,或者出现明显的脱钙

头发、皮肤、牙齿、指甲都是骨骼在外的表现，如果患了骨质疏松，也会出现明显异常。

3.骨质疏松症的防治

现代医学认为，骨质疏松的防治宜早不宜迟。预防保健很重要，不要认为预防骨质疏松的工作为时尚早；也不可认为自己年迈来不及了，保住骨本永远不嫌迟。

1)祛除病因

引起骨质疏松的原因很多，防治时首先要祛除病因，特别是由激素、药物及内分泌原因引起的。所以，要尽量减少导致骨质疏松

的因素,有针对性地防治。

2)多运动

千万不要小看了运动在防治骨质疏松症中的重要作用。人体的骨组织是一种有生命的组织,人在运动中会不停地刺激骨组织,骨组织就不容易丢失钙质,骨质疏松症就不容易发生。长期循序渐进的运动,不仅可减缓骨量的丢失,还可明显提高骨盐含量。而且经常运动的人不容易摔跤,这就有可能有效地预防骨折的发生。对骨质疏松症比较有意义的锻炼方法是散步、打太极拳、跳舞、练健身操、广播体操以及游泳。一般情况下,每周运动 3~5 次,每次 30 分钟。散步是最简易的锻炼方式,年轻人运动中的最高心率最好控制在每分钟 120~130 次,老年人应为 100 次左右。

3)摄取足够的钙质

人体内的钙有 99% 存在于骨骼内,当膳食钙的供给量不足时,就会从骨骼中摄取以补充不足,从而引起骨质的损失。钙的吸收除受年龄的影响外,也受体内激素水平的影响。如钙吸收正常,每日给 1.00~1.50 克即可,对 65 岁以上老人每日 0.75~2.5 克。

在我们常吃的食物中,乳类及乳制品中含钙较高,而且最容易被消化吸收,可以作为补钙的首选食品。如牛奶的含钙量约为 120 毫克/100 克,若每日喝 500 克奶,就可获得 600 毫克钙。除此之外,海产品、海带、虾皮、紫菜、豆类及豆制品中也含有丰富钙质。但是,通过饮食防治贵在持之以恒,短时间内暴饮暴食不但对身体无益,反而有害。

钙被人体吸收和利用,还有其他条件。如果没有维生素 D 的参与,人体对膳食中钙的吸收还达不到 10%。长期饮酒、吸烟、长期饮用咖啡或茶,都会影响钙的吸收与利用。酒有干扰维生素 D 的代谢和加速钙排出的作用;尼古丁和咖啡因,可加速钙的排出。所以,中老年人有烟酒嗜好者,更易产生骨质疏松症。

如果通过饮食不能满足需要,在必要时可补充钙剂。有效钙含量碳酸钙中为 28%,而葡萄糖酸钙中仅占 11%。因此,补充钙剂时,应注意选择钙吸收率高及钙有效含量高的制剂。

4)晒太阳

经常晒太阳,对防治骨质疏松症是非常必要的。户外活动时,阳光中的紫外线照射,可使人体皮肤产生维生素 D。而维生素 D 是骨骼代谢中必不可少的物质,可以促进钙在肠道中吸收,有利于骨钙的沉积。

5)减少食盐摄入量

钙质可以随着钠在尿液中被排出,因此要适当减少食盐摄入量。

4. 骨质疏松症的食疗方

1)红糖芝麻糊

红糖 30 克,黑白芝麻各 25 克,藕粉 100 克。先将黑白芝麻炒熟后,再加藕粉,用沸水冲匀后再放入红糖搅匀即可食用。每日 1 次冲饮,适用于中老年缺钙者。

2)羊骨汤

新鲜羊骨 500 克,羊肾 1 对。将新鲜羊骨洗净砸碎,与剖开洗净的羊肾同入锅中,加水适量,以大火烧开,撇去浮沫,加料酒、葱段、姜片、精盐,转小火煨炖 1~2 小时。待汤汁浓稠时加味精,五香粉适量。

3)糖醋排骨

猪排骨 700 克,葱姜蒜末共 15 克,盐 1 克,味精 1 克,料酒 10 克,酱油 10 克,白糖 50 克,醋 25 克,水淀粉 10 克,植物油 20 克。将排骨剁成 5 厘米长的段,入沸水中略烫捞出,用沸水冲去血沫备用。炒锅置上,放入排骨,炸至肉熟捞出。炒锅洗净,放入葱姜蒜炒出香味,加入料酒、酱油、白糖、醋、盐、味精和 200 克水,烧沸后放入排骨,用小火烧 10 分钟,改用旺火,放入水淀粉勾芡,淋入少许油翻匀即成。

4)糙米杏仁茶

糙米 150 克、美国杏仁 50 克、砂糖少许糙米浸泡水中,7~8 小时;美国杏仁洗净,用沸水泡浸片刻,除去外膜;将糙米和杏仁,置入搅拌机杯中,注入清水,搅拌到细滑;全部材料一起倒入锅中再加水,煮 30 分钟,加少许糖即可饮用。

5)赤小豆鲫鱼汤

活鲫鱼 1 条,赤小豆 50 克,佐料适量。将鲫鱼去鳞、鳃及内脏,加葱、姜、料酒、盐等调料,稍腌片刻,与赤小豆一起入锅,加水煮烂,分次食用。

最能预防或减轻骨质疏松症的蔬菜是莴苣、西红柿、黄瓜、芝麻菜、葱、大蒜、西芹。上述蔬菜比含钙丰富的牛奶、豆制品或牡蛎之类海产品更能有效。

自我测试：你是潜在骨质疏松症患者吗

有骨骼疾病的家族病历	①是　②不是
曾经因为轻微的碰撞或者跌倒就会伤到自己的骨骼	①是　②不是
经常连续 3 个月以上服用可的松、强的松等激素类药	①是　②不是
肤色白皙、骨架较小、体脂肪较少	①是　②不是
40 岁以上	①是　②不是
对乳品过敏	①是　②不是
经常过度饮酒	①是　②不是
每天吸烟超过 20 支	①是　②不是
缺乏性欲	①是　②不是

【测试结果】

　　如果你的回答有超过 5 个以上"是"，说明你可能存在骨质疏松的危险，但这并不证明你就患了骨质疏松症。是否患有这种病症需要专业医师进行骨密度测试来得出结论。你可以把你的测试结果交给医生寻求指导，他会建议你是否进行治疗。

便　　秘

便秘是最常见的消化道症状,是指 3 天或 3 天以上才有一次排便,大便质地很硬,常伴随肛裂或痔疮出血。便秘虽算不上病,但却严重影响人们的生活质量,给人带来许多烦恼。

1. 便秘的成因

便秘的成因可以分为器质性和神经性、心理性。器质性便秘的成因可以分为肠内原因与肠外或血液原因等。大肠肛门病,如先天性巨结肠、肠腔狭窄、出口性梗阻、肛管及肛周疾病等。肠外病,如神经与精神疾病、内分泌与代谢病、盆腔病、药原性疾病、肌病等。

神经性便秘常见于年纪大或有糖尿病的人,主要原因是控制肠道蠕动的自主神经(迷走神经)退化所致,不过有时也会发生在现有糖尿病的年轻女性身上,原因是神经的提早老化,而这主要是 B 族维生素,尤其是维生素 B_1 的缺少。

心理性便秘的成因可分为不良生活习惯和社会与心理因素。不良生活习惯,如食量过少、食物精细、食物热量高、蔬菜水果少、饮水少,对肠道刺激不足;运动少,使肠动力缺乏;以及不良的排便习惯都会引起便秘。社会与心理因素,如工作紧张,人际关系紧张、家庭不睦、心情长期处于压抑状态,都可使植物神经紊乱,引起肠蠕动抑制或亢进。

2. 便秘的治疗

对付便秘最重要的饮食项目是纤维及水分。多食含纤维素高的蔬菜与水果，是软化大便并促其通过结肠所必要的。蔬菜中以茭白、韭菜、菠菜、芹菜、丝瓜、藕等含纤维素多，水果中以柿子、葡萄、杏子、鸭梨、苹果、香蕉、西红柿等含纤维素多。晨空腹饮加少量食盐的温开水 300 毫升，其效极佳。多吃各类干豆。肠道内的正常细菌可使其发酵、产气，促进肠蠕动。

忍便会逐渐导致便秘，因此有了便意一定要及时上厕所。最好养成每日清晨大便的习惯。

通便剂通常能发挥效果，但它们容易让使用者上瘾，结果使便秘更严重。因此要谨慎使用通便剂。"天然通便剂"或"植物通便剂"不会让使用者上瘾，通常可安全使用。

有许多药物可能引发或加重便秘。如含铝或钙的制酸剂、抗组织胺、抗帕金森药、钙质补充品、利尿剂、麻醉剂、镇定剂、三环兴奋剂等，应避免服用。

神经性便秘必须多摄取 B 群丰富的食物，如维生素 B_1 丰富的猪肉，或直接冲泡 B 族维生素含量丰富的啤酒酵母粉喝，也是不错的方法。

避免久坐，多锻炼身体，如散步、慢跑等，以加强结肠活力，促进肠蠕动。在办公室里多做半蹲动作，也可以锻炼腹肌张力，弥补运动不足。保持规律的生活、充足的睡眠和开朗乐观的心情。

偶尔便秘，可用口服药物、开塞露等解决。

器质性病变应及时诊治，如大肠肿瘤、巨结肠，铅中毒、甲状腺功能低下、电解质紊乱、精神抑郁等。

按摩：患者取仰卧位，两手掌相叠，以脐为中心，在中腹、下腹部作顺时针方向摩动，以腹内有热感为宜，约 2 分钟。再用食指或中指点揉中脘、天枢、气海，每穴 1 分钟。拇指按揉支沟穴，以有酸胀感为宜，约 1 分钟，然后用后掌根从上到下擦腹直肌约 30 秒，最后,取仰卧位,用手掌根由上到下擦腰部和骶部(腰以下部位),约 1 分钟。

用食指自我按揉人中穴，每次顺时针方向 36 次、逆时针方向 36 次，每天数次。坚持按摩,可防治习惯性便秘。

3. 便秘食疗方

1)柏子仁粥

柏子仁去杂、洗净,晒干后研末备用。大米 100 克加水煮沸后放柏子粉末 10 克煮成稀粥,早晚食之,每周 2~3 次。

2)无花果蜜糖粥

无花果 50 克,大米 100 克熬粥,加蜂蜜一匙食用。

3)紫苏麻仁粥

苏子 10 克,火麻仁 15 克,粳米 50~100 克。将苏子、火麻仁捣烂,加水研,滤取汁,与粳米同煮成粥。任意服用。

4)甜杏仁粥

甜杏仁 15 克,洗净、去皮捣烂,与大米 50 克加水同煮成粥,食时加入冰糖适量。

5)土豆汁

选成熟、新鲜、个大的土豆,用冷开水洗净,然后用洁净的器具捣碎,用干净的纱布拧出汁,便可服用。用法是,每天早饭和午饭前各服半茶杯,可收到较好的治疗效果。

4. 简易导便法

咸菜条插肛法:用咸菜条 1 根长 3~5 厘米,插入肛门。肥皂条插肛法:切取肥皂条一根,长 3~5 厘米,插入肛门。保留片刻,即可通便。便秘者不论年龄,数日不大便或有粪嵌塞者均可使用。

女性腰疼预示哪些疾病

当女性出现腰疼症状时，切不可"头痛医头，脚痛医脚"只盯住腰部，因为腰痛可能是由一些妇科、内脏或脊椎病症引起的。它所引起腰疼的疾病有：

1. 宫颈炎

子宫颈发炎后，会出现白带增多、局部瘙痒等症状，下腹或腰骶部经常出现疼痛，每于月经期、排便或性生活时加重。

2. 子宫位置异常

子宫的正常位置是前倾前屈位，如果子宫出现后屈，位置发生异常改变时，因体内支持子宫的韧带受到过度的牵引，同时也使部分神经受到压迫，可引起腰痛。

3. 盆腔炎

女性内生殖器（如子宫、输卵管、卵巢、盆腔腹膜）及其周围的结缔组织、盆腔腹膜发生炎症时，称为盆腔炎。炎症刺激可导致小腹胀痛、压痛、腰部酸痛等。

4. 膀胱炎

膀胱炎是泌尿系统最常见的疾病，尤以女性多见。常见症状有尿频、尿急、夜尿增多、排尿烧灼感或尿痛，常有腰骶部或耻骨上区疼痛不适。

5. 子宫脱垂

子宫从正常位置沿阴道下降，子宫颈外口达坐骨棘水平以下，甚至子宫全部脱出于阴道口外，称为子宫脱垂。子宫下垂牵拉腹膜、韧带及盆底组织必然引起腰酸和下坠感，出现腰部酸痛。

6. 盆腔内肿瘤

如果盆腔内患有肿瘤如子宫肌瘤、子宫颈癌、卵巢囊肿等压迫神经或癌细胞向盆腔结缔组织浸润均可发生腰痛。

7. 腰肌劳损

身体过度疲劳，不正常的站、坐姿势，以及束腰过紧等等，均可导致腰肌劳损而引起腰痛。

8. 生育因素

女性如果生育胎次过多、人工流产次数多或者性生活不加节制过于频繁等均可引起肾气亏虚，进而诱发腰痛。

9. 外感因素

长期感受寒湿，可阻遏经络，导致血脉不畅而发生腰痛。

10. 腰椎间盘脱出

腰椎间盘脱出是腰疼的最直接原因。可表现为腰部以上出现疼痛或单侧下肢疼痛，或腰疼部位位于下腰部偏一侧，腿疼多为一侧由臀部向远端的放射性疼，可伴有麻木感。

11. 肾结石

疼痛和血尿是肾结石的主要症状。约75%肾结石患者有腰痛，疼痛常位于腰部和腹部，多数呈阵发性，亦可为持续疼痛。疼痛多为钝痛，有时是隐痛。肾绞痛是一种突然发生的严重疼痛，从腰部开始，沿输尿管向下放射至膀胱。

12. 脊椎病症

其中以类风湿性脊椎炎、增殖性脊椎炎、结核性脊椎炎、脊椎外伤和椎间盘脱出最为常见。

13. 内脏疾病

胸腔、腹腔、腹膜后和盆腔器官疾病均可引起腰背痛，但以肾脏疾病（如肾恶性肿瘤）、胰腺疾病和盆腔疾病发生腰背痛为常见。

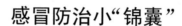

感冒防治小"锦囊"

　　上呼吸道感染在中医称"伤风感冒"，它本身并不是十分严重的疾病，但是如不及时治疗，可引起很多并发症，如感染自鼻、咽部蔓延至附近器官，或病原通过血循环播散至全身，或发生风湿热等结缔组织病。因此一定要早期、积极、彻底治疗，防止并发症的出现。感冒的预防和治疗有很多偏方妙方，下面介绍几个。

　　1. 感冒预防妙方

　　（1）每日早晚、餐后用淡盐水漱口，以清除口腔病菌。仰头含漱使盐水充分冲洗咽部效果更佳。

　　（2）在感冒流行期间，每立方米空间用食醋 5~10 毫升，以 1~2 倍水稀释后置锅中加热，每次熏蒸 1 小时，可用于空气消毒，以预防感冒。

　　（3）每日早晚，先擦手心发热，按摩风池穴（风池穴位于颈部耳后发际下凹窝内）、以两手的大拇指按压双侧风池穴，用力上下推压，稍感酸胀。每次按压不少于 32 下，多多益善，以自感穴位处发热为度。

　　（4）每天用冷水洗脸，用手掬一捧水洗鼻孔，即用鼻孔轻轻吸入少许水再擤出，反复多次。

　　（5）多吃红颜色食品，胡萝卜、南瓜、西红柿、洋葱、山楂等红颜色的食品所含的 β 胡萝卜素可防治感冒。另外，每天喝酸奶、鸡汤也能有效预防流感。

　　（6）生吃大葱，可将油烧热浇在切细的葱丝上，再与豆腐等凉拌吃,可以预防感冒。

(7)喝热水果茶,杨桃清热生津,可治风热咳嗽、口疮龈肿、烦渴等。苹果能生津止渴、润肺。柳丁果肉健胃,果皮化痰止咳、健脾胃。所以用杨桃或柳丁、苹果等水果切丁,加水煮沸后,再转小火煮20~30分钟,趁热饮用可预防感冒。

(8)勤洗手,用流水洗手,用香皂或洗手液反复揉搓双手及食指2~3分钟,改掉用手摸鼻、眼的习惯。

(9)每晚用较热的水(温度以热到不能忍受为止)泡脚15分钟,泡脚时水量要没过脚面,泡后双脚要发红,才可预防感冒。

(10)鲜姜25~30克,去皮切碎,放入一大瓶可口可乐中,用铝锅煮开,稍凉后趁热喝下,防治流感效果良好。

(11)身冷搓后颈,如果气温低,感到全身发冷,就用手掌使劲搓后头发际,手搓100下即可发热,可避免感冒。

(12)劳逸结合,适当锻炼身体。整天看电视,长时间持续工作、过度疲劳等都会造成人体的免疫功能低下,引起感冒。

2. 感冒治疗妙方

(1)感冒后鼻子不通气,睡觉时在两个鼻孔内各塞进粗一点的一根鲜葱条,3小时后取出,通常一次可愈。若患者的鼻腔接触鲜葱过敏,可在葱条的外面包上一层薄薄的药棉。

(2)用大蒜液滴鼻,取10%的大蒜液,每日滴鼻4~5次,每次1滴。

(3)生姜15克,葱白15克,白萝卜150克,红糖30克。水煎服,解表散寒、温中化痰。适用于感冒畏寒、咳嗽痰多。

(4)绿豆30克,茶叶10克,白糖适量。先将茶叶用纱布包好,与绿豆一起,加水煎煮,待绿豆熟时去茶叶,加入白糖溶化。热服,适用于感冒、咽痛发热、小溲不利或兼有尿痛。

(5)紫苏叶10克,生姜10克,陈皮12克,红糖15克。水煎服。解表散风、燥湿化痰。适用于感冒发热、咳嗽痰多。

（6）将食醋或小苏打用凉开水配成 5%浓度的食醋溶液或 6%的小苏打溶液，任选一种，感冒时立即滴鼻，每 3 小时滴 1 次，每次每个鼻孔 2 滴，2~3 次可愈。

（7）将 50 克香油加热后打入 1 枚鲜鸡蛋，再冲进沸水搅匀，然后趁热喝下，早晚各服一次，2~3 天便可治好感冒后的咳嗽。

（8）柠檬榨汁，加入砂糖或蜂蜜，再加入温开水，感冒时每天喝 500 毫升以上，能缓解感冒症状。

（9）初发感冒时，在杯中倒入开水，对着热气做深呼吸，直到杯中水凉为止，每日数次，可减轻鼻塞症状。

（10）蒜泥蜂蜜，将等份的蒜泥与蜂蜜混匀后，用白开水送服，每次 1 汤匙，每天 4~6 次，对治疗流感有佳效。

感冒时严禁滥用药物，特别是不能盲目使用抗生素、退热药物。除非发生合并细菌感染、肺炎，一般不需要使用抗生素。感冒一般为病毒感染，抗生素对病毒没有任何效果，反而会增加身体对抗生素的耐药性，引起抵抗力下降，正常菌群失调。不要跟着广告用药，更不要动不动就输液，感冒药基本上是复方的，治疗感冒要尽量只吃一种药，以免某一成分吃得过多，对肝、肾功能造成损坏。

慢 性 咽 炎

1. 及时治疗急性咽炎及其他有关疾病

急性咽炎是因早期病毒感染合并后期的细菌感染引起的，身体素质好的人，能不药而愈；对于病情较重的，需吃抗病毒药、抗生素，以彻底治愈。同时要及时治疗咽部、口腔、鼻、胃部的疾病。

2. 保持室内合适的温度和湿度

在药物治疗的同时,自我保护治疗也很重要。空气新鲜,合适的温度和湿度是防治慢性咽炎的有效措施。

3. 保持口腔卫生

早晨、饭后及睡觉前漱口、刷牙;每天早晨用淡盐水漱口;及时治疗龋齿及各种牙周疾病。

4. 饮食调养

饮食以清淡易消化饮食为宜,再辅助一些有利于咽部健康的食物,包括:

①清爽去火、柔嫩多汁的食品。如广柑、菠萝、柚子、鸭梨、苹果等,或多喝水及清凉饮料。以绿豆、青果、乌梅煮汤加蜜服用,或以梨、荸荠、白萝卜取汁服用。也可取绿茶 5 克,蜂蜜适量,将绿茶置杯中,冲入沸水,加入蜂蜜饮服,每日 1 剂。

②多吃富含胶原蛋白和弹性蛋白以及 B 族维生素的食物,有利于慢性咽炎损伤部位的修复,如猪蹄、猪皮、鱼类、豆类、海产品、动物肝脏、瘦肉、新鲜水果、绿色蔬菜、奶类等。生吃萝卜或用萝卜做菜吃效果也不错。

③忌食烟、酒、姜、椒、芥、蒜等辛辣之物以及油条、麻团、炸糕等煎炸食品。

5. 药物治疗

选用碘喉片、薄荷喉片等口服含片。还可用冰硼散,取少许,每日数次吹敷咽部;或用七厘散,每次取半支吹敷咽后壁,每日两次。治疗方法还有很多,如激光、冷冻、射频、微波等都十分便捷。

6. 气功疗法

静坐,两手轻放于两大腿,两眼微闭,舌抵上腭,自然呼吸,意守咽部,口中蓄津,待津液满口缓缓下咽,如此 15~20 分钟,然后慢慢睁开两眼,以一手拇指与其余四指轻轻揉喉部,自然呼吸,津液满口后,缓缓下咽,如此按揉 5~7 分钟。每日 2~3 次。

油烟，看不见的健康杀手

最新研究表明，高温状态下的油烟凝聚物具有强烈的致癌、致突变作用，可导致肺炎、肺癌、其他呼吸道急病和白内障。在通风系统差、燃烧效能极低的炊具上做饭，对健康造成的损害，相当于每天吸两包烟。世界上每隔20秒就会有1人因"厨房杀手"引发的疾病而丧生。女性罹患肺癌的概率一直走高，甚至超过男性，厨房油烟罪责难逃。

我国饮食文化讲究煎、炒、烹、炸。许多主妇都习惯将锅里的油烧得腾腾欲燃，才将菜下锅，而这种烹调方式可产生大量油烟。油烟随空气侵入人体呼吸道，出现食欲减退、心烦、精神不振、嗜睡、疲乏无力等症状。油烟是食用油及食品在高温下的热裂解所产生的挥发性物质，其主要成分丙烯醛、苯并芘，对鼻、眼、咽喉黏膜有较强的刺激，可引起鼻炎、咽喉炎、气管炎等呼吸道疾病，长期吸入可诱发肺脏组织癌变。

降低油烟伤害，可从以下几点入手：

（1）传统的烹调方式值得反思，应尽量减少热火炒菜，多使用微波炉、电炉、电饭煲、电烤炉等厨房电器产品。

（2）炒菜时不要使油温过热，不要等到油锅冒烟，这样不仅能减轻"油烟综合征"，也不破坏下锅菜中的维生素。最好不要使用反复烹炸过的油，里面含有很多致癌物质。

（3）厨房要经常保持自然通风，同时还要安装性能好的抽油烟机。在烹饪过程中，要始终打开抽油烟机，炒完菜10分钟后再关闭抽油烟机。

(4)尽量选用质量好的油。油的质量和新鲜度关系极为密切。新鲜的油很少含自由基和其他氧化物质,并且富含维生素 E。应尽量选择生产日期短、颜色较浅、清澈透明的油,最好是在避光条件下保存的油。油的正确储存方法是用较小的有盖油杯或油瓶,过几天从大油桶中倒一次油,平日放在橱柜当中,炒菜时才拿出来。小油瓶应定期更换。

眩　晕

女性的眩晕是很常见的。眩晕是患者感到自身或周围物体放置漂浮或摇动的一种运动错觉。往往感到外景和自身发生运动,轻则仅为晃动或不稳定感,重则感到翻滚、旋转或升降,伴随呕吐、恶心,四肢无法站稳。

人对空间的定位感和对运动及姿势的维持主要依靠视觉、本体感觉和前庭系统的相互作用。①视觉,若患者有视力问题或患有白内障等眼科问题,自然无法靠视觉来辅助平衡系统;②本体感觉,其接受器位于四肢肌肉,这种感觉系统可辅助维持身体姿势及运动协调;③内耳前庭,内耳包含耳蜗、三个半规管及前庭系统,其中耳蜗是听觉系统,而半规管及前庭则是我们的平衡系统。当视觉和本体感受器的机械结构功能不良,病人就可以失去平衡,出现头晕、眩晕的症状。而只有当前庭系统被影响才会有眩晕的感觉。

1. 眩晕的病因

眩晕一般与平衡感有关,当中枢神经系统从内耳、眼睛、肌肉或皮肤接收到紊乱的信息,便容易发生眩晕。多因耳病、眼病、脑病引起,也可由于心血管病、内分泌系统疾病和药物中毒等诸多原因引起。最常见病因是:

(1)中枢性眩晕

常见于各种脑血管性疾病、颅内肿瘤、颅内感染,颅内脱髓鞘疾病及变性疾病。在中枢性眩晕中,脑血管缺血性又是最多见的。脑血供有两个来源:其一是颈内动脉,其二是椎基底动脉。椎动脉是一对通过颈椎横突孔进入颅内的血管,在颅腔内合并成基底动脉,基底动脉有一分支供应内耳,名为内听动脉。在颅脑血管供血的脑组织和感受器中,内耳对供血障碍最为敏感,一旦内听动脉受阻,中断内耳血供,就会引起前庭刺激症状,表现为眩晕、呕吐和耳鸣等。

(2)颈性眩晕

可由颈椎骨质、颈椎关节、横突孔的增生及骨赘形成,颈肌、颈部软组织的病变,肿物或颅底畸形引起椎动脉受压而发生缺血导致眩晕。

(3)癫痫性眩晕

前庭癫痫是一种罕见的潜伏性癫痫。20%的复杂部分性发作有眩晕,单纯眩晕性癫痫更是以眩晕为突出症状。

(4)神经系统感染如各种类型的脑炎、脑膜炎、脑膜脑炎、前庭神经元炎、流行性眩晕等甚至全身感染高热病人亦易出现眩晕。

(5)头颈部外伤性眩晕。

(6)脑肿瘤性眩晕。

(7)药物特别是耳毒类药物中毒。

(8)自主神经功能紊乱引起的眩晕。

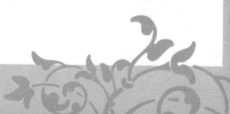

(9)全身疾病性眩晕。

2. 眩晕的主要表现

视物旋转、摆动、倾倒、翻滚、出汗、面色苍白、恶心呕吐、头昏头晕、耳鸣耳聋、头重、昏蒙、眼花眼震，站立不稳，不敢睁眼，静卧时不敢动，恐怕头晕发作，痛苦难忍。

3. 眩晕的治疗

一般来说，普通头晕或姿势性头晕无须药物治疗。急性眩晕发作时，应立即卧床安静休息，松开患者的衣服纽扣、腰带。不要摇动患者的头部，以免眩晕加重。可在患者头部放冰袋或冷水毛巾。原因不明者请医生来治疗。可口服安定或冬眠灵 5 毫克，一日 3 次。当头晕发生时，可以坐下，闭上双眼，低下头，然后做深呼吸，这样可以帮你恢复正常。平时应注意避免极快速地移动头部或变换姿势，以免引发眩晕。一般来说，姿势性眩晕不需要治疗，几秒钟内就会自行缓解。转头锻炼可以使你逐渐适应而不再晕眩，练习要循序渐进。

如果症状严重，应找医生检查。要以病因治疗为主，在发病当时应测血压，检查心脏是否正常，必要时做脑电图、拍颈椎 X 线片，做听力及前庭功能检查，找出内耳供血不全的原因，采取相应的治疗措施。为改善脑血供可采用血管扩张剂（如烟酸），在早晚餐前 30 分钟各服 50 毫克，或由病人自行调节剂量，以达到服药 15~20 分钟后出现皮肤潮红为度。应多补充营养素，如葡萄糖酸，可增加脑部含氧量；烟碱素，改善脑部血液循环及降低胆固醇；综合维生素 B 注射液及维生素 B_6 和维生素 B_{12}，保持大脑中枢神经系统的功能正常；胆碱、肌醇或卵磷脂，预防动脉硬化并改善脑部功能；银杏（白果）精可以供应氧以改善脑功能。

此外，将绿豆皮、扁豆皮各 10 克炒黄，与茶叶 5 克一起，开水冲沏即可，每日代茶饮。可清热化湿，适用于头晕、目眩等症。

手足冰冷症的"血管体操"

很多女性都有手脚冰冷的毛病，中年女性这种感觉会更加明显。她们手指末端的温度低于体温 4 摄氏度甚至更多。一年四季里，不分外在环境气温，手足总是比正常人冰冷，医学上把这样的病叫做手足冰冷症。

手脚冰冷主要是因为肢体末端的毛细血管收缩，血液循环差，末梢神经循环不好，新陈代谢减缓，营养物质供应不足，毒素和引起疲劳的物质（如白乳酸等）易于囤积，使肢体变得僵硬，如果不及时加以预防，会导致全身僵痛、肢体发麻，头痛、精神不佳、身体畏寒的反应，严重的还可引起下肢的静脉曲张。

如何改善手脚冰冷的感觉呢？最根本的是要改善全身的血液循环，尤其是肢体末端的微循环。进行"血管体操"锻炼，对治疗手足冰冷症很有效。具体方法是准备三盆水：一盆热水，水温以手伸入感觉很热但不烫为宜；一盆温水，水温是用手摸去稍有热感；一盆冷水，用手摸去有冷感。先将手或脚放入温水中泡 1 分钟使之产生适应，再将肢体放入冷水盆中 1~2 分钟，使血管收缩，完成第一个动作；然后将肢体放入温水盆中适应；再将肢体放入热水盆中 2~3 分钟，血管扩张后将肢体取出擦干，这样就完成了一次血管体操。这是因为，寒冷的环境通常会使血管末梢收缩，而温水又会让血管末梢张开，当你重复地让血管在寒冷的环境中张开时，就有效的训练了血管的收缩反应，经过 50 次训练后，你的手脚就能更容易抵御严寒侵袭了。

"血管体操"之二——抚摩手臂

从手掌内侧往上抚摩，到手臂和肩部交接处，再从手臂外侧向下抚摩到手指，连续 3 次。然后抚摩另一只手臂。女性要先抚摩右臂，男性先抚摩左臂。

"血管体操"之三——捶手臂

从肩内俞穴（在手臂和肩膀交接的凹陷处）开始，从上往下捶手臂，重复 3 次。

此外，慢跑、快步走、跳绳、跳迪斯科、打太极拳等有氧运动，都会让全身各个部位活动起来，促进血液循环。经常揉搓手脚心，可改善末端血管的微循环状况，并具有手脚温暖的效果。如果脚冰冷，可以一只脚跟敲打另一只脚跟，两脚交替敲打 50 次。

推拿也是一种好方法，一方面，通过全身推拿可以加快全身血液循环，加强肢体末端的营养适应及代谢产物的代谢，改善手脚冰冷的感觉；另一方面，全身推拿改善机体的功能，长期坚持可以增强人的体质，从根本上改变引起手脚冰冷的原因。

改善手脚冰凉要有意进补，可补温热食品，如牛肉、羊肉或狗肉，多食胡萝卜、藕、莲、青芋等食物，尽量少吃寒性水果如梨、荸荠等。维生素有扩张血管的作用，可以加强肢体末梢的血液循环。研究发现，橘皮中提取的橙皮苷，添加到饮用水中，可明显改善女性手脚冰凉的现象。

警惕慢性疲劳综合征

没有大量运动、也没有从事繁重的体力劳动、甚至食欲也很正常的情况下，您是否长时间感到疲乏无力，即使卧床休息也得不到缓解,同时,您的学习、工作或社会活动能力明显下降?如果答案是肯定的,那么您有可能是患了慢性疲劳综合征。

慢性疲劳综合征也称为慢性疲劳和免疫功能异常综合征。它是现代快节奏生活方式下出现的一组以长期极度疲劳为突出表现的全身性症候群,可伴有头晕、头痛、失眠、健忘、低热、肌肉关节疼痛和多种神经精神症状,基本特征为休息后不能缓解,理化检查没有器质性病变。患病时的症状特别像病毒感染,在几小时到几天内出现症状,而且持续 6 个月以上。主要表现:一是不能解释的持续性的慢性疲劳,不是运动引起,也不能通过卧床休息而减轻症状,导致工作、学习和社会活动能力明显下降;二是出现短期记忆力或注意力下降;咽喉疼痛、淋巴结肿大;肌肉疼痛无力、不红不肿的关节疼痛;头疼、低烧、睡眠异常(睡眠过多或失眠);也可出现头晕、恶心。美国国家疾病控制中心和预防中心(CDC)把它视为 21 世纪人类的最大敌人,可见问题的严重性。其发病与长期过度劳累包括脑力和体力疲劳、饮食生活不规律、工作压力和心理压力过大等精神环境因素以及应激等造成的神经、内分泌、免疫、消化、循环、运动等系统的功能紊乱关系密切。

慢性疲劳综合征的治疗越早越好,如不及时治疗,疲劳及其各伴随症状逐渐加重,严重影响工作、生活,甚至被迫停止工作,生活自理困难。若持续时间较长,还会引起细胞应激能力降低和生理功能改变,从而诱发器质性疾病。对慢性疲劳综合征,首先应以预防为主。把工作和学习当作有趣的事情,尤其在心理上别太累。当你头晕眼花、记忆力下降、效率迅速下降,出现慢性疲劳综合征的表现时,应当改变工作和生活的方式,学会放松,坚持适度的体育锻炼。它的治疗主要是减轻临床症状,药物治疗包括抗病毒药物、抗抑郁药物以及减轻疼痛、不适和发热的药物。治疗疲劳综合征的非处方中成药有逍遥丸、十全大补丸、香砂养胃丸、金匮肾气丸、四磨饮等。非药物治疗包括针灸、瑜伽、太极拳、理疗、疗养、催眠术和生物反馈方法。

下列方法可以迅速解除疲劳：

（1）如果双腿麻木，可以坐在椅子上，将双脚抬起用力向远处伸直，然后坐正，松弛腿部。

（2）如果两手酸累，可将两手掌相合，来回快速搓动，约10秒钟，使掌心发热，最后将双手左右晃动。

（3）如果困了，又不能马上睡觉，可以坐在椅子上，双肩后抻，下颚微收，双臂下垂放于躯干两侧，手心向后，用力拉动背部和颈部肌肉。

（4）如果眼睛酸累，先闭眼几秒钟，然后睁开眼，用力往大睁，持续几秒钟，再闭眼几秒钟，然后睁开，目视鼻头，反复多次。

轻松面对心理压力

人到中年，在生理上处于神经——内分泌的调整时期，此外，生活压力大，家庭负担重，上要赡养父母，下要培养教育子女，集诸多事务于一身。多重角色的困扰，往往使她们在生理、心理上产生超负荷感，承受着超过男性的心理压力。这种心理上的压力导致烦躁、焦虑、沮丧等不良情绪的出现，甚至会导致严重的心理危机。这种心理危机很容易影响自己的工作和家庭，所以对于中年女性来讲，要警惕自己可能发生的心理危机，不断进行自我调整。

1. 产生心理压力的原因

1）身体因素

中年女性随着卵巢功能逐渐衰退，内分泌发生暂时的紊乱，可引起一系列的自觉症状，如月经周期紊乱，经量增多，伴有心悸、耳鸣、头晕、心烦易怒、血压波动，失眠、爱激动、记忆力减退等特点。由于生理功能开始减退，相继出现与衰老有关的特征性变化，因此不少人感到工作能力下降，稍有伤感的事情发生，就有可能引起激烈的情绪反应。

2）心理因素

身体上的变化会引起心理和情绪上的不稳定。中年女性被要求在家庭生活中担负比男人更多的责任，因此她们在社会上与男性竞争时，不得不背上沉重的包袱，从而加大了压力。进入中年期的女性，工作条件和家庭生活都可能发生许多较大的变化，也会带来许多烦恼和压力，处理不好会造成心理上的不平衡，进而产生心理上的疾病。有所成就的中年女性，她们对自己往往有着比一般人更高更完美的标准，一旦遇到某种挫折、目标未达到就会有很重的失落感。又因为个性好强，难以找到可以倾诉的知心朋友，这就使负面情绪难以排解。

2. 心理压力的自我调试

中年女性必须认真对待心理压力问题，并及时采取自我调节的措施。因为过重的心理压力必将导致身心疾病的产生，损害自身的健康。

1）增强适应能力

中年女性要努力调整自我，增强适应能力，以理智战胜情感。在生活中遇到矛盾时不退缩、不沮丧，树立起战胜困难的信心和勇气,以对事物的理性认识来控制个人的情绪。

2)保持良好的个性

中年女性应注意培养踏实、克制、有涵养、坚韧、热心、勇敢的个性,不要软弱、孤僻、过分内向。

3)打开心灵的大门

遇有不快之事,把内心的苦闷全部倒出来,是解除心理压抑感的妙方。要勇于在亲友面前倾诉,作合理的宣泄;在他们的劝慰和开导下,不良情绪便会慢慢消失。

4)要注意调整心态

面对刺激和冲突,要努力使自己保持豁达、宽容之心,还要将内心的失衡加以调整。身处逆境时能进行自我安慰、自我解脱,始终保持良好的心理状态。调整的方式,一是通过努力工作,积极生活促进心理平衡;二是通过暂时脱离不良环境来转移注意力,从而达到缓解内心矛盾冲突的目的。

5)处理好事业与家庭的关系

在个人生活和职业生活之间创造一种平衡。事业与家庭并非不相容,无论在外是多么重要的社会角色,在家庭中仍是普通一员,有责任担负起家庭成员的义务。

6)培养科学生活方式

合理安排生活节奏,做到起居有常、睡眠充足、有劳有逸。抛开工作压力,松弛一下,对保持充沛的创造力是必要的。学会在繁忙中求得休息,培养广泛的兴趣爱好,工作之余养花植树、欣赏音乐、打球等,可以调和气血,稳定情绪。

7)量力而行

要对自己的时间、精力及综合素质有正确的认识和估计,凡事尽力而为,保持一定的弹性,不要超负荷的运作。

心理健康，不容忽视的大问题

　　健康，是指身体、心理和包括社会适应在内的健全状态。也就是说，健康应该包括身体和心理两个方面，二者缺少哪一个都是不完整的。

　　有位心理学家曾做过这样一个实验：他把同一窝生下的两只健壮的羊羔安排在相同的条件下生活，唯一不同的是，一只羊羔边拴了一只狼，而另一只羊羔却看不到那只狼。前者在可怕的威胁下，本能地处于极其恐惧的状态，逐渐瘦弱下去，不久就死了；而另一只羊羔由于没有狼的威胁，没有这种恐惧的心理状态，所以，一直生活得很好。

　　这个实验说明，生活事件这个外因，可通过某种个性特征的内因对人产生作用，使人产生孤寂、愤怒、悲哀、绝望等负性情绪。当一个人长期处于这种负性情绪状态下，就会导致神经内分泌活动紊乱，器官功能活动失调，并使机体的免疫能力降低，导致各种疾病。

　　越来越多的研究资料表明，疾病的发生与社会心理因素有着密切的关系，讲究心理卫生不仅能有效地预防疾病，还有利于疾病的消退。

　　心脏病医生发现，对人常怀有敌意、竞争性特别强、易激惹暴怒的行为模式，是患者得心脏病的重要原因。而且，患者的这种行为特征越典型，他的冠状动脉病变支数越多，程度也越重。相反，不着急、心平气和、不爱竞争的人，则很少得冠心病。这是因为易激怒的人遇到一点小事，便怒火中烧，暴发脾气。他们的心血管系统常处于高度兴奋状态——血压波动或升高，心跳加快。心血管系统这种过度而频繁的反应就可能导致心血管系统的失常，从而出现冠心病或高血压的症状。

国外有研究表明，高血压病（均指原发性高血压病）患者中，具有急躁易怒型和敏感多疑、爱生闷气型性格的人明显多些；而性格克制、压抑情绪、好生闷气，焦虑、抑郁的人容易患各种癌症。

引起健康损害的恶劣情绪有：愤怒、敌意、悲伤、多疑、恐惧、忧愁、焦虑、心境空虚等。

化解恶劣情绪的方法有：

（1）重视和主动调节情绪

情绪调节是一种适应社会现实的活动过程，它要求人们的情绪反应具有灵活性、应变性和适度性，以使人们能以有组织的、建设性的方式，迅速而有效地适应变化的社会情境。恶劣情绪是对情境和人际交往的正常反应。当自己的情绪不好时，要认识不良情绪对身体的危害，重视和主动去调节它。针对问题采取相应的行动，设法找到并尽力消除消极情绪的根源。在任何环境中都要表现充分的耐心，在任何时候都要保持冷静和自制。要能接受既成的事实，勇于并善于适应不幸遭遇，我们生活中总会碰到一些不如意的事，一旦接受了最坏的情况，就没有什么可发愁的。不要让愤怒和悲哀毁灭自己，只要我们勇敢面对，就能平安渡过难关。

（2）疏导法

人的感情无论怎样压抑，最终都要经过各种途径宣泄出去。不好的情绪完全靠自己的力量难以排除，有时也要靠外部力量的支持。人处于忧郁状态时必须想法发泄，跟你信任的人谈谈，把闷在心里的忧虑或者想不通的心思倾诉出来，以得到开导，这是医治消极情绪的有效良药。

（3）暗示法

遇到恶劣情绪，可以通过自言自语的办法进行自我暗示和自我劝解。如对自己说，"没关系，下次再来""换了别人也一样"。自我暗示时要相信自己的潜在力量。提醒自己，不要忘却在其他方面取得的成就；也可以对事态加以重新估计，不要只看坏的一面，也要看到好的一面。这样，你将有可能达到心理上的平衡，以摆脱困扰。

（4）转移注意力

暂时放开这件事，把注意力转移到别的方面去，也可起到解脱自己的作用。遇到不良事件时投身工作，工作可减轻失落感，保持良好的社会交往，可以排除不必要的忧虑，把不愉快的事情从头脑中挤出来，也可以为别人做些事。帮助别人不仅能使自己忘却烦恼，还可以认识自己存在的价值，更能赢得友谊。

（5）调整行为影响心态

行为有可能改变情绪，当你感到有恶劣情绪出现时，只要有意识地在行为上快活、轻松和自在起来，那么你的恶劣情绪完全有可能随之发生变化。

先紧张手部、颈部、脸部等身体各部的肌肉，然后缓缓放松，或想象在海风轻吹的海滨漫步、躺在夕阳斜照的海滩休息等。这些"放松技巧"可以很快使心跳和呼吸节奏减缓，氧耗减少，血液里可能加剧沮丧情绪的化学物质降低。

多晒太阳能振奋精神，阳光可改善抑郁症病人的病情。

养成保持良好姿势的习惯，正确挺拔的姿势有助于快速振作精神；相反，越是不良姿势，越是难以让人从不良情绪中走出。

微笑。笑可以增加肺部供氧量，消除精神紧张，驱散心中愁闷，减轻各种精神压力。

饮食妙方。用玫瑰花泡茶或山楂泡茶饮用，生吃萝卜或适量饮用啤酒也有制怒消火的功能。

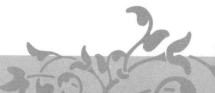

（6）平和心态

对自己不要过于苛求，把目标和要求定位在自己力所能及的范围内；对他人的期望不可过高，偶尔也可屈从让步。发现别人的优点，以补己所短。要修炼心性，心态平和地与人合作，处事要从大处着眼，胸襟要开阔。

抑郁症别讳疾忌医

1. 讳疾忌医是大忌

随着社会竞争的加剧，轻度的精神疾病如忧郁症等心理障碍患者像感冒一样普遍，抑郁症在西方被称为"心灵感冒"。抑郁症并不可怕，因此出现抑郁症症状后，千万不要讳疾忌医，只要早发现、早治疗，完全可以治愈。

抑郁症是一种心理障碍，又称情感性精神障碍，是一种常见的消极情绪反应，常伴有相应的思维和行为改变。世界卫生组织预测，抑郁症将成为 21 世纪人类的主要杀手，患病人数占世界人口的 5% 左右，其中自杀率高达 14%，位居各类心和精神障碍之首，号称"第一心理杀手"。

抑郁症主要包括四个方面的症状和表现：

1）情绪症状

情绪症状是抑郁症的最显著、最普遍的症状。主要包括两个方面：抑郁心情和兴趣的消失。抑郁症病人情绪低落，精力明显减退；起初可能在短时间内表现为各种情感体验能力的减退，无精打采，对日常活动丧失兴趣，无愉快感，似乎充满了无助和绝望。他们的抑郁情绪随时间的不同而不同，在一天的时间里也会有所变化。一般来说,抑郁症状在早晨最明显,晚上的心情相对最好。

2)认知症状

主要体现在无端地自罪、自责,夸大自己的缺点,缩小自己的优点,对自己的评价消极。这种消极的思维,为她眼中的自己和未来都蒙上了一层厚厚的灰色。沉重的情绪忧郁总是带来自责自罪,患者感到自己已丧失了工作能力,成为废物或社会寄生虫。一旦有挫折发生,抑郁症患者就会把全部责任归咎于他们自己,把过去的一般缺点错误夸大成不可宽恕的大罪。情绪极度低落时甚至会自杀或自我惩罚。

3)动机症状

抑郁症患者的动机症状体现在做任何事情都缺乏动力。他们要开始做任何事情都极其困难,需要作巨大的自我斗争。

4)躯体症状

随着抑郁症状的发展,一切生物的、心理的快感都遗失殆尽。动作减少,行动缓慢;语速慢,语音低,语量少,应答迟钝,一言一行都需克服重大阻力;面容憔悴苍老,目光迟滞,胃口差,体质下降,汗液和唾液分泌减少,便秘,性欲减退,睡眠的质量也很差,虚弱、疲劳。有些患者表情紧张、局促不安、惶惶不可终日,或不停地来回踱步、搓手、揪头发或无目的地摸索,这种病人特别容易自杀,应严加防范。

与正常情绪低落相比,抑郁症患者在程度和性质上超越了正常变异的界限,常有强烈的自杀意向;抑郁症患者具有植物神经或躯体性伴随症状,如早醒、便秘、厌食、消瘦、性功能减退、精神萎靡等。此外,往往还伴有精神病症状或神经症的表现。

2. 抑郁症的病因

引起抑郁症的四大原因为遗传因素、体质因素、中枢神经介质的功能及代谢异常和精神因素,而精神因素常常被看作是诱发因素。

1)遗传因素

如果家庭中有抑郁症的患者,那么家庭成员患此病的危险性较高。血缘关系愈近,患病概率越高。一级亲属患病的概率远高于其他亲属,这与遗传疾病的一般规律相符。然而,并非有抑郁症家族史的人都会得抑郁症,遗传并非是唯一决定性的患病因素。

2)生物化学因素

脑内生化物质的紊乱是抑郁症发病的重要因素。抑郁症患者脑内有多种神经递质出现了紊乱;抑郁症患者的睡眠模式与正常人截然不同。此外,特定的药物能导致或加重抑郁症,有些激素具有改变情绪的作用。

3)心理——社会因素

在抑郁症病程慢性化的诱因中,心理社会因素最为重要,人际关系紧张,经济困难,生活方式的巨大变化,负性生活事件如降职、离婚、亲人死亡等,引起不愉快的情感体验,这种情感体验越强烈、越持久,其致病作用也越大。一些严重的躯体疾病,如脑卒中、心脏病发作、激素紊乱等常常引发抑郁症,并使原来的疾病加重。

4)性格因素

遇事悲观,自信心差,对生活事件把握性差,过分担心的人很容易患上抑郁症。这些性格特点会使心理应激事件的刺激加重,并干扰个人对事件的处理。

3. 抑郁症的预防

有了抑郁症状并不能诊断为抑郁症。正常人遇到不愉快的事时也会感到忧郁悲伤,在日常生活中,我们每一个人在不同时期都有发生抑郁的可能。当一个人同时存在多个社会、心理和躯体方面的问题时,大脑内部会发生某种化学方面的变化,这时人就会出现抑郁的表现。诊断抑郁症必须具备时间标准和严重程度标准,即抑郁症状持续至少两周,以及由此造成患者社会功能受损,或者给患者造成痛苦或不良后果。忧郁症是一种很容易治疗的疾病，及时治疗，就可以恢复自信、快乐的生活。

如果超过两周或者在更长时间内出现以下问题，就应该及早到专业人员处就医，医生会设计出合理的治疗方案，指导其改善当前的状态，以避免进一步恶化。

①在绝大多数时间里感到悲伤或情绪低落；

②对许多事情或活动失去了兴趣；

③无原因地变得疲乏无力，自觉懒散无能，工作或简单家务难以应付；

④动作减少，思维迟钝，构思困难，记忆力、注意力下降，脑功能减退；

⑤有自责、内疚、注意力不集中的表现；

⑥做事犹豫不决；

⑦感觉生不如死，度日如年，反复出现想死、绝望或无助感等。

4. 抑郁症的治疗

抑郁症的治疗方法很多，如心理治疗、睡眠剥夺治疗、光疗和电痉挛治疗等。

1)心理治疗

对于心理社会原因导致的抑郁症的发生，主要是用以改变不适当的认知或思考习惯、或行为习惯，同时尽可能为患者解决工作或生活存在的实际困难与问题，尽量为其创造轻松愉快的环境，解除或减轻心理负担或压力。

当病人出现消极、悲观、情绪低落、剧烈心理矛盾、有自杀意念或行为时，均急需给予精神上的支持。这时需要由经过专业训练的心理咨询师从正面指导、劝解、疏导、鼓励和安慰，鼓励患者认清并探讨自己的想法和感受，与患者一起分析导致抑郁的原因，共同找到处理问题的新办法。心理治疗还包括集体、认知疗法及家庭治疗等。

轻微的抑郁症患者,可通过一定的心理暗示,逐步缓解症状:

①将大事分割成小块,一次只做一件;

②循序渐进;

③在需要的时候寻求帮助,不要默默承受;

④尽量减轻生活中出现的压力,保持身体健康,有规律地锻炼身体,参加社交活动;

⑤意识到自己的疲惫感、无价值感、无助感和无望感是疾病的症状,是可以治疗的;

⑥注意找出你抑郁的主题(例如,家人的离去、失业、不和谐的人际关系),找到后向它们提出挑战。

⑦找一件以前一直很喜欢但已经很久未做的事情,制定一个切实可行的计划并完成它,逐渐增加生活中有意义的活动。

⑧挑战消极观念,建立新的行为模式。对挫折与失败做好充分的心理准备。

2)药物治疗

抗抑郁药是众多精神药物的一个大类,主要用于治疗抑郁症和各种抑郁状态。抗抑郁药物的维持治疗能够减轻抑郁症状,对预防抑郁症的复发起很大作用,但不能解决导致抑郁的潜在问题。一般说来,要想获得有效的治疗,必须在医生指导下坚持规律服药 4~6 周,并且随后应继续服药 6~12 个月以预防复发。而复发的,尤其是两年内复发的病人,应维持服药在两年以上,多次复发者甚至要终身服药。

第一代抗抑郁药,包括单胺氧化酶抑制剂和三环类抗抑郁药;第二代新型抗抑郁药,万拉法星、奈法唑酮等,但目前仍以选择性五羟色胺再摄取抑制剂为主,临床应用这类药物也最多最广。长期服用药物对胃肠道和肝脏有一定损害。目前学者们主张在用药同时应适当地使用人际心理治疗和认知心理治疗。

3）物理治疗

包括电休克治疗和无抽搐电休克治疗,治疗疗效明确,控制症状比较快,对严重的抑郁,如表现木僵、拒食、自杀的病人尤为重要。特别是现代无抽搐电休克治疗,避免了电休克治疗时可能发生的一些副作用,并扩大了治疗范围,特别是对老年病人和伴有不是十分严重躯体疾病的病人。

4）巧吃东西多运动

吃也是驱除抑郁的方法之一,适当吃些甜品与喝果汁,能让你的心情放松;香蕉、奶制品、火鸡肉等,也可以稳定情绪。

运动可以改善体能,让运动者重拾信心,改善抑郁的症状。有氧运动,包括游泳、慢跑、骑脚踏车等,对体能的提升很有帮助,最好每个星期至少3天,每次至少做20~30分钟。

5）治疗其他疾病

伴有躯体疾病的抑郁症患者,应让专科医生认真鉴别躯体与抑郁的关系,除需同时治疗外,还应分清主次,使治疗更有针对性,让患者更快地康复。

5. 抑郁症自测

1.我不感到情绪沮丧,郁闷;	0分
我感到情绪沮丧,郁闷;	1分
我始终情绪沮丧,郁闷;	2分
我太情绪沮丧,郁闷,不堪忍受	3分
2.我对将来并不失望;	0分
对未来我感到心灰意冷;	1分
我感到前景黯淡;	2分
我觉得将来毫无希望,无法改善	3分
3.我夜间睡眠很好;	0分
我夜间有时睡眠不好;	1分
我夜间经常睡眠不好;	2分
我每天夜间睡眠不好	3分

4. 我没有感到失败。	0 分
我觉得比一般人失败要多些；	1 分
回首往事，我能看到的是很多次失败；	2 分
我觉得我是一个完全失败的人	3 分
5. 我吃饭像平时一样多；	0 分
我吃饭比平时稍有减少；	1 分
我吃饭比平时大为减少；	2 分
我饭量持续减少	3 分
6. 我从各种事件中得到很多满足；	0 分
我不能从各种事件中感受到乐趣；	1 分
我不能从各种事件中得到真正的满足；	2 分
我对一切事情不满意或感到枯燥无味	3 分
7. 我工作和以前一样好；	0 分
要着手做事，我现在需额外花些力气；	1 分
无论做什么我必须努力催促自己才行；	2 分
我什么工作也不能做了	3 分
8. 我并不感到比往常更疲乏；	0 分
我比过去更容易感到疲乏无力；	1 分
几乎不管做什么，我都感到疲乏无力；	2 分
我太疲乏无力，不能做任何事情	3 分
9. 最近我的体重并无很大减轻；	0 分
我体重下降 2 千克以上；	1 分
我体重下降 5 千克以上；	2 分
我体重下降 7 千克以上	3 分
10. 我的性功能持续正常；	0 分
我的性功能一般都正常；	1 分
我的性功能有时正常；	2 分
我的性功能从不正常	3 分

11. 我从不为便秘烦恼;	0分
我有时为便秘烦恼;	1分
我经常为便秘烦恼;	2分
我持续为便秘烦恼	3分
12. 我对健康状况并不比往常更担心;	0分
我担心身体上的问题,如疼痛、胃不适;	1分
我很担心身体问题,想别的事情很难;	2分
我对身体问题如此担忧,以致不能想其他任何事情	3分
13. 和过去相比,我现在生气并不更多;	0分
我现在比往常更容易生气发火;	1分
我觉得现在所有的时间都容易生气;	2分
过去使我生气的事,现在一点也不能使我生气了	3分
14. 我仍旧喜爱自己平时喜爱的东西;	0分
我有时喜爱自己平时喜爱的东西;	1分
我已经不喜爱自己平时喜爱的东西	2分
15. 我觉得我的外表看上去并不比过去更差;	0分
我担心自己看上去显得老了,没有吸引力;	1分
我觉得我的外貌有些变化,使我难看了;	2分
我相信我看起来很丑陋	3分
16. 我对自己并不失望;	0分
我对自己感到失望;	1分
我讨厌自己;	2分
我恨自己	3分

【测试结果】

经过上面测试,总分小于10分,属于健康、无抑郁者;总分在10~15分者,表明有轻度情绪不良;大于15分者,表明已有抑郁;当大于25分时,说明抑郁已经比较严重了。但到底患了哪种类型的抑郁症,是原发性还是继发性等,还应由心理医生进一步检查确定。

舒缓精神紧张的方法

　　自我放松练习：肌肉松弛法是一种让肌肉放松的练习。通过肌肉收紧及放松，使身体感受及得到放松的状态，从而舒缓紧张的情绪。①在烦躁不安时，先坐下来，紧握拳头、绷紧胳膊，体验上肢的紧张感觉，然后突然把拳放开，体会手臂的沉重、无力、放松。反复做几次，你身体的放松会带动精神的放松。②额头用力往上扬，让肌肉拉紧，然后放松，重复动作。③用力咬紧牙齿，然后放松，重复动作。④坐直身体，将下巴抵住胸前，两手向后用力伸，使胸膛向前挺，然后放松，回复原来坐姿，重复动作。

　　香水：具有淡淡果香的清新香水，会以极为清凉的温度调动你身体的热情，你的心情在不知不觉间愈来愈好。最具有振作精神和舒缓压力的香水应该含有以下的诸种成分：绿色草本芳香类，如迷迭香、松针、冬青类等；水香类，如海藻、海水芳香等；茶香及传统香料类，如绿茶、肉桂等；柠檬属果树香类，如葡萄、柑橘、柠檬、酸橙等。

　　香薰精油：香薰可以调整人体的身体状况，改变人的心情，它极强的亲和力可以带走浮躁和忧愁。点上一个香薰炉，空气中飘着微微的芳香、袅绕的香烟，用热毛巾轻轻地揉擦背部，温热的气流便能帮助背部的毛孔张开。如果想消除疲劳、恢复神采，就在基础油里加进几滴薄荷、迷迭香、玫瑰精油。植物精油的效果：薰衣草能安眠镇静，安定情绪、抗沮丧、降血压；玫瑰能消除细纹、改善经前紧张、更年期障碍，消除哀伤、嫉妒，使心情积极开朗；茉莉花能保持皮肤的水分和弹性，抗沮丧、增强自信、恢复精力；百合能降脂止痛，促进血液循环，有助镇定神经，放松情绪。

变换环境:多听一些舒缓流畅的音乐;去参加一些户外活动,亲近大自然,培养琴棋书画的爱好,可陶冶性情。

冥想:平躺在垫子或床上,双臂置于体侧,全身充分放松,慢慢地深呼气、深吸气,脑子里什么都不要想,只想从头到脚正在放松的部位。

美食:可以消除疲劳、释放压力、缓解紧张、暴躁或焦虑情绪的食物有菠萝、低脂牛奶、全谷类食品、南瓜、薄荷、茉莉、西红柿等。

药浴:薄荷 25 克、当归尾 50 克、红花 50 克,以纱布袋将所有药材包起来并捆紧。加水烧开 20~30 分钟后,再加入浴缸,调和温度后即可泡澡。

按摩减压:用手指中部在头部和眼部由内向外轻轻按摩,尤其是耳朵附近,按摩这里可以缓解头痛、脸部肌肉酸痛和关节痛。

拥抱大树:拥抱大树可以释放体内的快乐激素,令人精神爽朗。而与之对立的肾上腺素,即压抑激素则消失。

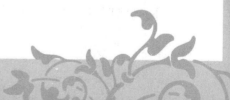

第三篇

运动中找到健康和乐趣

——休闲篇

运动的女性最美

人到中年,身体生理功能由旺盛期开始走下坡路,机体各组织器官的功能逐渐衰退。女性在 35 岁以后肌肉每年以 0.3%~1%的比例在衰减,耐力明显下降,而脂肪平均每年增加 1.5~2.5 千克,致使身体日显臃肿,缺乏生机和活力。紧张的生活节奏,要求女性要以洒脱的个性、自信的微笑、敏锐的能力迎接每一天。于是,越来越多的女性加入了运动行列,跳健美操,练瑜珈、跆拳道;打羽毛球、网球;或者在家里跟着电视节目做有氧操。体育锻炼能加强肌肉和心脏的功能,保持骨骼的健康,也是保持皮肤健美的一个重要因素。适当的运动,还能调整人的生理和心理状态,释放来自外部的压力和紧张感,对身心健康十分有利。运动的女性时时散发着美的气息。女性在运动中,不断完善自我、超越自我,让内在和外表的神态魅力达到永恒的统一。

1. 塑身步行——最流行的健身

最新出版的美国运动医学会会刊提出,中年女性平均每天步行累计总数不少于 1 万步,就能基本上保证身体测量指标符合健康要求。中老年女性每天快走 30 分钟预防中风的效果与慢跑、打网球、骑脚踏车等较激烈的快节奏运动是相同的。另外,对预防糖尿病、心脏病、骨质疏松症以及某些癌症,都具有良好的效果。快走不仅防病,还能健身。"塑身步行"就是一种流行的健身方式。

步行这种日常的运动,加上适当的方法和节奏就可以变成健身妙方。在步行的时候,维持着一定的速度,像匆忙赶路时的那种节奏。塑身步行和所有有氧运动一样能控制体重（每小时能消耗300卡路里），锻炼身体协调性，还能加强心肺功能。所以，塑身步行是一种全能、简单并且永远不会过时的运动。运动时，可以同时聊天或者听音乐，这样就不会感到疲惫；最为有效的是每周三次，每次30分钟，大约3千米，再做15分钟放松，这样健美效果就更明显了。

2. 运动心率测试法

$220-$年龄=心率最高极限$\times 60\%$=A；

$220-$年龄=心率最高极限$\times 80\%$=B；

A–B为运动时每分钟的心跳速，B为最高限。

测试运动心跳速应在进行较大量运动10~20分钟后，摸腕关节处数心跳（第一跳为0）。

3. 运动中的注意事项

（1）中年人在选择锻炼内容时，要尽量选择活动时参与肌肉群较多的项目，这样对心肺功能的锻炼效果才会好。例如，所选择的项目如果以下肢运动为主的话（跑步、跳绳等），还要兼顾一些上肢和躯干的运动。不要忽视腹部肌肉群的锻炼，腹部锻炼可以防止肥胖。

（2）适合女性的运动种类有低强度有氧运动、哑铃操、游泳、登山、保龄球、网球等。

（3）时常变换锻炼方式不仅使锻炼更加有效，而且更有新鲜感，也更容易坚持。如果多年不改变锻炼模式，很容易造成经常锻炼的那部分肌肉劳损。

（4）体育锻炼的功效在于坚持，一定要持之以恒。

（5）不同年龄、不同身材的女性应选择不同的运动方式，有针对性地进行锻炼。如梨形体形的人脂肪主要堆积在臀部和大腿，可选择跳绳、在平台跑步机上慢走等；苹果形体形的人手臂和腿都很细，而腹部、腰部和上臀部较粗，可选择体操、游泳、哑铃操、跑步等全身运动；"V"形体形的人上身较丰满，腰部有点臃肿，而臀部较瘦小，可进行爬高、踏板、有氧操和跑步等锻炼。

（6）女性在运动前应先卸妆，因为运动时如果脸部残留化妆品污垢，会造成毛孔阻塞。运动后 30 分钟内，脸部仍会流汗，所以不要立即上妆。

（7）运动后要立即脱掉湿衣服，否则汗水黏附在皮肤上，容易长粉刺，遇冷风容易受凉。

哑铃操，挥手之间美起来

1.手拿哑铃，双脚分开直立，双臂自然下垂，掌心相对，收腹，平衡。用脚后跟支撑全身的重量，曲膝蹲下，降低身体直到大腿与地面平行。伸直双腿，肘部与肩齐平，曲肘，将哑铃举过肩。伸直双臂，将哑铃举过头顶，转动手臂使掌心相对。保持肩部下垂以及肩胛骨祥和，回到起始姿势。

2.右脚踏前屈曲，左脚向后伸直，上身向前倾 45°角。双手握紧哑铃，垂直放下。左手向后提升，哑铃举至腰间位置，手肘屈曲。伸直左前臂，维持动作 2 秒。手返回垂直状态，哑铃垂至膝头部位。提升左前臂，向内屈曲成 50°角，维持动作 2 秒，然后返回第一步骤动作。

3.双手握哑铃，掌心向内。左脚向前迈出，并向下压呈弓步，左大腿与地面平行。在下压的同时翻转左手手掌，使掌心向上，同时将左手抬起，直至与肩同高。两腿伸直，身体抬起（不要向后迈步）。

同时，左手放下，右手抬起与肩同高。两手各重复 12 次，然后换腿，每条腿重复 2 次。

4.仰卧，右脚放在地面，左脚踝放在右膝上。双手握哑铃，掌心向上，双手靠近肩膀，肘部指向身体两侧。上身抬起，双肩离地，将右膝拉向胸部。放下至初始位置，并重复。两腿各做 10 次，共 2 组。

5.直立站好，双脚与肩同宽，收腹，左手拿哑铃，右手扶在颈后，向左侧弯腰，相反的方向重复相同的动作。

6.双脚分开站立，两手合握一个哑铃高举过头顶，然后前臂向后下垂，上臂保持紧贴耳朵，慢慢伸展肘部，直到手臂完全伸直，注意力放在肱三头肌的收紧上，动作要缓慢，身体不要晃动。

7.双脚自然分开站立，双手握哑铃在胸前向前伸直。单侧手臂曲肘使哑铃落到另一侧手臂的手肘内侧。两手交替进行。

8.跪在一张垫子上，手拿哑铃，放在地板上。双手分开，比肩宽，掌心向着地板。弯曲手臂，身体向下，直到你的小臂和上臂成 90°角。撑起身体，回到初始姿态。

脑力劳动者的办公室运动处方

去健身房做运动已经是现代人的新潮流，跑跑步、做做器械、举举哑铃，让压力与烦躁都随汗水宣泄而出，大汗淋漓之后冲一个澡，这种畅快使每一个人都会响应。可是，受工作压力和经济条件的限制，去健身房做运动并不是每个女性都能尽情享受的。其实，随时随地都可以进行运动，并不一定要去健身房。另外，锻炼不一定非要安排一整段时间，把时间化整为零，合理安排，一样可以获得锻炼效果,增进健康。

从事脑力劳动的人,可以制定办公室运动处方,按照以下方式进行锻炼:

1)腹肌的训练

头垂下,两手握住椅子的两侧往上提。下腹部用力,将身体弓起,保持这个姿势,停止呼吸 3~5 秒,再慢慢吐气,头抬起。这个动作做 5 次。

2)肩膊向上牵扯运动

双手手指抓紧座位底部,坐贴椅背,脊背保持挺直,肩膊用力向上牵扯。此动作可强化肩膊运动。

3)双手互相拉扯运动

手臂伸直,手腕不要屈曲,脊背保持挺直,双手手指互相握实,用整条手臂的力两手反方向互相拉扯。此动作可以强化肩、胸、腕肌肉。

4)肘部夹压椅背动作

坐的位置完全贴近椅背,脊背保持挺直,两肘用力向内挤压椅背,前臂与后臂屈曲成 90°,此动作可强化胸、背肌肉。

5)深蹲起

身体深蹲再站起,反复蹲起的过程中,双手可以平举或随身体摆动,以收紧大腿肌肉为主。

6)大腿内侧的伸展

椅子坐满,背部贴紧椅背,一只脚踏在椅子上,两手抱住膝盖,吸气,呼气时将脚往胸部靠,停 5 秒左右,脚放下,动作左右各做 5 次。

7)扶墙提踵

身体面向墙壁,双手扶墙提起脚跟,均匀呼吸,根据自己的情况决定数量。此动作可以锻炼脚踝和小腿肌肉。

8）站立俯卧撑

双手撑在办公桌上，身体和桌子呈斜角，做俯卧撑。身体要绷直，俯身的时候大臂和小臂要呈 90°角，这样才能达到锻炼肩部及大臂肌肉的效果。

9）头颈部运动

坐在沙发上，双手叉腰，头做绕环，正反方向交替做。双手扶头，用力向胸前压，然后放松，头尽量向上抬起，重复几遍。此动作对颈椎病可起到预防、缓解作用。

10）腰部运动

站立，双脚分开，手叉腰，做转腰动作，按顺、逆时针交替做，次数不限。此动作可使内脏器官得到按摩，对肠胃病有一定辅助疗效。

11）下蹲运动

双腿分开，约与肩同宽，腿尖略向外，两腿略弯曲，双手抱住后脑部。然后，使臀部慢慢地下蹲，直到大腿与地面平行为止。随后再慢慢地复原。

此外，每天早晨步行、慢跑、爬楼梯、做操 15~20 分钟，上下班有意识步行 1~2 站路，饭后散步 15~20 分钟，晚上做些肌肉力量练习，都是脑力劳动者健身的好方法。

健美操，动起来的美丽

1.仰面躺在地上，腿径直伸出，收缩盆骨，把手放在腹部。腿像蹬自行车那样运动，做 3 分钟。

2.仰卧，双腿伸直。左腿弯曲，然后压在右腿上，在右膝盖上方，

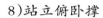

左膝盖朝向右侧。用右手轻轻的把左腿压向地面。尽量保持肩膀放在地上，把头转向左侧。保持这个动作 30 秒钟，每侧身体重复做 5 次。

3.身体直立、眼看前方，双手放在腰间。左腿向前踏一步成 90°，右腿拉后往下压，膝盖接触地面为好。左右腿交替练习 25 次。

4.身体直立，前脚掌踩在砖块上，脚跟触地。前脚掌用力往上蹬，并停留 10~15 秒后脚跟才下地。反复练习 15 次。

5.分腿站立，双手叉腰左右两腿轮流向外踢。重复动作 25 次。

6.跪下，前臂着地，手肘屈曲成 90°角。左脚向后伸直并提高，致使身体成直线。动作重复 8 次，然后转做右脚，再重复 10 次。

7.分腿站立，膝微曲，左肩提起，右手向右脚尖方向伸延至接触到右脚尖；右肩提起，左手向左脚尖方向伸延至接触到左脚尖。重复整套动作 10 次。

8.席地而坐，双手体侧撑地，双腿并拔伸直。先是双腿伸直、抬起，尽量靠向左肩；然后双腿放回原位，再抬起，尽量靠向右肩。

9.仰卧，全身伸直。屈左腿，抱左膝，以前额去触膝盖，然后回至原位。接下来再换右腿，做同样的动作，如此反复做 20 次。此动作可防止或纠正脊椎变形，并可锻炼下背部肌肉、韧带。

10.两腿分立与肩同宽，两臂左右侧平举，先向左侧弯腰，再向右侧弯腰，如此反复做 20 次。

11.两腿伸直，抬起两脚，先左右旋转踝关节，再前勾后绷两脚，反复运动。

12.平躺在地上，膝盖弯曲，脚掌触地。然后向上挺起臀部到最大限度（最好挺起至腰部与大腿成直线），回落至地面。重复此动作 20 次。

13.直立，右脚在前，左脚在后。左腿膝盖微微弯曲。然后做下蹲动作，注意下蹲时保持平衡。每侧重复 20 次。

14.直立,双脚分开,双臂侧平举,肘稍屈。左手指朝上,右手指朝下,同时身体向左倾。继而右手向上转,左手向下转,同时身体向右倾。如此反复。

15.身体直立,一腿支撑,另一小腿绑上沙袋或别的重物,做前踢腿动作,或向身体侧方踢腿,或做屈伸动作。

胸部健美操,还你健康胸部

1.手臂抬高,手肘与肩平行,将两手指尖互触,再将手掌心互压,做 15 次。

2.身体直立,两腿分开,两臂交替做敬礼状,重复 10 次。

3.坐在地上,两膝向上弯曲,两手向后撑地,然后臀部离开地面,使膝盖以上直至颈部与地面平行,重复 10 次。

4.距墙壁半步,背对墙,两脚分开,背与头用力后仰,双手向后上方尽力触墙下移至极点,稍停片刻。

5.双手握拳屈肘于胸前,同时用力扩胸向两侧振胸,还原。

6.直立,两脚略分开,同时呼气,将双臂向前平举。上体90°前倾,背部伸直,两臂向后上方挥举。上体还原,双臂再慢慢向头上方,吸气,两臂向后上方挥举。上体还原,双臂再慢慢举向头上方,吸气,两臂放下,呼气。

7.两脚前后分立,前弓后蹬,手持拉力器,双臂向前水平伸直,接着双臂向身体两侧后方伸展,胸部前挺。

8.双腿分立,双臂屈肘上举,右手握拳,左手抱住右拳,左臂用力向前推,右臂尽最大力量阻挡左臂形成对抗,身体直立,抬头,挺胸。

9.人体直立,两手从背后抓住椅背,然后逐渐下蹲,再回复,重复 5 次。

10.人体半面向左,左腿在前,右腿在后分立,双臂屈肘向前,手叉腰、含胸。左腿不动,右腿向前稍屈膝于左腿旁点地、双臂屈肘向后,挺胸。

中年女性自我按摩手册

1.两手贴后腰,上下交互按摩或自上而下用微力按摩。两手轻握拳,沿着脊柱两侧自腰开始自上而下轻轻叩击,直到骶尾部,反复多次。可防治腰椎病。

2.仰卧,双膝曲。两手掌相叠,置于腹部,以肚脐为中心,在中下腹部沿顺时针方向摩动约 5 分钟,以腹部有温热感为宜。用力宜先轻后重,然后扩大范围摩动全腹部约 2 分钟。可调治肠胃神经官能症。

3.以右手五指着力,抓起一侧乳房,施以揉捏手法,一抓一松,反复 10~15 次。左手轻轻将乳头揪动数次,反方向亦同。以扩张乳头部的输乳管,可防治乳腺炎。

4.双手十指微曲,伸入发间,手指来回在头皮上滑动约 50 次。可兴奋神经,促进头皮血液流通,促进新陈代谢,防止脱发。

5.坐着,全身放松,全神贯注。双手握拳,用拇指关节沿脊柱旁两横指处,自上而下慢慢推按。用右手中间三指摩擦左足心涌泉穴,然后换成右足心。反复进行。可防止失眠。

6.坐于床上,两膝关节自然伸直,用拇指指腹按在同侧的足三里穴上,其余四指紧附于小腿后侧,拇指适当用力揉按 30~50 次。

可缓解便秘。

7.两手掌心紧按两耳,然后有节奏地一开一闭,再用双手指如敲鼓状敲打后脑部约 20 次。可预防耳鸣和耳聋。

8.搓热双手,从额部经颞部沿耳前抹至下颌,反复 20 次。然后再用双手四指指腹从印堂穴沿眉弓分抹至双侧太阳穴,反复多次,逐渐上移至发际。可降低血压,增加面部光泽。

9.将双手掌根贴于太阳穴,双目自然闭合,清缓的揉动,对缓解头痛有较好疗效。

10.用双手靠在自己的面部进行搓动,从下颌搓到头顶,再从头顶搓到两耳后部和颈部,反复 10 多次。可美容面部。

11.两手握热后,用右手中间三指擦左足心,至足心发热为止,然后依法用左手擦右足心。擦 4 次。可缓解心悸。

12.两手食指先在两侧鼻翼上下摩擦 36 次,然后在迎香穴(在鼻翼外缘中点旁开,鼻唇沟中取穴)上,由外向里旋转按揉 18 次。可预防感冒。

13.用两层医用纱布,紧贴肛门,右手食指和中指并放布上,按压肛门,一按一松,如此反复 50 次,每天 3 次,每次约 2 分钟。可防治痔疮。

旅　游

人是离不开大自然的,旅游可以从自然美中获得审美享受的精神食粮。到大自然中去旅游审美,是人类认识美与享受美的一种高尚的活动,是人类生活张弛相济、劳逸结合的需要,是使人脑得到精神保健、生命获得和谐运动的重要方式,它能陶冶性情,净化心灵,使人忘忧去烦,消除杂念,到达纯净自由的精神境界。

1. 出发前整理行囊的窍门

不要带过多行李,所有行李只须一个大背囊或手提箱。打点行装的原则是将行李减至最少限度。把不常用的、较大较重的物品先装,备换服装、备换鞋、睡衣、围巾、帽子、手套、泳衣、短裤等分别放入;瓶装易碎之物,用 T 恤或毛巾包裹。可以列一张清单,把要带的东西分类写清楚。机票、车票、旅游指南手册、地图、旅行日程表、地址、电话通讯册,放在外面较易拿到的地方;护照、身份证、介绍信等与其他物品分开放,放在最安全的地方;带一个专门的小包,将相机、胶卷、旅行闹钟、手电筒、计算器、电池、指甲刀、开罐器、吹风机放入,方便使用;手机,随身听随身携带。

2. 旅途饮食

出门在外,进食不规律,卫生条件也不一定好,为防止"病从口入",旅游饮食一定要注意节制和规律。

(1)旅途中要注意饮食卫生,随身携带一小瓶含75%酒精的棉球,棉球用酒精浸着,瓶要密闭。进食前,从瓶内取出几个棉球,擦拭食具和手,没条件的话用消毒的湿巾也行。

(2)补充水分。含糖量较低的汽水、富含维生素的饮料以及水果等,既解渴又可以减轻旅途的疲劳。不要只喝矿泉水或宾馆酒店的普通茶水,应多喝富含营养的杏仁露、椰子汁、浓缩橙汁等饮料。每天若能加喝 1 杯牛奶或咖啡,则更为理想。

(3)注意饮水卫生。旅途饮水以开水和消毒净化过的自来水最为理想,其次是山泉和深井水,江、河、湖、塘水千万不能生饮。无合格水可饮时,可用瓜果代替水。瓜果一定要洗净或去皮吃。瓜果除了受农药污染外, 在采摘与销售过程中也会受到病菌或寄生虫的污染。

(4)慎重对待每一餐,不要过多地改变自己饮食习惯,注意荤素搭配、多食水果。每次饮食的数量、时间等要尽量保持个人平时水平，不要饥一顿、饱一顿或恣食寒凉食物。高中档的饮食店一般可放心去吃，大排档可有选择性地吃，小摊小贩的食物决不要去吃。旅游者可以随身携带一些饼干、巧克力、奶片之类的小食品，供活动中补充体力用。长途跋涉后先安静休息 20~30 分钟后再进餐，进食后休息 30~60 分钟后方可继续前进，开始先缓步而行，逐渐加快速度。

(5)各地名吃一定要品，旅游食品一定要选择新鲜，色泽亮丽，让人一见便垂涎欲滴的。到绿色地带应选择偏红色的食品；黄土地带应选择偏蓝色的食品；城市灰色地区则应选择褐、绿色食品。在享用美食的同时，游客要考虑水土不服等问题，不要太多地改变自己固有的饮食结构。

(6)鉴别饮食店卫生是否合格。合格的标准应是：有卫生许可证，有清洁的水源，有消毒设备，食品原料新鲜，无蚊蝇，有防尘设备，周围环境干净，收款人员不接触食品且钱票与食品保持相当距离。

3. 旅游别忘了"小药箱"

旅途中有各式各样的健康问题，尤其本身有心血管疾病、慢性病或过敏等身体问题者，一定要在出门前准备好足够的药物。旅游药箱应以简单、必需为原则，以备旅游途中随时应用。应备药品包括：

防晕车、晕船药：乘晕宁、乘晕静；

防暑药：藿香正气水、牛黄上清丸、风油精、仁丹；

外伤药：正红花油、驱风油、云南白药、麝香跌打风湿膏；

抗生素类药物：头孢氨苄胶囊、氟哌酸胶囊、土霉素片、复方新诺明、牛黄解毒片；

抗过敏药：息斯敏片、扑尔敏、扑热息痛片；

抗病毒药物：病毒灵(吗啉双胍)、板蓝根冲剂；

呼吸系统常用药:速效伤风胶囊、银翘解毒片、咳必清、复方甘草片、维 C 银翘片;

消化系统常用药:雷尼替丁、胃舒平、颠茄浸膏片。

假如疼痛剧烈且来势凶猛,则应立即去当地医院检查、确诊,千万不要擅自用药,以免掩盖病情,贻误治疗。

4. 旅途安全谨记

1)选择住宿时应注意以下几点

①要选择有营业执照、有明确的经营项目和价格管理、政府或机关团体开办的有安全保障的住宿点,不要住营业不正规的旅店。②住宿所在地最好要交通便利,公共汽车多,出行比较方便。③旅馆房间要随时上锁,尽量不在房间里接见访客;如果与不相识的人同住一间房,要提高警惕,不要轻信他人,不要露财,夜间不要与其喝酒,对方要求与你结伴外出时要谢绝,防止团伙趁机作案。④外出时不要把金钱或贵重财物任意放置在房间里,最好寄放在旅馆保险箱中;不要在酒店房间内使用电炉、电饭煲、电熨斗,也不要躺在床上吸烟(很容易失火)。⑤发现电梯内有可疑人物时,如果您是单独无伴,则不要进入搭乘。⑥仔细阅读防火安全说明书,确实了解最靠近的逃生口或紧急出口。⑦晚上不要单独外出,尤其不要轻易到歌舞厅、酒吧、美容厅、泡足房或游戏机房去,防止发生各类事故。⑧睡觉时,内衣裤要穿好,不要裸睡,防止感染传染病。

2)旅行途中应注意以下几点

①制定旅行计划要量力而行,注意劳逸结合,避免过度劳累。②参观景物不要走马观花,旅行目的是愉悦身心,增长见识,如果不去细心观察鉴赏当地的风土人情,则失去了旅行的意义。③不要抄捷径、窄巷或昏暗的街道;不要跟人争吵,切勿跟陌生人谈您的行程或私事;警惕上当受骗,切忌轻易深交,不要轻易相信陌生人的建议和邀请;不要轻易把行李托付给不相识的人;对陌生人敬让的

饮料、食品、纪念品等,婉言谢绝,防止被下药麻醉。④不要携带太多现钞,事先准备好零用钱,将暂时不用的钱及贵重物品清点整理好,存入银行卡内,随用随取。不要当众频繁地打开钱包,以免暴露给他人。⑤遭遇抢劫时,要有生命比任何财物都贵重的意识,灵活应对。⑥要尊重当地的习俗,爱护文物古迹,讲文明礼貌,事事谦逊忍让,自觉遵守公共秩序。⑦经过一些危险区域景点,如陡坡密林、悬崖蹊径、急流深洞时,要尽量结伴而行,千万不要独自冒险前往。

3)发生失窃、遗失时的处理

①遗失护照,应向驻当地大使馆或领事馆报备并申请再发;财物遗失或被窃时,即向当地警察局报案,并请发给证明,作为向保险公司申请理赔之证明。②信用卡遗失或被窃时,应即向发卡银行或公司申报作废。③旅行支票遗失,应向旅行支票的发行银行分行报备并办理支票止付手续及申请再发;只有在旅行支票的一边签字的情形才能再发。

4)开车旅行应注意的几点

①开车旅行,需要携带当地街道详细地图。②在出发前先检查车上是否备有标准的安全工具,车内的备胎、千斤顶和车主手册更是关键。③不要把贵重财物放在车上,如须随车携带,可锁进车子的行李厢里;车子出现故障或发生公路事故,切记第一动作即是开启车子的闪灯示警,接着取出三角警告标志,并将它放置在车后20米外的距离,确保其他公路使用者轻易可见。④车门随时上锁,并系好安全带;不要随便让人搭便车;如果发现车附近有可疑人士,不要打开车门,要迅速离开。⑤不要把车子停放在街上过夜,如果旅馆或市区内没有车库或其他安全停车的地方,可将车停放在灯光较亮的地方。

5. 旅游与睡眠

旅行时懂得正确的睡眠方式,能得到更好的休息。要努力缩小旅行生活与平时生活之间的差距。从出发之日起,要尽可能维持平常的生活规律。如定时休息、睡眠与起床,定时进食与排便,使人体内存在的饮食起居规律不遭破坏。睡前必须静心,不可考虑烦事,否则会导致失眠。睡前可翻翻画报,听听轻音乐。睡前说话会使思维兴奋,大脑不得安宁,入睡困难,导致失眠。如因换了环境游客感到难以入睡,睡前可洗个热水澡、喝 1 杯热牛奶,这些都有助于睡眠。

6. 购物注意事项

在购物时要具有一定的技巧,选购地方特色商品首先要以地方特色作为目标,不仅具有纪念意义,而且正宗、有价格优势,值得旅游者购买。其次是以小型轻便为首选,切忌贪便宜,以防买到假货。要到当地人最常购物的地方去买,购物应货比三家,并仔细鉴别真假。购买时,如果是不想买的商品,要坚决拒绝,最好是连看都不看,特别是流动商贩手中的商品。不要盲目轻信别人,切忌冲动,要相信自己的判断,不想买的东西就不要还价,还了价再不买是很麻烦的。

保 龄 球

保龄球是在木板道上用球撞击木瓶柱的室内运动,起初叫九柱戏,起源于德国和荷兰,其特点是简单易学,运动平和,男女老少皆宜。

1. 保龄球的规则

正式的国际比赛,各队派出的男、女选手均不得超过 6 名。比赛方式是每一局使用相邻的一对球道,每场必须互换球道。比赛项目男女相同,可分为:个人赛、双人组赛、三人组赛、五人组赛、个人准决赛和决赛。单人赛的记分规则为将每一局的成绩相加,以 6 局总分最高者为冠军,次者为亚军,再次为第三名;双人赛为每人 6 局,以两人合计 12 局累计总分高低决定名次;依次类推。全能赛为以每人 24 局总分高低决定全能名次。

保龄球是以局为单位,以击倒球瓶数的多少来计分并决定胜负的。每局为 10 轮,每轮每人可以掷两次球,击倒木瓶一根得 1 分,以此类推,每局结束,得分多者为胜。如果在一轮中,第一次投球就把 10 个球瓶全部击倒,即全中,就不能再投第二次。唯有第 10 轮不同, 全中时可继续投完最后两个球,补中时继续投完最后一个球,结束全局。如果第一个球犯规,掉入沟内,或击倒部分木瓶时,应在左边小格内记上被击倒的木瓶数,作为第一球的所得分,如果第二球将剩余木瓶全部击倒,则称为"补中",应在记分表上部的右边小格内用符号"/"表示。该轮所得分亦为 10 分。按规则规定,应奖励下轮第一球的所得分。它们所得分之和为该轮的应得分。如果两次投球没有将 10 个瓶全部击倒,那么第三次机会就会被取消。

在投球时或投球后, 运动员的部分身体触及或超越了犯规线,以及接触了球道的任何部分和其设备建筑时,即为犯规。凡属下列情况者,是不合法击倒球瓶,投出的球有效,但被击倒之瓶不予记分:当球在到达球瓶前先脱离球道,然后才击倒的球瓶;投出之球从后部缓冲板反弹回来击倒球瓶;运动员犯规后击倒的瓶。不合法击倒球瓶一经出现,应恢复原位,运动员有权在该格投另一个球。

2. 球的选用

保龄球的重量从 6~16 磅,共分 11 个级。一般情况下以体重的 1/10 为选球标准,即 40~49 千克,选用 10 磅的球;50~54 千克,11 磅;55~59 千克,12 磅;60~64 千克,13 磅;65~69 千克,14 磅;70~74 千克,15 磅;75 千克以上,16 磅。

3. 保龄球鞋

在保龄球馆打球需要穿专用的保龄球鞋,保龄球馆都有租鞋业务,因为保龄球馆的助跑道是需要精心保养的,而皮鞋、运动鞋会把沙粒带到助跑区上,影响滑步,磨损助跑区。其次,很多击球动作是靠鞋来灵活处理的。专用鞋的底部有皮质,也有橡胶做的,其特点是保龄球鞋左鞋底贴覆了一层松软的皮革,以便在助跑时能顺利的滑行(对左手球手恰恰相反),而鞋跟和另外一只鞋底是橡胶材料,增加右脚底与地面的摩擦力使左脚的滑步动作更加完整,以便身体其他部位的缓冲。高档的专用鞋更可更换鞋底,配合不同程度的滑步需要。鞋子要保持干燥,打球前不可用鞋底去抹滑石粉,要用手巾将鞋底擦干,这样就不会太滑。

4. 保龄球技术动作

1)保龄球抓球法

保龄球抓球法分传统抓球法、手指间隔抓球法和满指节抓球法。

传统抓球法: 中指及无名指的第1、2指节插入指空的抓球法,是比较简单方便的抓球法,对初学者或体质较弱者比较适用。

手指间隔抓球法: 从拇指到其他两手指指孔的距离为手指间隔。手指间隔越大,指力会影响到球而可投曲球或勾球。

满指节抓球法:中指及无名指插入指孔,只插入第1指节,这种抓球法可提供强劲的回转力,但是不好控制,并且容易增加手指指端的负担,所以一般熟练的球员使用这种抓球法。

2)技术动作

技术动作适用对象:初学者适用直球、小曲球和环抱式大曲球;有经验者适用飞碟球;进阶者适用大曲球。

直线球:是各种球路的基础,比较容易控制方向。击球时朝球瓶的1、2瓶或者1、3瓶来打,打球时后拉不要太高,从后拉到球离手为止, 大拇指始终要向着正前方, 而中指及无名指始终向着正后方,主要靠无名指以及中指把球推出去。

飞碟球:是较容易学的一种球路,它不受球道限制。击球时朝1、3号瓶,靠近1号瓶来打。手臂摆动,当手臂摆到最低点时(出手前一刹那),掌心朝下,拇指指向1~3点钟方向附近。出手时,手腕及手臂旋转,将拇指逆时针转至6点钟方向。然后中指、无名指脱离指穴。拇指留在指穴有向前推的动作,要有延伸动作。

大曲球:适合熟练掌握直线球的人使用,从球道端成右侧抛物线形滚向球瓶端。拿球时手掌跟手臂应该保持平行,以最轻松的方式作后摆跟出旋拉,球离手时先把大拇指抽出,再用后两指的力量往前送出并拉起,要注意随着球道的干或油来决定拉起的力道。

3)球的速度

球的速度要适中,球速过慢撞瓶无力,而速度过快会使球进入瓶袋时来不及形成足够的转数,旋转不足导致球击瓶后,瓶会垂直飞向沟底,而不会横向抽击到其他球瓶。

5. 保龄球礼仪

不要随便进入投球区;只使用自己选定的保龄球;不要投出高球以免损坏球道;不可侵入相邻的投球区;当相邻的两球道同时有人准备投球时,应让右侧的人先投球;投球动作结束后,不可停留在投球区上等等。

滑　　雪

滑雪是当今世界上的时尚运动,有人将滑雪与高尔夫球、马术、台球并称为四大贵族运动。滑雪是非常有益的运动,可以增加冬季的室外活动量,调节人的心肺功能,增强人的肺活量,使腿部肌肉得到充分的有氧锻炼,有效地增强体质。滑雪者站在雪道顶端向下滑行,需要克服恐惧感,这也是对人的心理素质的一种训练。

1. 高山滑雪应注意什么?

初到雪场应先了解滑雪场的大概情况,如滑雪场的高度、宽度、长度、坡度以及走向。记住地图上雪场设施的分布位置,认清警示标志,严格遵守滑雪场的有关安全管理的规定。

了解滑雪索道的开放时间,在无工作人员看守时切勿乘坐。要根据自己的水平选择适合你的滑雪道,要循序渐进,最好能请一名滑雪教练指导。注意滑雪器材的安全可靠性。事先要仔细检查滑雪板和滑雪杖,包括有无折裂的地方、固定器联接是否牢固、附件是否齐备等。在滑行中如果对前方情况不明,或感觉滑雪器材有异常时,应停下来检查。结伴滑行时,相互间一定要拉开距离。滑行中如果失控跌倒,应迅速降低重心、向后坐,可抬起四肢,屈身,任其向下滑动。要避免头朝下,更要绝对避免翻滚。

2. 滑雪器材的准备

1)滑雪板

对滑雪板的选择,初学的男士可选用 160 厘米长的雪板,女士可选用 150 厘米长的雪板。在穿滑雪板之前,先把两支雪板放在平地,在双手执杖支持下先后穿板:先将前脚掌置入滑雪板固定器,上滑雪板时,只需将后部的固定器抬起,将滑雪靴的前端插入前部固定器的凹槽内,用力向下压滑雪靴的后跟,听见"啪"的一声,固定器已将滑雪靴的前后端紧紧的卡在滑雪板上了。一般滑雪板有木质、玻璃纤维和金属之分,本质的轻便而便宜,但使用前宜涂抹特制油脂,使其不易粘雪及防止雪水浸入受潮变形。玻璃纤维滑雪板适合任何雪质的雪地,但价格较高。铝合金的金属滑雪板在轻而燥的深雪及冰面上回转轻便,价格也较高。将这三种材质混合制成的滑雪板,最受滑雪爱好者欢迎。

2）滑雪鞋

滑雪鞋的选择很重要，既要舒适，又要合脚，脚趾在鞋中可以自由活动，但是脚掌、脚背、脚弓和脚跟则应被紧紧裹住。要让靴子和脚成为一个整体，因为滑雪过程中滑雪者主要通过滑雪板控制速度，没有合脚的靴子就无法有效做出各种动作。初学者和业余者选择保暖合脚及防水的滑雪鞋即可。

3）滑雪衣

上衣要宽松，衣袖的长度应以向上伸直手臂后略长于手腕部为标准，袖口应为缩口并有可调松紧的功能。领口应为直立的高领开口，防止冷空气的进入。最好穿防水的滑雪裤，以保暖和防潮湿，裤长应使人蹲下后裤脚到达脚踝部位；裤腿下开口有双层结构，其中内层有带防滑橡胶的松紧收口，能紧紧地绷在滑雪靴上，可有效地防止进雪；要戴上保暖的手套和绒线帽。贴身内衣最好穿一件带网眼的尼龙背心，再套一件弹力棉背心，如穿棉内衣，需及时更换，以免出汗后身体又潮又冷。滑雪服的外料应选用耐磨、防撕、防风的面料，表面以经防水处理的尼龙或防撕布材料为好。

4）滑雪镜

由于雪地上阳光反射很厉害，加上滑行中冷风对眼睛的刺激很大，所以需要滑雪镜来保护眼睛。滑雪镜的选择应是全封闭的，外观类似潜水镜，但不把鼻子扣在内；外框由软塑料制成，能紧贴面部，防止进风；镜面由镀有防雾、防紫外线涂层的有色材料制成，镜面不能起雾气；外框上沿有用透气海绵做的透气孔。戴眼镜的滑雪者应选择镜框厚一点的滑雪镜，以便能把眼睛罩住。

5）滑雪杖

滑雪杖的作用是帮助滑行及维持身体的平衡。选择时以质轻、不易折断、平衡感好、适合自己身高为原则。初学者的滑雪杖要略高于肘部，待技术有所提高后再换短一些的雪杖。一般由拦雪轮起算,最长不过肩,最短不低于胁下。

6)固定器

固定器的作用是避免滑雪伤害。所有的滑雪板上都有将滑雪靴固定在其上的装置,在滑雪者跌倒时固定器会迅速松脱。

3. 滑雪时的自我保护

1)靠边歇停

滑行中一旦跌倒,应迅速站起,继续滑行,或立刻脱掉雪板尽快走到雪场边缘,以防被后来者撞伤。若停留休息时,要停在滑雪道边上,应充分注意并避开从上面滑下来的人,以免发生碰撞。

2)防止进雪

滑雪难免会跌倒,跌倒后雪会从脚脖子、手腕、领子等处钻进服装里,因此要买一副护膝,一副宽条松紧带和一条围巾。长筒护膝一头套在滑雪靴上半部,另一头套在腿上。宽条带尼龙贴扣的松紧带将滑雪手套腕口紧紧扎住, 围巾将领子与脖子之间的空间稍加填充,既保暖又防止进雪。

3)保护皮肤

滑雪时冷风和雪地反射的强烈紫外线对皮肤的灼伤会造成皮肤伤害,可选用一些油性的有阻止水分散失功能的护肤霜,然后再用防紫外线效果较好的具有抗水性的防晒霜涂在皮肤上。 防晒霜应每隔 2 小时就在暴露的皮肤上涂 1 次,阴天也如此。

4)防止冻伤

滑雪时发生冻伤主要在手部、脚部、耳朵等部位,所以应选用保温效果较好的羊绒制品或化纤制品对上述部位进行保温。在−20℃的情况下,穿一件长袖内衣,高领套头薄绒衣,再穿上防风外套就可以了。

4. 快速掌握滑雪技巧的秘诀

①请示范动作标准的教练指导。

②选择较缓的坡度，10°左右最好，滑雪道要宽，50米左右为宜。

③学习滑雪的时间不应少于3天，在这期间主要学习高山滑雪器材的使用方法。从非滑行的简单动作开始练习，学习三种基本的滑降技术：包括直滑降、斜滑降、犁式滑降。两种转弯技术指：犁式转弯技术、犁式摆动转弯技术。

④保持正确的姿势，控制住三个角度（胯、膝、踝）。

⑤记住最关键的要领：重心不落后。

⑥学习滑降主要是使学员在高速运动中学会掌握重心，学习技术则能使滑雪时得以轻易绕过障碍物。

成人益智玩具

现代社会中，成人面对的压力往往超乎想象，他们需要借助某种形式把压力发泄出来，除了去酒吧、KTV和运动场外，在家休息也是众多人的选择。成人玩具的出现正好能满足这些人群的休闲需要。它不需要太多的摆放空间，简单的造型，新奇的玩法以及绞尽脑汁之后的豁然开朗等特点都让人爱不释手。它可以使你暂时忘却自己的日常角色，缓解由于人际关系疏远、亲情淡漠而产生的失落，让人感到刺激或放松。研究发现，玩智力玩具可以大大减轻更年期综合征的症状。

成人玩具更注重智能性和挑战性，目前市场上的益智玩具主要有四类：一是棋类，有单身贵族、五子棋、城堡棋、彩虹棋等；二是拼拆类，有智力拼装车、菠萝、孔明锁、七巧板等；三是智力类，有环和圈、九连环、倒挂金钟、梅花三弄等；四是游戏类，有层层叠、翻牌、摆平架、魔盒等。

1. 单身贵族

"单身贵族"是以图像进行逻辑推理，训练左右脑同时思考的棋类游戏。规则是游戏开始时将棋子摆满棋盘，只留下中心 1 子空白，然后任选一棋子直向或横向（不可斜向）跳过另 1 枚棋子，被越过的棋即可被取下，最后只剩 1 子并留在中心点，即为完成。

2. 五子棋

五子棋是起源于中国古代的传统黑白棋种之一。现代五子棋专用棋盘为 15 路（15×15），共 225 个交叉点。棋盘正中一点为天元。对局开始时，先由执黑棋一方将 1 枚棋子落在天元点上，然后由执白棋一方在黑棋周围的交叉点上落子。但是，为了尊重对方和礼貌起见，持白棋的一方通常将盘面的第二着棋布在自己河界的一侧，即直止或斜止。此后黑白双方轮流落子，直到某一方首先在棋盘的横线、纵线或斜线上形成连续 5 子或 5 子以上（仅对白棋而言），则该方就算获胜。

3. 九连环

九连环主要是由 1 个框架和 9 个圆环组成，每个圆环上连有 1 个直杆，而这个直杆则在后面 1 个圆环内穿过，9 个直杆的另一端用 1 块木板或圆环相对固定。九连环的规则是：第 1 环可以自由上下，而上/下第 n 环时（$n>1$），则必须满足：①第 $n-1$ 个环在架上；②前 $n-2$ 个环全部在架下。正确的拆解是先拆下第 9 环，简化为拆一个 8 连环，接着再拆下第 8 环，简化为拆一个 7 连环。以此类推，直至全部拆解。

4. 双开魔盒

魔盒是一只 10 多厘米长的小木头箱子，由一根根木条组成，游戏的规则就是不使用任何暴力把这个盒子打开。最快的一个人打开这个盒子也用了4小时呢,你想试试吗?

5. 磁性飞镖

飞镖主要运动人的臂肘关节,又对人的颈椎、手腕和手指都有一定的好处,这些正是都市白领工作者在工作中容易疲劳的身体部位。投掷时,你的肩、肘、腕要进行完美的配合,保持肩部不动,投掷过程中一只手臂动,身体的其他部分应稳如泰山。在投掷动作的前期,即手臂后甩时肘部应基本保持不动,在手臂前挥飞镖加速过程中的某一点,肘部才顺势上扬。眼睛、镖、目标三点对成一线。握镖一定要保持镖尖略朝上,才能保证飞镖飞出一道完美的抛物线。

6. 层层叠(叠叠高)

层层叠是一款经典的木制益智玩具,它不仅能锻炼人的手眼协调能力及意志力,而且能培养平衡力,锻炼手部肌肉灵活性。玩法是:先将木块3根为一层,交错叠高成塔(或者其他叠法),然后轮流掷骰子决定抽取哪种颜色或哪一层的木块(也可任意抽),抽取的木块要放在木塔的顶层,在抽取和放木块的过程中木塔倒塌则算输。

7. 汉诺塔

玩具由3根柱的游戏面板、8层圆木板组成。玩法是:用最少的步数把8层塔移到旁边的边柱,移完者胜。8层塔放在中间的柱上,开始游戏。每次移动时只能移动一层金塔,且不能大塔压小塔,移完6层最少63步。

8. 孔明锁

相传是三国时期诸葛孔明根据八卦玄学的原理发明的一种玩具,用一种咬合的方式把3组木条垂直相交固定,外观看是严丝合缝的十字立方体,动动脑筋可拆解,装上可不是那么容易的。

9. 智力汉堡

智力汉堡的玩法有点像人们常见的魔方,样子像是一个汉堡包,汉堡分 3 层,中间一层是可以转动的,四面还各有一个椭圆形的小渠,小渠中各有 6 个小球,小球可以转动,四面小球的颜色各不相同。这样,通过转动中间一层和渠里的小球,可以改变各种颜色的小球在渠里的排列,从而形成各种颜色小球的组合。

看电视时的保健操

饭后看电视是很多女性的爱好,可沉迷于电视所付出的代价却是身材在悄悄走样。怎样才能既不耽误看电视,又可保持娇美的形体呢?

每天看电视超过 3 小时的人,就可能患上电视综合征。它是由于我们平时收看电视不科学或时间过长而导致身体、心理出现的各种不适或疾病症状,主要表现有:①肥胖,看电视时人大多处于静止状态,有的女性饭后马上坐在沙发上,一连几个小时不动,使体力消耗减少、皮下脂肪堆积,还有的人有看电视时吃高能量的零食的习惯,久而久之,身体会越来越肥胖;②干眼病,长时间盯着荧屏,会使眼球充血、眼睛干燥、结膜轻度出血、眼球视网膜的感光功能失调, 还会引起视觉障碍, 造成自主神经紊乱;③下肢静脉血栓,看电视久坐使下肢血液回流受阻,促进血凝过程,形成下肢静脉血栓;④荧屏画面千变万化,使大脑长时间紧张,血管痉挛收缩,容易产生头痛、头晕、神经衰弱、记忆力下降等大脑功能障碍;⑤不少人喜欢边吃饭边看电视,这不仅会影响消化液的正常分泌,降低食欲,还会影响胃的消化吸收,引发慢性胃炎、胃窦炎。

为防止电视综合征,连续用眼时间不要超过 1 个小时,每观看 1 小时就应休息 15 分钟;电视机放置高度要适当,荧光屏中心高度最好相当于或稍低于眼睛的视线 3~5 厘米;尽可能多吃蔬菜、水果和动物肝脏、奶及奶制品、蛋、鱼等食品,保证摄入足够维生素 A,必要时补充适量维生素 A、维生素 D,以保护视觉器官正常工作。

此外,看电视时可以做些适当的活动,以促进血液循环,增强心脏、关节和肌肉的功能。

(1)腹式呼吸。先用鼻缓缓吸气,使腹部鼓起,然后不间断地慢慢呼气。此呼吸法的特点是从容舒适,具有安神作用。

(2)坐位,头部转动,从右至左,又从左至右,缓慢进行。

(3)挺胸站立,两脚平行同肩宽,肩部尽可能向上方耸起,一耸一落,20 次为一组;或者两肩胛骨尽量向脊柱中间靠拢停住一会儿,再放松,20 次为一组,可做 2~3 组。

(4)坐在椅子上,伸直身体,两肩向后用力使背肌收紧,两肩胛骨靠拢。保持此姿势 4~6 秒钟,重复 4~8 次。此动作有强健肩背肌力和预防肩背肌酸痛之功效。

(5)挺胸抬头,两眼平视,脚尖触地,两脚跟上提,尽量向上,同时双臂屈肘,有节奏地前后摆动。

(6)坐在椅子上,双腿屈膝抬起,双手抱住小腿,尽力往回使膝盖贴近胸部。重复 4~8 次,此动作可促进腿部血液循环,有预防下肢肿胀之功效。

(7)两手十指交叉抱颈,挺胸,两腿不动,向左转体至最大限度,而后还原,再向右转体至最大限度,左右各做 5 次。

(8)踮脚起蹲法。两脚呈外八字站立,脚跟并拢,两脚成 90°角站立,踮起足跟,小腿用力收缩,做下蹲站起动作,每次运动量以小腿酸胀为止(约 3 分钟)。

瑜　伽

瑜伽一词的原意是"结合""和谐"的意思,它的含义是把精神和肉体结合到最佳状态,把生命和大自然结合到最完美的境界。古代西藏和印度人修炼瑜伽意在追求自我和天神的合一,早在公元前4 000年就已经有了瑜伽。

经常练习简单的瑜伽姿势,在雕塑外在形象的同时,还能给你一种来源于内心的力量,可以使身心达到平衡,内脏系统也因此得到调理。瑜伽练习对于患有失眠、抑郁者有镇定作用。瑜伽又是一种健身、塑身运动,对于肌肉的恢复作用也是不可忽略的。

瑜伽有多种流派,有的以修身养性为主,有的以锻炼身体为目的。瑜伽的修行分为八个阶段,即(1)约束;(2)戒律;(3)姿势和体位;(4)调节呼吸;(5)控制感觉;(6)精神集中;(7)冥想;(8)三昧。

瑜伽练习的禁忌颇多,首先是练前3小时内禁止进食,前半个小时不能饮水。练习过程中要求腹式呼吸,即吸气时腹向外张,呼气时收腹缩肛。

1. 有效的呼吸技术——腹式呼吸

瑜伽式呼吸规则:身体平躺,双手放在腹部上,开始深深地吸气,感觉腹部上升,然后呼气,感觉腹部在下降。徐徐而深入地吸气以让空气吸至肺的底部。

2. 健身及减肥的瑜伽基本动作

鹤式动作:吸气,双手在头上合十,呼气,双手和身体向前伸,一腿支撑,一腿向后伸,保持这个姿势约15秒,呼气,身体放松。重复做另一组。

犁式动作:躺于床上,双手放于臀后,双腿并拢向上举,至头上呼气,双腿向两侧打开;吸气,双腿合拢,呼气,双腿放下。可做多次。

森林式动作:双脚并立作预备,手臂自然放于体侧,深呼吸。

踮脚尖森林式动作:双脚并立,直臂向上合掌,手臂往上伸展,慢慢地,脚跟离地,重心在两脚尖上,保持平衡。

三角式动作:双腿打开,与肩同宽,吸气,双手在体两侧伸直;呼气,左脚尖向左前方转,身体亦向左弯曲,左手放于左脚前,右手举于体上,两肩成180°角。双腿站直,30秒后呼气身体站起,复向右做。

战士式动作:两脚分开站立。手臂尽量延长伸展开来,将两腿、头部转向右边。稍稍曲右腿。换方向练另一侧。

船式动作:坐于床上,双臂前伸,吸气,身体稍向后倒,双腿举起,身体成V形,保持这个姿势约30秒,呼气,双手和双腿放下。

骆驼式动作:跪于床上,双手顶住后腰,吸气,身体尽力向后,呼气身体挺直。连续5次。然后,左手抓住左脚,右手抓住右脚,身体后仰成弓形,均匀呼吸15秒。还原。

扩胸动作:身体直立站姿,两手在背后交握住,两肩夹紧下垂,手臂往上提升,带着胸部往上,提升越高越好。

树姿势动作:双脚并拢,脚趾充分张开伸长,用前面大腿肌肉来带动在膝关节附近的肌肉。伸直脊骨,挺起胸和肩膀。双手合十做祷告姿势,拇指贴近胸部,肘部弯屈接近身体。然后左脚抬起,紧紧地贴在右腿内侧,保持平衡,右腿要保持直立的姿势,坚持5秒呼吸的时间。

鸽王式动作:左腿回蜷至大腿根部,右腿指向身体后侧,然后将小腿收回,双手在头顶扣住,然后身体向右侧弯曲,手臂与右脚靠拢。脸部转向左侧,对腰左侧有充分拉伸的作用。

蜘蛛式动作:双腿打开,身体前倾而坐,双手从大腿下穿过,反向后面,在背部相交。下巴、肩膀、脚后跟、屁股四点着地。

虎式动作:双手、双膝着地,吸气的时候凹下脊椎,抬腿并让它在身体后侧笔直地伸展,同时仰望,抬起下巴;呼气的时候,把腿蜷回,弓起背部,头部与膝部靠近。

骑士姿势:坐在椅子上,双腿左右分开放在椅子两侧边沿,脖颈伸直,从头到尾骨要非常直。双手抬至胸前,上下重叠、挺胸立腰、颔下收,然后将臀离开椅子上提 10 厘米高,呈马步蹲式,要屈膝下腰,颈、背尽量伸直,呼气。然后双腿逐渐上伸直,提腰,站立。

腿部交叉动作:平坐的状态下,交叉双腿,尽量往后。同时伸直腰部双臂在背后合掌。

腹部减肥动作:将膝盖屈曲蜷起,手平举放在身体右侧,同时双腿向左侧伸展,腹部向前推,停留一段时间后双侧轮流做。下一个动作是举起双手,腿伸直,向上抬起,脚尖与手指尽量接触,然后勾住脚尖往下放,放到与地面成 45° 角的时候,将脚面绷直,屈膝,起身。注意脚不要着地,调节气息,可以多做几次。可以达到减掉小肚子的效果。

3. 如何选购瑜伽服

练习瑜伽时,身着尽可能宽松的棉质衣服,配合轻扬的瑜伽音乐,能达到更好的放松效果。瑜伽服应当舒适宽松。从便利的角度看,可采用上紧下松造型。瑜伽服以涤纶为主,配以腈纶的面料,舒适而且透气性强。一般是赤脚,如果觉得太冷,可以穿棉质的短袜,或脚踏白色帆布鞋。

瑜伽垫可以减少身体与地面接触的疼痛感,保护脊椎、背部、臀部、颈部等部位,减少运动伤害的发生。瑜伽垫应挑选双面都有花纹(一面花纹大,一面花纹小)的;正规瑜伽垫使用 PVC 发泡技术,使垫子中间有弹性空间,只有 1.5 千克左右;瑜伽垫是与身体直接接触的,因此要选择无毒无味的。

瑜伽带在练习腰部或腿部伸展动作时,可以为提脚或腰部提供依靠力。

女性在经期和怀孕两个月后,不宜做瑜伽练习,应选择从事其他的轻度健身项目,如步行等。

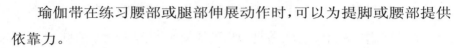

垂 钓

垂钓是一项有益于身心健康的户外活动。适于垂钓的地方多在郊外,绿树环绕、碧波荡漾,令人心旷神怡、悠然自得,可以陶冶人的情操。垂钓时,人的眼、脑、心专注于浮标的动静,其他的事尽抛脑后,从而使垂钓者的身心得到最大的放松。垂钓还能磨炼人的性格,对于平素性情急躁的人来说,悠闲的垂钓,实在是人生难得的享受。

1. 钓具准备

1)鱼竿

鱼竿是主要钓具。鱼竿有手竿、海竿、手海两用竿三种。海竿长1.6~2.4 米,这种竿弹性好,价格便宜,坚固耐用。它不仅用于海洋垂钓,也广泛用于淡水鱼的垂钓。因为海竿弹性好,可借助弹力将鱼钩抛出很远,可钓取手竿钓不到的鱼类,抛到手竿达不到的目标。

手竿指不安装绕线轮的钓竿,一般用于淡水垂钓。分碳纤维竿和玻璃纤维竿两种。购置时选择的主要标准是:一要直;二要弹性好;三要轻巧;四要便于携带。

手海两用竿:综合海竿与手竿的特点,由于装有绕线轮,大鱼上钩时,不易逃脱。用这种手海两用竿进行浮钓其效果很好。

钓竿一般要选择接口处磨缝均匀,紧密咬合的。插接后,竿身挺直。挂上重物后,受力均匀,自然弯曲。为了延长竿的寿命,每次垂钓后都要擦洗打蜡,放在布套内。"溪流""飞狐狸""湖"等品牌的钓竿质量较好。

2)鱼线

鱼线的选择和垂钓鱼种有密切关系,鱼线越粗则拉力越强,鱼线也越硬。鱼线越细则拉力越差,鱼线也易断、易卷曲,但鱼线柔软,敏感性强,吃钩率高。常用的鱼线,一种是尼龙线,直径小、韧性强、不打结,但易缠线、易断;另一种是腈纶线,拉力大、耐磨,但不透明,在水中阻力大,一般用来连接钓钩。还有一种是金属钓线,是由铜丝或钢丝制成,用于钓牙齿锋利的大型鱼类。"湖""金弧""波"等品牌的鱼线质量较好。鱼线长度的确定方法是:夏、冬季节,深水或远钓时,鱼线长于竿身 60~80 厘米;春、秋季节,浅水,居高临下垂钓时,鱼线与竿身大致相等;水草向下钓时,鱼线比竿身短30~60 厘米。

3)鱼钩

垂钓不同的鱼类应用不同的鱼钩。如齿尖、口大的黑鱼,用倒刺长、钩门大的鱼钩;鲤鱼,用钩柄、稍有倒刺的鱼钩;钓小鱼,则应用钩条细、钩柄短的袖形钩。鱼钩的基本要求是钩尖锋利,尖而圆正,刺鱼有力;钩条细,坚韧而富有弹性;钩帽适宜拴钩;钩弯适度;倒刺分明, 与钩体角度在 25°~30° 之间。"哈雅布萨""挪威钩""金龙钩"等品牌的鱼钩质量较好。

4)鱼漂

鱼漂多用较轻的材料制作而成,颜色应力求鲜明、夺目。根据鱼漂的形状不同,可分为卧漂(即常说的七星漂)和立漂。卧漂是数粒浮子散落在水面上,灵敏度高,扬竿时震动小,但不适宜风浪大时垂钓。立漂即垂立在水中的鱼漂,常见的有棒形、锥形、圆形、陀螺形等。"达摩""小鱼儿""湖"等品牌的鱼漂质量较好。

2. 垂钓技巧

1) 选好钓位

选好钓位是垂钓技巧的关键。一般地说,在自然水域,如水塘、河沟、湖泊、河流等地垂钓,应选择有水草、芦苇的地方。树旁、歪树下、乱石、桥桩附近也是鱼儿常集聚的地方。人工挖掘的养鱼池一般为方型或长方形,通常说:"长钓腰,方钓角,圆池钓中央。"人工养鱼池喂料台附近是最易集结鱼群的地方,特别是喂料时间的前后。

2) 选准钓饵

垂钓前,依据钓点的水深,调准浮漂,然后用撒窝器准确地把诱饵撒在钓点上。饵钩沉落水底后,浮漂呈直立状态,上端露出水面2厘米左右。这种钓法的优点是钓坠垂直入水,饵钩可准确地落在钓点上,还可以不时地上下提动钓饵,诱鱼吞食。每种鱼有自己最喜欢吃的食物,如鲫鱼最喜欢吃蚯蚓、红虫,鲤鱼最喜欢吃玉米面,草鱼最喜欢吃芦苇芯和蚂蚱等。但最易上钩的饵料,是所钓鱼塘经常喂鱼的饵料。

3) 注意光的折射

水与空气的折射率不同。水里的鱼儿可以看到水面之外稍偏低角度范围内的人或物。钓鱼时选择坐卧式比站立式要好得多,这样你可能就会在鱼的视野之外了。检查时从侧面靠近鱼杆,尽量不要使自己的影子投射到垂钓的水面上。

4) 冬季垂钓技巧

最好不要选大风天和阴天下雪时垂钓,温度在0℃以上时较为适宜。上午9~10时与下午4~5时是冬钓的黄金时间。最好上午在西岸垂钓,下午到东岸下饵。凿冰眼时要注意形状与方位。冰眼一般要凿成圆形,冰口大一点且上下要齐。如同时用几副竿一起钓,几个冰眼应该呈圆弧状排开，以利于观察。天气较冷时，冰眼应该面对阳光；风力较大时，应该背向风吹来的方向。冬钓用的漂要小、要灵，一旦发现漂有轻微的跳动，就该立即提竿，不能犹豫。

5）盛夏垂钓方法

盛夏烈日高照，气温较高，一天的垂钓时间应选在上午 6~10 时，下午 4 时至傍晚。出钓要选择和风细雨、阴中带晴的天，或微风吹起的偏北风、西风、西北风的天气。不宜选择偏南风、东南风、西南风的天气，下雨前闷热的天气不宜出钓。

盛夏钓鱼的最佳地点是：在水草比较稀疏的地方，或苇蒲的草边前沿或缝隙中；在池塘上浮萍稀少的地方；在稀疏挺立藕叶的缝隙间；在树荫处，或高大建筑物的阴影下；在深潭区；在平原水库、坑塘的进水口等有活水流动的地方；在下风口、水流交换快、溶氧多的地方。

6）水库垂钓技巧

春季垂钓应去水库上游或浅滩处选择钓位。秋天宜到水域的深水区选择钓点。在水库涨水期间，上游入水处饵料丰盛，这时在上游入水口设钓，多有收获。水库钓鱼用海竿为多，不要到水下有树丛的地方下钓，以免挂失钓线。在水底乱石区，坠子不宜过重，钩不宜多，否则也易断失钓线。

7）风天垂钓技巧

风力和风向对垂钓有直接影响。水面无风时，水中缺氧，鱼群多数不吃食。如果有 2~3 级风，顶风垂钓，就会收获颇丰。不同季节，垂钓对风向的要求也不同，春天最好刮东南风，夏季刮西风或者西南风，秋季刮西风或西北风，冬季刮南风或西南风。风天出钓，选用硬调 3 米左右海竿六支和一支 5 米手竿，鱼线用 5~6 磅为好，鱼钩用伊势尼钩为好，最佳用组合钩 4 枚，挂上乒乓球大小的钓饵，投钓离岸 30~40 米的钓窝。

3. 常见鱼类的垂钓方法

1)鲫鱼的钓法

鲫鱼是钓鱼爱好者主要的垂钓对象。理想的鲫鱼垂钓季节是春分和秋分前后,钓鲫鱼一般宜用普通钓竿,以 2~4 磅的尼龙线或尼龙丝为宜;小渔钩、极细的线,是钓鲫鱼的重要一环。通常可选用 420~620 型号鱼钩;鱼漂可根据水面大小或个人习惯选用,要求纤细、轻巧;铅坠选流线形,重量宜轻,以鱼钩缓慢下沉为准,这样反应灵敏。

要依据时间、地形、水域的不同,采取打窝或饲窝措施。选准钓位后,开个 1 平方米左右的"洞",彻底清除杂草或其他障碍物,头天喂上诱饵,第二天施钓。投放诱饵要小,宜用红、白等色,可放些麻油,最好荤素兼备,如用蚯蚓,以活的为好。

鲫鱼喜爱清洁、宁静,垂钓时应保持安静,避免高声喧哗、来回走动,以免惊跑鱼群。

鱼把鱼钩吞到嘴里还没等吐出来的时候, 是提竿最有利的时机。时机错过一旦脱钩,鲫鱼遇到危险时,会发出信号,让其同伴离开危险区。这时,钓者应更换下钩地点。

2)鲤鱼的钓法

适宜钓鲤鱼的季节多在夏秋之际。春末夏初的五六月份,处于交配期的鲤鱼不咬钩。从七月上旬开始,是钓鲤鱼的黄金季节。当水温低于或等于 $11℃$ 时,鲤鱼不咬钩;在水温高于或等于 $13℃$ 时,鲤鱼开始咬钩,随着水温的升高,其咬钩率也逐渐提高;水温 $22~25℃$ 时,咬钩率最高。桥墩下光线较弱的环境,夏秋季的树荫下,往往是鲤鱼栖息避暑的地方。鲤鱼在阴天比在晴天活跃,爱咬钩。它的警觉性很高胆小,稍受惊动就往深水逃窜。

钓鲤鱼宜用较长的钓竿,海竿是钓鲤鱼的主要工具,它不仅能投远,而且易于操作;手竿适用于小水域或养鱼塘垂钓。同时选用较粗的鱼线,较大的鱼漂,较重的铅坠,较大的鱼钩。主线以大于0.4毫米粗的花线为宜,而脑线以大于0.3毫米粗的花线为宜。如用串钩或单钩时,以伊势尼7~10号钩为宜。

鲤鱼属杂食性,可用小米、碎玉米、碎高粱米等诱饵喂食。饵料中加糖很重要,它是诱发鲤鱼食欲的重要添加剂。

3)鲢鱼的钓法

钓鲢鱼的季节性也很强。天气热水温高,上钩率相对就高,在我国东北地区,6~9月份均能钓到鲢鱼,入伏以后的30多天,则是上鱼的高峰期。秋分以后,几乎钓不到鲢鱼。

鲢鱼喜食酸、臭饵,将头天蒸出的玉米面及豆饼熟料,掺入部分发酵酸饵和白糖,捏成鸡蛋大小,中间填入酸饵馅或臭饵馅(钓白鲢填酸饵,钓花鲢填臭饵)。将较硬的饵料装在组钩脑线上,钩不嵌入饵团内,而留在饵团的外面(钩、饵分离),鲢鱼摄食时,便先将鱼钩吸入口中。

4)草鱼的钓法

星罗棋布的鱼塘、湖泊、水库都是草鱼出没的地方。雨后涨水时,通往水库、湖泊、江河的沟汊,是首选钓位,其次是水草丛生的明水区或芦苇、浮萍附近的明水区。大青虫、青蚂蚱、掺有草莓酱为添加剂的基础饵,是钓草鱼的首选钓饵。

5)罗非鱼的钓法

在池塘或水库,刮南风在北岸施钓,刮北风在南岸施钓,其余风向以此类推。温度转高,是垂钓罗非鱼的黄金时段。6月下旬至8月的每次大雨之后,河水上涨的第二天开始的3天时间里,是垂钓罗非鱼的最佳时期。在河里,夏季雨后气温较高应选择沙底河床,水深1~2米,且是缓流的河段,是垂钓罗非鱼的好钓场。

钓饵则以蚯蚓为主。罗非鱼摄食时,浮漂下沉或横拉即起竿准得鱼。

4. 钓到的鱼如何保活

将钓到的鱼放入挂在岸边的渔网里，浸入水中存养，垂钓结束后，可将鱼放入塑料袋中，塑料袋可盛些水。如不盛水，可将湿纸贴在鱼的眼上。回家后将鱼放入水中，掀去湿纸，并往水中加氧气，以免鱼因缺氧而死。

有 氧 运 动

有氧运动全称有氧代谢运动，指运动时体内代谢以有氧代谢为主的耐力性运动，包括长时间的（大于 15 分钟，最好是 30~60 分钟）步行（散步、快走）、慢跑、打球、游泳、爬山、骑自行车、健身操、太极拳等。有氧运动强度低、不中断、持续时间长，通过长时间进行耐力运动，使得心（血液循环系统）、肺（呼吸系统）得到充分的有效刺激，可提高机体的摄氧量，增进心肺功能，是达到健康目的的最佳方式。

静力训练、举重或健身器械、短跑等运动称之为无氧运动。尽管它们能够增强人的肌肉及爆发力，但由于它们不能有效地刺激心、肺功能，其健身效果不如有氧运动。

有氧运动促进人体新陈代谢，减少机体的致病因子和致癌因子，舒缓压力、放松身心，推迟肌肉、心脏以及其他各器官生理功能的衰老和退化。最适合忙碌的中年女性。

有氧运动的项目很多，包括有氧舞、交谊舞、肚皮舞、爵士舞、广场舞蹈、踏板操、韵律操、有氧器械运动、负重徒步、远足、自行车、慢走、登山、攀岩、爬绳、洞穴探险、飞盘、高尔夫、慢跑、跳绳、篮球、足球、壁球、手球、曲棍球、拳击、空手道、柔道、滚轴滑冰、划船等。专家认为，心率保持在150次/分钟的运动量为有氧运动。运动时保持"有氧"的状态是：微汗即止，不可大汗淋漓。运动后都会疲劳，如果疲劳在第二天不能消除，则说明运动过量了，已超出有氧运动的范围。

有氧运动的最低要求是：每天运动的累计时间不能少于30分钟，每周运动次数不能少于3次。只有达到这样的运动时间和频率，才能有效提高耐力素质。

有氧健身操就是具有有氧运动特点的健身操，即在音乐的伴奏下，能够锻炼全身的健身运动。它是一种富有韵律性的运动，运动时间至少持续15分钟。广播操、工间操不是有氧健身操。

有氧健身操主要分为两类：低强度和高强度。低强度的有氧操是在地板上进行的没有跳跃的有氧健美操运动（不包括踏板操）。它也包括一些哑铃练习或地面垫上运动。比较适合中老年练习者和初级健美操爱好者。低强度有氧操简单，音乐速度较慢，在运动中始终有一个脚接触地面；高强度有氧操可增加有腾空和跳跃的动作（双脚可以同时离地），能量消耗更大些，心肺锻炼效果也佳。高强度健身操是传统式的健身操，它过多的跳跃使下肢与地面过度撞击，容易造成下肢关节和脊椎受伤。低强度健身操，主要是删去双脚同时离地的跳跃动作，取而代之的是其他有节奏而双脚不同时离地的健身操动作，如低踢、大踏步、左右旋转、前后弓步动作等等。由于减少了下肢大肌肉群的活动，上肢活动的编排应相应增加。

跳有氧健身操时要注意：须循序渐进，先做热身和适当的伸展运动，然后采取步伐走动的方式，以使身体和下肢有充分时间适应。开始不要做太长时间，以10分钟为宜。初学者可每周2~3次，隔日进行，然后适当增加次数。女性做操时要戴好承托力较强的胸罩，经期做操，运动量不宜过大。做健身操时，应穿合身透汗的健身操服，健身鞋不宜太软，可采用半高筒式，以巩固脚踝。做完健身操后，要及时更换汗湿的衣服，避免着凉，尤其是在空调房内。运动后应做些伸展运动再行淋浴。

跳舞与健康

跳舞是一种有益于身心健康的高雅文娱活动，是一种集运动和娱乐于一身的活动，它不仅能增进友谊，增加交流，还能促进身心健康。当你步入舞场，随着音乐的节奏翩翩起舞，可使疲劳顿消，心胸开朗，其乐无穷。

适合中年人的舞蹈一般可分为比赛、观赏的国标、西班牙舞、拉丁舞等和广大群众喜闻乐见的交谊舞。

跳舞的同时，可以收到体育锻炼的效果。跳舞能促进全身血液循环，使身体各器官及各部位肌肉得到充分的滋养，加快新陈代谢。欢快的音乐、轻松的情绪，能松弛神经、肌肉的紧张度，增加食欲，恢复体力，消除疲劳，能够促进大脑更好地休息，有益于夜间睡眠。通过跳舞可以减少消化不良、肥胖、痔疮、高血压和动脉硬化等病症的发生，还可以防治糖尿病等某些代谢性疾病。不论何种形式的舞蹈，都必须挺胸收腹，头、颈、背、臂、腰、胯、腿、脚各部位联合协调运动，使动作挺而不僵，柔而不懈，实而不松，从而达到美的统一。

如果你想减肥，跳舞也是不错的选择。每星期跳 1~2 节健康舞（每节 45 分钟），两个星期便可见效。

跳舞不仅可使人们体型健美，还有明显的减轻更年期临床症状的作用。中年女性应根据自身的身体健康状况,选择适合自己锻炼的舞蹈。

科学家们认为,跳舞同时调动了运动功能、思维功能、情感活动三方面因素,对防止或延缓老年性痴呆病发病有很好的作用。

1. 拉丁舞

拉丁舞分为拉丁国标舞和拉丁舞。拉丁国标舞是在拉丁舞的基础上发展规范形成的竞技专业舞蹈,内容有伦巴、恰恰、牛仔、桑巴、斗牛。拉丁舞又称拉丁风情舞或自由社交舞,是大众民间舞蹈,具有随意、休闲的特点,有较大的自由发挥空间。不同种类的拉丁舞分别起源于不同的国家和地区,20 世纪初期在英国被规范和发展,并很快在许多国家流行起来。拉丁舞是以运动肩部、腹部、腰部、臀部为主的一种舞蹈艺术,可以运动上百块肌肉。每跳一曲拉丁舞,能量代谢为 8.5 以上,相当于运动员完成一个 800 米的热能消耗量,大于网球和羽毛球的热能消耗,是一种理想的减重运动。

拉丁舞包括:

伦巴舞(Rumba),起源于古巴,拉丁舞中最具代表的舞蹈是伦巴,它被誉为"拉丁之魂"。它的音乐为 4/4 拍,速度每分钟 28~31 小节。伦巴舞的特点是:动作舒展,缠绵妩媚,舞姿抒情,浪漫优美。配上缠绵委婉的音乐,使舞蹈充满浪漫情调。

桑巴舞(Samba),起源于巴西,音乐为 4/4 或 2/4 拍,速度每分钟 51 小节左右。桑巴的跳跃动作,是由膝部与脚踝的弯曲与伸直的配合、臀部的转动来完成的。桑巴舞的特点是:音乐欢欣,舞态生动,步伐摇曳绵密。

恰恰恰(Chachacha),是拉丁舞中的新秀,起源于墨西哥,音乐为 4/4 拍,速度每分钟 31 小节左右。其特点是:音乐有趣,节奏感强,舞态花哨,舞步利落紧凑,在全世界广为流行。

斗牛舞(Pasedoble),起源于法国,发展于西班牙,是由斗牛士在斗牛时的基本动作发展而来。它的音乐为 2/4 拍,速度每分钟 62 小节左右。在斗牛舞中,男伴(斗牛士)的角色比其他任何舞中都重要。女士则扮演红斗篷或牛(视情况而定)。斗牛舞音乐雄壮、舞态豪放、步伐强悍振奋,这是人们对它情有独钟的原因。

牛仔舞(Jive),起源于美国,是由一种叫"吉特巴"的舞蹈发展而来,牛仔舞剔除了"吉特巴"中所有的难度动作,增加了一些技巧。牛仔舞的特点是:音乐热烈,舞态豪放,步伐活泼;其第二拍为重拍,髋部左右摆荡加之膝部快速弹动,使其特别消耗体力。

拉丁舞的服装要求:为了更好地体现出拉丁舞的美感,在服饰上提倡选择使人显得修长的服装。裤子可选择紧身敞口裤,低腰裤子效果颇佳,能突出髋部动作。上衣可以随意,鞋子要选择鞋底柔软的。穿着时主要体现出随意和得体,搭配鞋的颜色,注意整体的协调和吻合。

2. 交谊舞

交谊舞是广泛流传于社会各阶层的一种社交性、体育性舞蹈,又有"世界语言"和"国际舞"之称。交谊舞的起源要从国标舞讲起:国标舞,全称是国际标准交谊舞,是以男女为伴的一种步行式双人舞。它来源于各国的民间舞蹈,是在古老的民间舞的基础上发展演变而成的。交谊舞的特点为:舞姿庄重典雅,舞步严谨规范,颇具绅士风度,因而被称为欧洲学派的社交舞。

在舞厅中跳交谊舞,舞程线应是沿舞池边线逆时针前进;当男士请好女舞伴之后,面对舞程线,摆好舞姿,男士先出左脚前进,女士先后退右脚。然后,根据舞曲的种类,音乐的节拍,做出各种花样。

男女舞伴都要挺胸,收腹,扩肩,收颔,两眼平视前方。男士平展双臂,左前臂抬起,使前臂与上臂成约 120°角,这时,大拇指与眉齐平,左手四指并拢,虎口张开;女伴亦是右手四指并拢,搭在男士虎口之上,然后,男士左手与女士右手轻轻相握。男士的右手放在女舞伴左肩胛骨的下方,女舞伴的左手虎口张开,对准男伴的右上臂的三角肌,轻轻搭在男士的肩下。男女舞伴两脚并拢,女舞伴站位略在男士偏右,两人的头部都左偏45°角,两眼平视前方。

交谊舞舞种介绍:

华尔兹(Waltz)(俗称慢三步),又名圆舞,这是因为华尔兹在整个舞蹈过程中,大部分都在不停的旋转。节奏为 3/4 的中慢板,每分钟 28~30 小节;每小节三拍为一组舞步,每拍一步,第一拍为重拍,三步一起伏循环。华尔兹舞曲轻快,明朗而动人,富有诗意,温文尔雅。

维也纳华尔兹(Viennese)(俗称快三步),为 3/4 拍节奏,每分钟 56~60 小节;每小节为三拍,第一拍为重拍,第四拍为次重拍。基本步伐是六拍走六步,两小节为一循环,第一小节为一次起伏。舞步平稳轻快,翩跹回旋,热烈奔放。舞姿高雅庄重。

布鲁斯(Blues)(俗称慢四步),4/4 拍,速度每分钟为 28~36 小节。布鲁斯的风格稳重文静,平缓端庄,从容大方,悠闲轻适。

狐步(Foxtrot)(俗称中四步),节奏为 4/4 拍,每分钟 28~30 小节;每小节为四拍,第一拍为重拍,第三拍为次重拍。基本步伐是四拍走三步,每四拍为一循环。狐步舞的风格文雅、轻柔、恬静、幽婉、安然,似行云流水。

快步(Quickstep)(俗称快四步),节奏为 4/4 拍,每分钟 50~52 小节;每小节四拍,第一拍为重拍,第三拍为次重拍。舞曲明亮欢快,舞步轻快灵活,跳跃感强。

探戈(Tango),起源于非洲中西部的一种民间舞蹈——探戈诺舞。节拍为 2/4,速度为每分钟 33 小节。基本节奏的鼓声强、令人振奋,舞步沉稳有力。

运动损伤的预防和处理

运动损伤,即在运动过程中及之后发生的各种伤害。常常因为缺乏一定的运动训练卫生知识和出现运动损伤后的应急措施而导致。

1. 运动损伤的基本原因

造成运动损伤的基本原因有:对预防损伤的认识不足,思想麻痹,或急于求成、盲目、冒失;缺乏准备活动,或准备活动不够充分;运动量安排不适当,尤其是局部负担过重;错误的动作技术,违反了人体结构的特点和器官系统功能活动的规律, 以及违反运动生物力学的原理;身体和心理状态不佳时,未能控制好运动的量、强度及动作难度;场地设备器材不安全。

2. 运动损伤的预防

对运动损伤要有足够的重视,根据当时具体情况,充分而适时地作好准备活动。合理安排锻炼内容,避免某一局部负荷过重。避免在肌体状况和自然条件不佳的情况下,进行体育锻炼。10%增加的原则:一周内增加频率、强度、持续时间不要过 10%,循序渐进。锻炼要专心致志。注意间隔放松,不要使肌肉过度疲劳。根据自己的身体及时调整运动,如果在某部位运动产生酸痛,可以考虑减轻运动或停止。要有必要的防护措施,如运动鞋、护腕、护膝等。运动前不要空腹、运动的前中后要摄入足够的水。

3. 运动损伤的处理

1)擦伤

擦伤是指皮肤的表皮擦伤。如擦伤部位较浅,只需涂红药水即可;如擦伤创面较脏或有渗血时,应用生理盐水清创后再涂上红药水或紫药水。

2）肌肉拉伤

肌肉拉伤指肌纤维撕裂而造成的肌肉损伤。主要由于从事某项运动前不作任何热身准备活动或准备活动量不足，也有因运动时间过长，用力过猛和运动量过大而造成。此时应立即减少运动量或停止运动，并在痛点部位冷敷（冰块或冷毛巾）约 20 分钟，以使毛细血管收缩，减少局部充血、肿胀，切莫热敷及揉搓。

3）皮肤撕裂伤

皮肤撕裂伤是指皮肤受外力严重摩擦或碰撞所致的皮肤撕裂，出血。轻者，局部消毒后，以胶布黏合或用创可贴敷盖即可；面积较大者，则需止血、缝合和包扎。必要时酌用破伤风抗毒素肌肉注射，以免引起破伤风感染。

4）挫伤

挫伤是由于身体局部受到钝器打击而引起的组织损伤。轻度挫伤经冷敷处理 24 小时后可用活血化瘀酊剂，局部可用伤湿止痛膏贴上，在伤后第一天予以冷敷，第二天热敷。较重的挫伤可用云南白药加白酒调敷伤处并包扎，隔日换药 1 次，每日 2~3 次，加理疗。

5）韧带损伤

治疗方法主要是止痛和加快消肿，局部冷敷，加压包扎，抬高伤肢。

6）踝关节扭伤

停止锻炼，高抬伤肢，12 小时内冷敷，24~36 小时需热敷。一般来说，必须要有 2~3 个月的恢复期，一定要等到完全治好才能再跑步，否则可能还会再度扭伤，并且症状会更加恶化。

7）急性腰扭伤

可让患者仰卧在垫得较厚的木床上，腰下垫一个枕头，先冷敷，后热敷。

8）关节脱位

保持静止、不要活动，更不可揉搓脱臼部位。如脱臼部位在肩部，可把患者肘部弯成直角，再用三角巾把前臂和肘部托起，挂在颈上，再用一条宽带缠过脑部，在对侧脑作结。如脱臼部位在髋部，则应立即让病人躺在软卧上送往医院。

9）骨折

常见的有两类，一类是没有伤口、皮肉不破损，称闭合性骨折；另一类是骨的尖端穿透皮肉，称开放性骨折。对骨折伴有伤口的患者，应立即封闭伤口。最好用清洁、干净的布片、衣物覆盖伤口，再用布带包扎，包扎时，不宜过紧，也不宜过松。过紧时会导致伤肢的缺血坏死；过松时起不到包扎作用，同时也起不到压迫止血的作用。如有骨折端外露，注意不要将骨折端放回原处，应继续保持外露，以免引起深部感染。包扎止血后，再用平木板固定急送医院治疗。骨折在上肢者，可曲直关节固定在躯干上；如骨折在下肢者，可伸直腿足，固定于对侧肢体上并急送医院诊治。

第四篇

时光流转，魅力永存

40 岁以后女性的独特魅力

魅力，是一种无形的吸引力。真正的魅力不会随时间的流逝而减弱，反而会像酒一样日久弥香。真正的美是含蓄而持久的，时间的流水也许会带走青春，留下的却是金子般闪耀的魅力。

人的生命，每个时期自有其存在的价值和美。所以，中年女性大可不必感伤红颜已老、韶光流逝、青春不再。老去的是容颜，美丽的是心情。要知道，经过岁月磨炼的成熟的中年女性才是最有魅力、最有味道的女性。

如果说，20 多岁的女性像女儿红，带着羞涩的香醇，让人沉醉；30 多岁的女性像窖酒，如美而带刺的玫瑰一样饱满绽放，酒性浓烈，难以驾御。那么，40 岁以后的女性则像茅台，汲取了岁月的精髓，经过日月的沉淀，芬芳醇厚，闻之即醉。

女性有味在中年。虽然她们的头上不免会添一丝白发，多一道皱纹，身材或许也不再苗条而渐有发福的趋势，但中年女性却有一种丰富、饱满的风韵。过分强调女性的外表美是男权社会强加给女性的价值标准，对女性极不公平。其实，真正令男人折服的还是女性内在的价值，如智慧、才华、品格等。

40 岁的女性才是真正宽容的，无论身体、经验、智慧，都能随每一个细节的感触而累积，让女性在 40 岁以后这个黄金阶段闪现出灿烂光华。中年女性有一种从容不迫的美，她能使浮躁的心变得安静，为疲倦的男人洗去征尘并提供一个放松身心的港湾。40 岁以后的女性是最好的时空把握和丈量者，每一个微笑和意会，都能让周围的人感受到圣洁的女性魅力是怎样温润着心田。

40岁以后的女性光芒并不夺目，却是神韵不绝。40岁以后的女性有一颗纯净的心，珍藏着智慧和岁月的馈赠。如果40岁以后的女性是诗，那不是激情澎湃的诗，是神韵和爱不着痕迹暗藏的诗；如果40岁以后的女性是画，那不是张扬青春的画，是蒙娜丽莎带着神秘，传递着天地间最坦然镇定的微笑的画。

40岁以后的女性，超越了天命的思想，把握自我的方向，让耐心和爱心都更持久纯洁。40岁以后的女性，不会像年轻的女性去刻意表达，她用默默无语来表达自己的感受，并让男人恰当的领会。她那更为高雅的力量，透射女性最独特的魅力于无行之中。

40岁以后的女性，才真正懂得什么是爱，什么是情，什么是人间最珍贵的情怀，什么是自然最美丽的风景。

40岁的女人，是真女人。

做一个魅力的40岁女性

一个女性的魅力，应该是形体、气质、仪表、性格、内涵等各方面的包容体，魅力有先天因素，更仰仗于后天的修炼积累。女性魅力是一种由内而外散发出的摄人心魄的吸引力和动情点，它是一种内在和外形的完美结合。先天条件卓越的女性毕竟是少数，大部分人还是相貌平平。女性的魅力往往比美丽更吸引人。如果说美丽似花，花开花谢终有时，那么魅力却似酒，越陈越香越醉人。也许，你无力购买昂贵的首饰，无暇领导服装的潮流，但这些都不会妨碍你成为一个有魅力的女性。只要你每时每刻都显得朝气蓬勃，举止优雅,与众不同,那么你的魅力会油然而生,甚至可以让那些仅仅有一张漂亮面孔的"绣花枕头"相形见绌。

有魅力的女性,如同群星中耀眼的一颗明星,在她身上由内而外散发出的是一种无形的吸引力,无论从哪个年龄段或任何角度去看,闪现的是她的知性,优雅的举止与卓而不群的品相和脱俗华贵的气度。现代女性的魅力,风格各异,它是一种高层次的美,比一切外在的美更有生命力,让人一见难忘,更回味无穷。魅力有如春风、夏雨、秋月、冬雪,于人于己,受益无穷。魅力更是一种独特的创造,那么,就让我们来努力打造属于自己的那份魅力。

1. 智慧

旅美台湾作家曹又方在她的《做个智慧女人》一书里反复阐明:"女人可以不美丽,但不能不智慧。""唯有智慧能重赋美丽,唯有智慧能使美丽长驻,唯有智慧能使美丽有质的内涵。"

智慧其实是魅力不可或缺的养分,我们形容女性的美好,常常说她秀外慧中,从这里可以看出智慧在女性魅力中占多么重要的地位。如果没有智慧的心灵,就算有鲜亮的外表,充其量只能做一只美丽的花瓶,成为一个没有生命力的装饰品。智慧,才能让美丽拥有内涵。

真正的智慧与市井间的小聪明、小伎俩有本质的区别。智慧不是明哲保身遇事高高挂起,不是文凭学历,更不是追名逐利的工于心计。智慧包含了知识和聪明,它是头脑的智能,是洞察人生和实践道德的才能,是丰盛生命美好人生所需要的,成功的人生在于不断地把拥有的知识,有智慧地应用到实际生活中。智慧与人的领悟能力息息相关,大至人生命运,小至日常生活,悟性使你面对大小问题懂得分寸,能够有明智的抉择。智慧是生命韵律的自然体现,是心灵善良光芒的不由自主的焕发,是才情与艺术修养巧妙融合后的本真流露。

也许繁忙的工作和家务让你无暇去进修,如何从生活中学到更多的东西?专家给你一些建议,帮助你在日常生活中也可以接受新知识,为智慧加分。

1)关心时事

一部分女性到了中年,就变得很实际,不搭边的事情懒得管,没有现实意义的文章懒得看。其实,那些反映时事、与现实生活贴得很近的文章最容易打动人。不要做一个与现实脱节的人,不然,外表再漂亮也让人感觉索然无味。所以,即使工作与时事并不相关,即使是全职的家庭主妇,也千万不要放弃对时事的关心。你可以选择读报纸、看电视、或者边做家务边听广播的方式获取资讯。这花不了你多少时间,但却能让你更加了解国家目前的发展状况,日后的发展趋势,以及国内外的形势。不要觉得它们离你很遥远,时事中有许多值得人思考的问题,对一些新闻事件能提出自己独立的看法,除了在社交场合的谈论中有用之外,在一些生活的重大决策上,时事新闻很多时候都有借鉴和参考的作用。

2)养成阅读的习惯

阅读无疑是接受信息最集中最快的方式。一个没有书籍、杂志、报纸的家庭,正如同一座没有窗户的房屋。书籍,是你永不过时的生命保鲜剂。书籍是人类智慧的结晶,不管你现在的生活状态如何,读书都是提升你魅力指数的重要路径。阅读让我们随时保持冷静,阅读让我们吸收新知,阅读让我们聆听他人的观点,看到自己的许多盲点与弱点,在不知不觉中自我改造,提升视野、扩大胸襟、磨炼我们的思考力与判断力。大多数人都能够忙里偷闲去做自己喜欢的事情。如果一个人渴望获得知识,渴望求得进步,那么他也一定会忙里偷闲,去阅读那有益的书籍。读书的女性是美丽的。每年阅读3~5本人文类书籍,可以不断丰富你的见识和情趣。每月至少阅读1本有关女性生活、美容、服饰、化妆、健康、养生等方面的书籍,每个月都能得到一些新的知识,尝试着使用并与朋友分享。现代人工作繁忙,再加上生活的重担,如果要找到时间来好好看书是很不容易的,但如果养成随时随地利用零碎的时间随手阅读的习惯,我们就可以饱览群书、渐渐变成博学多闻的人。你可以在报摊、书亭、酒吧、茶楼等处利用零碎时间翻阅书籍,坚持感受时尚气息,不让自己变得枯萎。当然,也不要忘了你的专业书籍,你可以通过浏览专业网站和阅读专业图书来加强自己的专业素养,让自己成为社会和周围人们需要的人。

3)每天抽出一段时间独处,梳理自己杂乱的思想

生活繁忙紧张,使我们常常来不及仔细思考。然而,我们必须抽出时间来认识自己,反省过去,检查自己一下得到了什么,失去了什么,以便下一次更好的应对。

不同的人通常有不同的处理方法。有人喜欢在熙熙攘攘的人群中思考,可能是信奉那句德国谚语"只有在人群中间,才能认识自己";有人喜欢接触大自然,或者到草地上走走,或者坐在窗前眺望窗外的风景;也有些人喜欢独处静室,一个人静静地想。

总之,每天抽出一小段时间沉思,检验你的生活、理想和为人处事,才能有所感悟、有所发现、有所收获,才能够扬长避短。认识自己是很难的。很多明智的选择都是因为听从内心的声音,而我们的内心又是如此容易被忽略和压抑。

智慧固然在很大程度上取决于一个人的 IQ 值,却绝不是天生的。学识、阅历,善于吸取经验教训会使一个人迅速成长起来。智慧就这样一点点从内心雕琢一个人,塑造一个人。智慧使女性能真正把握好自己,明白什么是自己需要的,什么是可以舍弃的,并获得从容自信,最后你的周身散发出超然的气质,从人群中脱颖而出。

2. 自信

自信是女性立身处世难得的气质袈裟;自信是女性自我欣赏、

自我肯定的性格法宝。拥有自信的女性，也拥有了魅力。透过魅力形成一种财富、一种精神、一种恒美。自信能使人拥有年轻的心态，用积极的态度去面对一切，更是女性魅力的一大亮点。自信绝不是浮夸的，而是一种沉积！是内涵、修养、文化、精神的综合体现。

然而在现实生活中，各种各样的烦扰让我们失去了应有的自信。一项大型调查发现，我国只有4%的女性认为自己是美丽的，这也从一个侧面反映出女性对容貌的不自信。特别是女性到了40岁以后，身体各方面的变化更让人难以找到往日的青春感觉，自卑可能悄然滋生，赶走了自信。而对自己能力以及生活中其他方面的不自信也在生活中常常见到。某些女性已经知道这些品质的必要性，却仍旧没有给予它们足够的重视。

洛克•菲勒说："自信能给你勇气，使你敢于向任何困难挑战；自信也能使你急中生智，化险为夷；自信更能使你赢得别人的信任，从而帮助你成功。"实际上，自信并不是年龄问题，而是态度问题。我们每个人都有自己的骄傲和成就，有着别人无法替代的独特优势。你所需要做的只是激发内心的自信，赶走不良情绪，更好地面对生活，展示自我独特的风采。你不妨尝试一下这些做法：

1）形体训练

锻炼能提高人的自信，纽约州立大学曾经做过一项实验，将57位被调查者分成两组，一组进行为期16周的形体训练，另一组修完一门体育理论课程。结果显示，锻炼组的自信提高远大于非锻炼组。所以，如果你对自己的形体有任何不满，或者仅仅是作为一种情绪调节，你都可以尝试参加锻炼来改变现状。运动场上的汗水会让你体形更好，而对于身体的认同感增加会让你的自信增强。

2）认识自我

"聪明的人只要能认识自己，便什么也不会失去。"不要只注意自己的缺点，要从已经做过或者能够做好的事情中获取满足感。认识自我，是我们每个人自信的基础与依据。一个人在自己的生活经历中，在自己所处的社会境遇中，能否真正认识自我、肯定自我，如何塑造自我形象，如何把握自我发展，如何抉择积极或消极的自我意识，将在很大程度上影响或决定着一个人的前程与命运。事实上，每个人都有巨大的潜能，每个人都有自己独特的个性和长处，每个人都可以选择自己的目标，并通过不懈的努力去争取属于自己的成功。为了培养长期的自信，你要巩固积极的方面，减少消极的方面。

3）逐步实现目标

给自己一个不现实的目标必然会导致失败，并损伤你的自信心。正如孩子在学会走之前先要学会爬一样，我们设定目标时也要视情况而定。不要一开始就设定一个终极目标，这样不但与现实差距遥远，难以达到，而且会让人望而却步。要在不同阶段为自己设定切合实际的目标，慢慢进步，这样可以给你带来每个阶段胜利的自豪感，更有助于你前进。

4）赶走自卑

有自卑感的人在与人交往时，会以担心受到拒绝、退缩、过度谨慎、强烈的自大和功利、急切希望受到赞赏等方式表现。常常有一个低沉的声音，说着"你不能""你一无是处"这样的话，否定你，无数次提醒你曾经有过的尴尬万分的场面，毫不留情地打击你。应该警惕的是，这种声音最容易出现在你情绪低落的时候。你应该明白它绝不是正常的自我反省，而只会伤害你。即使你处境不利，遇事不顺，但只要你赖以自信的巨大潜能和独特个性及优势依然存在，你就可以坚信：我能行，我能成功。

5）培养自己的专长

你是否也像大多数人那样,事事都会一点却没有一样可以拿出手的专长?也许"事事通"的假象有时真的让人感觉良好,但过分分散精力只会让你每件事都做不好,没有真正立足的资本。专家建议,选取 2~3 件你真正喜欢的事情,比如说,身体羸弱、不擅运动的人,经过努力可在智育方面出类拔萃;工作无法改变,则可热情地专注在某项嗜好上。诸如此类,你所得到的满足感会发挥弥补弱点之不足的效果,从而使你拥有较强自信。

6）与积极生活的人为伴

俗话说:近朱者赤,近墨者黑。在生活中,你的周围如果都是很消极的人,那么他们的消极态度也将影响你。如果你周围都是积极生活、对自己充满信心的人,那么这些也将感染你。生活中最不需要的就是,当你信心不足的时候,友人同你一起发现错误,并对你提出批评。相反,你需要一些能发现你优点的人,不断给你鼓励。研究表明,越是自信自尊的人,越不会轻易下结论去打击别人,他们很乐意鼓励他人,并使之与自己一起进步。

任何人、任何事都很难使自信的女性心灰意冷。自信、自强的女性也有不幸,但她们不怕生活中的困难和所发生的冲突。自信的女人从不在突如其来的困难面前低头,她知道应该怎样克服。她从不为小事而陷入失望和忧郁之中,也不把自己的问题强加到他人的头上,同时她也不喜欢依靠别人。她们身上具备女性所特有的弱点,但正是这些弱点证明了她们是真正的女性。此外,她们还是自强的女性,自强表现在她们能高度地评价自己,在任何情况下都能保持自身的优越感。

3. 温柔

女性如水,温柔的女性最让人心动。

可爱的女性各有其可爱之处,但就可爱女性的气质情致而论,那千种娇媚,万般风情,其实最主要的就是温柔。作为女性,你尽可以潇洒、聪慧、干练、足智多谋,但有一点却不能少,那就是温柔。温柔是一种智慧。平平常常的日子,善于温柔,日子便过得有滋有味。复杂艰难的工作,学会温柔,循序渐进的工作、事业便有不少新的创意。

"温柔"这两个字和关心、同情、体贴、宽容、细语柔声联系起来,它有一种无形的力量,能把愤怒平息,能使误解消除,能将仇恨化解。温柔是女性特有的武器,温柔有一种绵绵的深意,它缓缓地,轻轻地放射出来,飘到你身旁,扩展弥漫,将你围拢、包裹、熏醉,让你感到一种放松,一种归属,一种美。温柔是一种社会的折射。于人,温柔能折射出一个人的兴趣情调,品质修养;于社会,温柔能折射出一个社会的时代风尚、文明程度。

温柔是一块磁石,只要你进入磁场以内,就不知不觉地被吸引,想躲也躲不开。温柔不是生硬的装腔作势的表演,不是娇滴滴、嗲声嗲气地故作姿态;温柔是真性情,是骨子里生长出来的本能的东西。温柔是生命本体的一种自然散发,是在不经意间流出的情感。这种温柔的爱,经得起考验,历久不衰。温柔是人人都能感觉到的。一个女性站在你的面前说上几句话,甚至不用说话,就能感觉出她是温柔还是不温柔。

女性因温柔而可亲可爱。女性的温柔是女性谋求幸福的源头。温柔的女性给他人如沐春风般的爱恋,也给自己以最美丽的幸福体味。做一个温柔的女性吧,温柔不关乎年龄,只关乎性情,它会让40岁以后的女性散发更加独特的光辉。

4. 优雅

优雅,优美和高雅浑然一体。优雅是一种和谐,非常类似于美丽,只不过美丽是上天的恩赐,而优雅是艺术的产物。美丽不等于优雅。就好比花朵的颜色与香味的关系一样:一朵花可能姹紫嫣红，但不一定暗香浮动。

优雅不是一种时尚，也不是人们对自我的刻意雕琢。优雅，是一种气质，既体现在人的外表装束和言谈举止，也贯穿于学识修养、为人处世、道德行为等各个方面。

优雅之美之所以让人动心，正是因为她在举止之间没有粗鄙低俗的矫揉造作，没有自夸自耀的自我标榜；她谦逊自持，礼貌待人，不卑不亢，自然大方。

优雅的男人是值得尊敬的，优雅的女性无疑是可爱的。优雅的女性不一定要天生丽质、沉鱼落雁。但她们的举手投足都流露出修养、智慧和善良。

优雅是一种追求，没有时间、地点、物质、精力等种种条件的限制。优雅可以有很多种：年轻的女子可以优雅，不再年轻的女性同样可以优雅；富有者可以优雅，朴素者也可以优雅……每一种优雅都自然天成，每一种幽雅又都韵味独特。

世间任何东西，若只有一种固定的模式，那肯定是乏味至极的。所以世间的女性各有各的与众不同，而她们的优雅也总是不同的。奥黛丽·赫本的优雅是一个世纪的经典，但赫本的着装和风情却不能用在玛丽莲·梦露身上。追求优雅的女性一定要知道，盲目的模仿永远塑造不出真正的优雅。只有认清你自己，发现你自己，才能把心思花在最适合的地方，塑造出自己独特的优雅。

如果说女性似水，那么优雅的女性就可以水滴石穿，用智慧获得爱与尊严。实际上，做优雅女性并不难，不需要很高的条件。优雅的秘诀是：从身边的小事做起。没有过度的装饰，也不流于简单随便，坚持独立与自信，热情与上进。

优雅的气质赋予人们一种平和的心态，是那种猝然临之而不惊、无故加之而不怒的大度，是那种不管风吹雨打、胜似闲庭信步的自信和从容，是那笑骂由人、自我安然自适的潇洒和悠闲，是那种不被名利所驱使的淡泊,是那种有点书卷气的儒雅……

优雅还包括一个女性对美的独到见解和不懈追求。倘若整日衣冠不整,不修边幅,无论怎样也是同优雅联系不上的。所以,优雅女性着装永远都不甚张扬而富有格调,那感觉就像静静地聆听苏格兰风笛,清清远远而又沁人心脾。优雅女性的气质像竹,亭亭玉立高贵脱俗,即使只穿一袭布衣,你也会从简单朴质的外表下捕捉到这种不凡的感觉。优雅的女性要有充实的内涵和丰富的文化底蕴,这是除了外表之外的境界。

优雅的女性又是真正懂得爱的女性,她爱自己,爱老人,爱孩子,爱朋友,爱同事,爱工作,更加知道如何去爱生活。她明白男人需要爱,有时是理解;有时是关怀;有时是温柔;有时是刁蛮;有时是平淡;有时是火的热烈;有时是水的轻柔。优雅的女性,情感是细腻丰富却不乏理智的,和她相处的人会在彷徨、矛盾的时候被指明一条道路,从而卸下包袱。当然,优雅的女性还应当有情趣,她会偶尔地恶作剧;会采来山野的小花装饰生活;会在情人节的日子给爱她、她爱的人一份惊喜;会自己读书打发一个音乐与茶的下午。

5. 幽默

曾有这样的话广为流传,如果你不想再见到那个人,你只需在第一次约会时说:我爱你,我要跟你结婚,并且生一堆孩子。他准会一溜烟地跑掉。这当然只是一个小幽默。幽默绝对是对抗衰老,令你身心愉快的最佳药方。

在快节奏、紧张繁忙的生活中,你可以用微笑或开怀大笑来回到孩提时代的欢乐中。幽默能放松你的身体,消除脑部疲劳,缓解压力,激发创造力。幽默是一种智慧的表现,具有幽默感的人到处都受欢迎,幽默可以化解许多人际的冲突或尴尬的情境,往往能使人怒气难生,化为豁达,亦可带给别人快乐。

"笑"具有医疗效果的观点已有一段很长的历史,许多的研究指出幽默有助于疾病的治疗。当因为某事好笑而打动你的时候,你笑了;当你笑的时候,身体会产生相应的反应。你身体的数十块肌肉,先收缩然后又放松,脉搏和呼吸频率短时间内增加,血液中的氧含量增加。同时,大脑产生一种让人感觉愉快的物质,使其对疼痛的感觉下降。更有证据表明,笑可以激发你的免疫系统,增强淋巴细胞或其他免疫细胞的活性,增强对疾病的抵抗能力。

　　当你开怀大笑时,你的机体会更加放松,思维也更加清晰,这时你可能有能力解决那些以前为之大发脾气、看似无法解决的问题。而幽默的长期影响更是难以估量。愈具幽默感的人,受压力事件而致负面影响的程度愈小。幽默可以淡化人的消极情绪,消除沮丧与痛苦。幽默同样能帮助你处理不愉快和感到困难的事情。如果你能作到自嘲或困境中微笑面对,那你就可以在漫漫人生中更加得体的处理事情,感觉也会更好一些。幽默能缩短人际间的距离,因为幽默是一种人际沟通的行为,能促进人际互动、增进友情、亲密感及别人的赞同。

　　另外,不要担心笑会导致面部的皱纹。像小龙女那样没有表情并不是保持青春常在的秘方。事实上,无论是皱眉还是斜眼看人或者笑都会引起皱纹。皮肤科的许多专家认为,"积极"的皱纹不但无损你的优雅,还会让你更有魅力。

　　那么,如何培养幽默感,让自己拥有一颗随时随地发现幽默的心呢?

　　1)扩大知识面

　　幽默是一种智慧的表现,它必须建立在丰富知识的基础上。一个人只有具备审时度势的能力、广博的知识,才能做到谈资丰富,妙言成趣,从而做出恰当的比喻。因此,要培养幽默感必须广泛涉猎、充实自我,不断从浩如烟海的书籍中收集幽默的浪花,从名人趣事的精华中撷取幽默的宝石。

2）培养深刻的洞察力

提高观察事物的能力，培养机智、敏捷，是提高幽默的一个重要方面。只有迅速地捕捉事物的本质，以恰当的比喻，诙谐的语言表达出来，才能使人们产生轻松的感觉。当然在幽默的同时还应注意，重大的原则总是不能马虎，不同问题要不同对待，在处理问题时要极具灵活性，做到幽默而不俗套，使幽默能够为人类精神生活提供真正的养料。

3）积极乐观的心态

幽默的心理基础是乐观、积极向上的心态。要培养抗挫折能力，不怕失败，能看到事情积极的一面，不是一味地悲观失望。

4）笑的次数

每天努力笑15次以上，即使你需要努力地去寻找笑料。当你渐渐地养成每天都笑的习惯，一切就会变的轻松自然起来。即使你不是特别喜欢笑，也应该努力尝试。笑的心理变化，使你身体状态感觉更好。你甚至可以发现自己开始把幽默注入紧张的环境中，从会议室到休息室，幽默永远是受欢迎的。

5）明智的选择

切记，幽默应该是有亲和力的，而不是有杀伤力。如果你用种族或少数民族开玩笑，人们就会逐渐避开你。选择合适的题材来幽默，这样才会让你的幽默变成众人心中的轻松和欢乐。当然，选择幽默的时机同样重要。并不是每件事情都可笑，虽然笑有助于给人一种好的印象，但有些事情还是严肃对待比较妥当。

6）语言表达能力

丰富的词汇有助于表达幽默的想法。如果词汇贫乏，语言的表现能力太差，那也无法达到幽默的效果。幽默来自人丰富的内涵，随着知识面拓宽，阅历增加，举止谈吐自然会有所改变。真正的幽默是自然而然表现出来的，千万不要为了幽默而幽默，变成冷嘲热讽，或者变得油嘴滑舌。

最后，别忘记了俗话，笑一笑，十年少。让幽默的气氛充满我们的生活；让幽默感为你增加魅力；让幽默使你永远年轻！

6. 宽容

宽容是一种良好的心理品质，它不仅包含着理解和原谅，更显示着气度和胸襟、坚强和力量、洒脱和成熟。宽容是一种修养，是沟通人际关系的桥梁。常存宽容之心，你就有了克服困难战胜苦难的勇气和信心。宽容是福，生活在相互宽容的环境中，是人生的幸福。人生有了这种宽容的气度，才能安然走过四季，才能闲庭信步笑看花落花开。宽容是一种智慧，表面上是宽容别人，实际上更重要的是放过自己。

1) 放弃仇恨

学习宽恕敌人，甚至忘了所有的仇恨，也是一种明智之举。放弃伤害，就是种下了美德的种子。

在我们对敌人心怀仇恨的时候，就等于给了他们致胜的力量，给他们机会控制我们的睡眠、胃口、血压、健康，甚至我们的心情。憎恨伤不了对方一根汗毛，却把自己的生活弄得像地狱一般。世界上没有什么比仇恨更能伤害你自己的。

仇恨最容易损害一个人的容颜。仇恨会让我们面对山珍海味也没有丝毫胃口。莎士比亚说过，仇恨的烈焰会烧伤自己。就算我们没有办法爱我们的敌人，起码也要多爱惜自己。

面对仇恨，宽容要比记恨好的多。报复并不能让你的内心真正快乐，而宽恕才是最好的选择。

2) 不为小事烦恼

美国芝加哥的约瑟夫法官在裁判过 4 万多起婚姻案件之后说，婚姻生活之所以不美满，最基本的原因通常是一些鸡毛蒜皮的小事情。很多时候，正是因为一些小事，双方开始争吵，渐渐产生隔阂。很多男人表示，情愿安安静静地吃最普通的饭菜，也不愿意一边听妻子唠叨一边吃烤鸭或鱼翅。

爱默生讲过一个很有意思的故事。在美国科罗拉州朗峰山坡上，躺着一棵大树的残骸。这棵大树有着 400 多年的历史。在它漫长的生命里，曾经被闪电击中过 14 次。400 年来，它战胜了无数次狂风暴雨的侵袭，然而却死于一小堆蚁虫的侵袭。那些蚁虫是从根部往里咬，就只靠它们很微小却持续不断的攻击，渐渐伤了大树的元气。这样一个森林里的巨人，岁月没有让它枯萎；闪电没有把它击倒；狂风暴雨没有将它摧毁；却因为小小的蚁虫倒了下来。

谁没为小事而烦恼过呢？我们的生活就是由形形色色的小事构成，要想保持平安快乐，就不要让自己因为一些应该抛开和忘记的小事而烦心。生命何其短促，生活中有那么多神奇美妙的事情甚至来不及体验，何必要为小事而烦恼呢？它们不只浪费我们的时间，还破坏我们愉快的心情。

3）熄灭怒火

生活中有些事情触怒了你，这时候你的身体会发生反应，肾上腺素大量分泌，心跳加快，呼吸变得急速，消化停止。如果这些反应经常发生，那你的健康会遭到威胁。频繁的发怒已经被确认为是增加高血压、心脏病和其他一些致命的疾病发病率的危险因素。愤怒也影响我们的思维能力，降低我们的推理、解决问题和作出决定的能力。愤怒还让我们失去幽默感，与他人疏远，更让人加剧衰老，失去活力和创造力。愤怒其实是一种正常的感觉，但失控的愤怒感，会很容易导致你与他人发生争执、打斗或自我伤害。

科学证明，在与配偶争吵中压抑自己愤怒的女性，因心血管疾病、肿瘤和其他一些疾病过早死亡的可能性要明显大于那些在争吵中表达自己愤怒的女性。封闭的愤怒方式会令我们变得情绪低落和焦虑不安。因此,当我们感到愤怒时,便要透过一些健康的方法,适当地作出宣泄。下面就是一些处理愤怒情绪的方法:

(1)暂时抽身离开

在被激怒后,男人倾向于发脾气,女人则倾向于生闷气,而且需要大约1小时才能平静下来,也正是这段时间内,身体所受的伤害最大。一个行之有效的方法是暂时抽身离开那让你愤怒的处境,好使情绪得到平复。做点体力活动,散散步、游游泳、打扫房间或者收拾东西。由于愤怒触发了“斗争或逃避”反应,身体需要斗争或移动,与生闷气相比,运动是更加积极的清除肾上腺素的方法。

(2)片刻禅定

通常办公室是我们愤怒的主要来源,但工作的时候,要走上几里路或者跑上几圈来消除怒火也不大可能。在没有条件运动的场合,找一个安静的角落,作一作冥想、深呼吸,或做瑜伽。心情沉重、压抑时,换件舒服、柔软的内衣,穿上漂亮的外衣;头痛腰酸、心情不佳时,听听音乐、做做健美操、打打球。

(3)将不快以适当方式发泄出来

要敢于把自己不愉快的事向知心朋友或亲人诉说。当极其忧伤时,哭泣、读诗词、写日记、看电影、听音乐都是常见的宣泄方式。有位大学生感到忧伤烦恼异常,无意中打开收音机,节奏强烈的摇滚乐使他感觉好多了。这是一种音乐疗法。

(4)想想现在的幸福

愤怒容易让人放弃思维,但转念想想事情好的方面也是很重要的。需要花费一定的时间,但可以让你感到前景的良好,缓解情绪。当你要对家人发火时,想一想他们带给你的欢乐和对你的关心,也可能会平息怒火。

高品位的生活，高品位的爱好

做一件事，能从中得到乐趣和享受，是一件再好不过的事情。所以，千万不要丢掉你的爱好，让它们一直陪伴你，这会为你增添与众不同的魅力。在繁忙的生活之余，给自己一点空间，去做自己喜欢的事情，让我们的生活更加多彩。

1.读书

书籍永远是心灵最好的养料。古人说，三日不读书，便觉言语无味，面目可憎。虽然有夸张的成分，但阅读确实可以改变一个人的气质。读书或书籍的享受素来被视为有修养的生活中的一种雅事，爱读书的女性，无论走到哪里都是一道风景。也许她貌不惊人，但她的美丽，谈吐不俗，仪态大方，是从骨子里透出来的。这种美，不是鲜花，也不是美酒，只是一杯散发着幽幽香气的淡淡清茶。

书对于女性的作用，不像睡眠，睡眠好的女性神采飞扬，失眠的女性眼圈发黑。读书和不读书的女性，在一天之内是看不出来的。书对于女性的作用，也不像美容食品，滋润得好的女性容光焕发，缺乏营养的女性憔悴不堪。在一个月之内也是看不出来的。日子一天一天地过，书也要一页一页地读。清风朗月，水滴石穿，一月一年一辈子地读下去，书就像微波，从内到外荡涤着我们的心，徐徐地加热，精神分子的结构不觉间改变，书的效力就显现出来了。

当拿起一本书的时候，你会立刻走进一个不同的世界；如果那是一本好书，你就能立刻接触到世界上一个最健谈的人。这个谈话者引导你前进，带你到一个不同的国度或不同的时代，跟你讨论一些你从来不知道的学问或生活问题。

岁月无情，漂亮的时装、昂贵的化妆品，终究未能挽留住女性的青春，而浑身洋溢的书卷味，是她们永恒的美丽的源泉。有人说：书，是女性最好的饰品。因此，对女性来说，读书比任何时装和化妆品都更容易让你增添姿彩。打开书，走进五彩斑斓的思想丛林，顿觉异香弥漫，沁人肺腑，总能感悟些什么。书，使缺钙的思想变得坚强！

对于书，不同的女性会有不同的品味，不同的品味会有不同的选择，不同的选择得到不同的效果，因而演绎出一道女性与书的风景线。有的女性，读书是为了获取知识，增长才干；有的女性，读书是为了愉悦身心，陶冶情操；还有的女性，读书只是一种娱乐和消遣。

有魅力的女性是充满书卷气息的。有一种渗透到日常生活中的不经意的品位，谈吐超凡脱俗；有一种不同于世俗的韵味，在人群中卓然而立；有一种无需修饰的清丽，超然与内蕴混合在一起，像水一般柔软，像风一般迷人。

书让女性变得聪慧，变得坚韧，变得成熟。多读些书吧，读些好书，它会让女性保持永恒的魅力。

2. 电影

现实中有太多的缺失，在电影中却可以找到完美。看电影绝对是一件既奢侈又高雅，甚至有些自我折磨的事情。并不是随便看了一两部电影的人，就可以说自己是喜欢看电影的人。真正欣赏电影的人，是看那些大多数人并不会去看，也不知道要去看的电影的。

一个懂电影的女性，绝对是一个有品位的男人不能放弃的追逐对象。她会像咖啡一样意味悠长，像玫瑰一样馥郁芬芳。让她记住和感动的，也许只是一句对白，一个眼神，或者一个不经意间滑过的音符，甚至一幅做背景的油画也可能触动她的心弦。她一定有最喜欢的电影音乐，她一定熟悉影片中那些不足为外人道之的奇妙感受,她可能经常参加电影沙龙等活动,与朋友一起欣赏电影,分享感受。

3. 音乐

在紧张的工作学习之余听上一段音乐,可以放松一下紧张的神经,获得美的享受。一首美妙动听的乐曲,不仅可以使人感到悦耳,而且能够激发人的感情,影响人的内心世界。

一个人从出生到衰老,时时能听到音乐。它对人有极强的感染力,对于人的精神世界具有直接的影响作用。你如果善于鉴赏优秀的音乐作品,并具备感受和理解这些音乐作品的能力,你就能从丰富的音乐世界中得到性情陶冶和心灵的美化。

音乐是通过有组织的音(主要是乐音)所形成的艺术形象,表现人们的思想感情,反映社会现实生活的艺术。欣赏音乐是一种审美活动,音乐声波是一种高质量的能,当人们欣赏一曲高雅美妙的音乐后,音乐声波中的能作用于人体后可转化为一种生物能,可使人体中潜在的能量得到激活,从而使人的生物节律得到调节。音乐在调节情绪、平衡心理方面有独特的疗效。如果你感到自己身心疲惫、不堪重负的时候,不妨坐下来,静静地欣赏一下音乐,或许会对你的心理不适有所帮助。音乐能使人的血液成分发生有利的变化,有助于提高人体的免疫力。

如果你打算现在开始每天欣赏音乐,这里有一些建议:

1)培养正确的欣赏态度和习惯

每个人都根据自己不同的欣赏能力倾听音乐。清晨起床的时候,最好听一些轻快、优美、宽广的歌或乐曲,如《春江花月夜》等,能使人精神饱满,驱走睡意,对一天的工作充满信心,给一天的学习生活带来全新的感受与无限活力。

吃晚饭的时候,是听交响乐、协奏曲、歌剧或者戏曲的最佳时间,因为在这时候,会有较多的空余时间,大脑兴奋程度较强。

如果出席音乐会，那么良好的习惯一定会有助于你。出席音乐会一般要穿比较正式、干净整洁的衣服，要有好的仪表，以表示对台上演奏者的尊重。另外，演出当天，一定要尽早赶到音乐厅附近，务必提前入场。提前入场有很多好处，可以平静自己的心气，从容等待音乐的沐浴，可以有充裕的时间阅读节目单上有关乐曲、乐队、指挥的详细介绍。如果迟到，不能冒然进入，要等到演奏告一段落时才能进去。欣赏音乐时应全神贯注，仔细品味，适当的时候鼓掌。一般来说，在会场随意走动、谈话、吃东西等都是不礼貌的。尽量避免携带那些容易发出干扰噪声的物件入场，比如手机、塑料袋、塑料瓶、购物袋等。

2）欣赏方式要多样

可以参加音乐会，也可以选用唱片、CD 机、mp3、录音带。广播和电视台播放的音乐节目也是不错的选择。如果有关于音乐的主题节目或者讲解，请千万不要错过。倾听音乐的最简单的方法就是纯粹为了对音响的乐趣而倾听，这时单凭音乐的感染力就可以把我们带到一种无意识然而又是有魅力的心境中。音乐包括声乐曲和器乐曲、现代音乐和古典音乐。欣赏的乐曲可以是流行的也可以是古典的，根据自己的爱好，选择经典的曲目欣赏，相信你一定不会失望。类型方面，可以从近代的、民族的、小型的作品开始，进一步欣赏古代的、外国的、大型的作品。

3）积累音乐知识

要在平时多积累一些有关音乐的基本知识，即音乐语言要素的知识，包括表现手段、旋律、节奏、节拍、速度、力度、音色、调式、和声……正是这些要素的不同运用与组合，构成了音乐作品在感情上、色彩上、气氛上、个性上千变万化的表现力。掌握这些知识有助于领略音乐的动人魅力，更可以让你的知识得到丰富。

（1）作者和作品的时代背景。一首音乐作品，总是表现了作者对现实生活的感受，因此必须了解其产生的时代背景和时代特点。

（2）民族特征。一切音乐作品都植根于民族民间音乐或是概括体现了民族音乐语言的特点，与具体的民族民间音乐音调保持着密切联系。

（3）作者的创作个性。作曲家由于生活时代、环境、素养、经历和艺术趣味不同，表现为各不相同的创作个性。

（4）标题。标题是说明作品内容的一段文字，但有时也可以是一个题目。

（5）音乐语言的表现功能。音乐语言包括很多要素：旋律、节奏、节拍、速度、力度、音区、音色、和声、复调、调式、调性等。

（6）曲式和体裁。曲式是各种音乐材料排列的样式，也就是音乐的结构布局。体裁是在各时代、各民族、各阶级和阶层的社会文化生活中形成的。

音乐以其曲折流畅的节奏，蕴意深刻而回味无穷的歌词，繁杂简单的乐章和清脆圆润的声音细腻真实地触动我们的心弦，净化我们的心灵，抚慰我们的心绪，升华我们的精神和灵魂。每一个爱好音乐的人都是幸福的，一种来自精神内层的深深幸福。音乐本身是一种高层次的美，40岁以后女性的独特魅力与音乐之美完美结合，相信你一定会独具风格和魅力。

4. 书法

中国古代的才女，大多都琴棋书画样样精通。书法作为一门艺术，它不仅从字体、笔画以及篇章上能给人以美的享受，而且也能使学习书法的人，在书写过程中修身养性。

书法是我国富有弹性的独特书写工具——毛笔书写的方式方法，并依据我国汉字造型的特点，通过艺术构思、调动艺术手法而形成的。书法艺术，是中华民族珍贵遗产的一部分，历来为广大群众所喜爱。书法艺术有其自身的规律，如讲究执笔，运腕、用笔、使墨、结构、章法(分布)、气韵,等等。从书法构成的要素来说,包括了三个方面:一是笔法,要求熟练地使用毛笔,掌握正确的指法、腕法、身法、用笔法、用墨法等技巧;二是笔势,要求妥当地组织好点画与点画之间、字与字之间、行与行之间的承接呼应关系;三是笔意,要求在书写过程中表现出书者的气质、情趣、学素和人品。书法书写者在书写过程中呼吸趋慢,呼吸周期变长。特别是在书写篆、隶两种书体时,吸气时间甚至会超过呼气时间。书写者在运笔过程中,血压会逐渐降低,尤其是具有长期书法经验的人,其书写过程中,血压降低的程度明显比书法经验不足的人要大。从陶冶情操方面来讲,练字时,凝神静气,气沉丹田,以静养身,可以延年益寿。练好字又能培养人端庄稳重、遇事不乱的品格。

书法分为毛笔书法与硬笔书法两种。毛笔书法是我国有悠久传统的书法形式,在硬笔书法出现前,所谓的书法就是专指毛笔书法。硬笔书法,就是以钢笔、圆珠笔、蘸笔、铅笔、竹片、塑头笔等为工具,来表现汉字书写技巧,抒发作者情感的方法及活动。学习硬笔书法,必须做到书写上的正确化、规范化、匀称化。硬笔书法的书写工具包括钢笔、圆珠笔、竹笔、木笔、铁笔等,以墨水为主要载体。具有携带方便、书写快捷、使用广泛等特点。它与毛笔的区别在于变软笔的粗壮点画为纤细的点画,去其肉筋存其骨质。

学习硬笔书法,正确的坐姿很重要。身体坐正,两腿自然平放,头和上身稍向前倾,胸部离桌子一拳,两臂平放在桌面。右手执笔写字,左手按纸,纸要放正。笔杆放在拇指、食指和中指的三个指梢之间,食指在前,拇指在左后,中指在右下,食指应较拇指低些,手指尖应距笔尖约3厘米。笔杆与纸保持60°的倾斜,掌心虚圆,指关节略弯曲。

硬笔书法的用笔虽不讲究"藏头护尾、逆起回收",但是仍要注意起收、快慢、轻重,须横平竖直、粗细相间、曲直相生、长短相安,笔笔交代清楚。

　　毛笔书法是中华民族的传统文化瑰宝,学习毛笔书法不仅是对祖国优秀文化遗产的继承,更是提高素质的重要途径。古代有很多文人把练习书法作为修身养性,怡情寄兴的一种手段。甚至有古人对书法的研究,上升到了哲学的高度,老庄和易学都与书法有密切的联系。这种对书法的重视一直保持到现在,我国几乎每个家庭都挂有楹联、条幅、中堂等书法作品,比绘画艺术还要普及。书法艺术在我国是有着广泛而深厚的大众基础的。下面介绍一下毛笔书法基本常识。

　　1)五种基本书体:真、行、草、隶、篆

　　真书,也称楷书、正书,是在隶和章草的基础上发展而成的,更趋简化,字形由扁改方,笔画中减省汉隶的波势,横平竖直,特点在于规矩整齐,所以称为楷法,作为"楷模"通行的书体,一直延用至今。在唐代达到成熟,出现了王羲之、颜真卿、柳公权、欧阳洵、褚遂良、虞世南等楷书大家,形成了多种流派,流传至今。楷书书写重纵势,要善于利用毛笔丰富的弹性、锋芒,才能表现出点墨的优美,初学书法宜从平稳的楷书下手,立下基础,再求其他的变化。初学写字,不宜先学太大的字,中楷比较适合。一般说来,写小字与写大字是大不相同的,其原则上是:写大字要紧密无间,而写小字必要使其宽绰有余。小字运笔要圆润、娟秀、挺拔、整齐;大字要雄壮、厚重。大字下笔时用逆锋(藏锋),收笔时用回锋;小字下笔时则不必用逆锋,宜用尖锋,收笔时宜用顿笔或提笔。

　　行书,行书是楷书的快写,相传始于汉末。它不及楷书的工整,也没有草书的草率。它比楷书流动、率意、潇洒,又比草书易认好写。相传行书是刘德升所创,直到晋代王羲之的出现,才臻于完美。王羲之被尊为"书圣",他的行书《兰亭序》被誉为"天下第一行书",从而奠定了行书在书法史上的地位。行书中带有楷书或接近于楷书的称为"行楷"，带有草书或接近草书的则称为"行草"。行书也是日常生活中被广泛应用的一种书体。行书偏于楷书的又称为"行楷"，偏于草书的则称为"行草"。行书结构，主要是茂密而不拘谨，气清而有空灵之致，宽松而不失自然之韵，平实而又有动感之妙。

草书，是按一定规律将字的点画连写，结构简省，偏旁假借，并不是随心所欲的乱写，它的艺术欣赏价值超过实用价值。草书是中国文字最为简约的书体。一般分"章草"和"今草"两种。章草是隶书简易急就快写的书体。字字独立不连写，笔画带有隶书的笔意。今草是楷书的急就快速写法，点画飞动、上下字之间笔画痕迹往往牵连相通。后来，张旭、怀素摆脱魏晋传统的草法，创出新面目，于今草体格之外，益加狂肆，将今草进入一种全新的境界——狂草。"狂草"，一方面是由于所书时的疾速与诡奇，一方面是张旭、怀素所表现出来的颠狂态度而得。草书，一般人是难以辨认的，草书比起其他字体，书写空间的排列、点线的对应，更能自由的发挥，也就是草书最能表现书法艺术的精神。

隶书是由篆书演变而来的一种书体，是相对于篆书而言的，隶书简化了篆书中的繁难字形，又把篆书的圆转笔画变为接近方折，多用藏锋笔法。隶书结体扁平、工整、精巧，便于书写。汉隶在笔画上具有波、磔（zhé）之美。所谓波，指笔画左行如曲波，后楷书中变为撇；所谓磔，指右行笔画的笔锋开张，形如燕尾的捺笔。写长横时，起笔逆锋切入如蚕头，中间行笔有波势俯仰，收尾有磔尾。这样，在用笔上，方、圆、藏、露诸法俱备，笔势飞动，姿态优美。

篆书，其实就是掾书，也叫官书，是一种规范化的官方文书通用字体。标准篆书体的体式是排列整齐，行笔圆转，线条匀净而长，呈现出庄严美丽的风格。分大篆、小篆，多是中锋运笔，书体字形繁难，没有篆书的专门功底，一般来说很难辨认。现在只能作为篆刻印章等艺术品供人欣赏。但是，以其合理取舍，巧妙整理，应用于商品包装、标志等特定场合，同样能够发挥装饰美化的作用。

2）毛笔书法的欣赏要领

（1）笔法

笔法，即书法的运笔方法，线条制作方法，线条为中国书画最基本的表达形式。毛笔笔法有方圆之分，也有方圆并用的。好的笔法一般来说有停蓄，各笔画还要有疾徐快慢之分，形成一定的节奏感。用笔要求有力度和质感，错落有致，富于曲线美和形象美。楷书要求一笔不苟，笔笔独立不相连续，靠笔势、笔意使字贯气，而有飞动之势；行书应用牵引、笔势的动作增加变化，风流潇洒；草书用笔纵横跌宕，绚缦多姿。

（2）结构

书法的点画线条在遵循汉字的形体和笔顺原则的前提下交叉组合，分割空间，形成书法的空间结构。空间结构包括单字的结体、整行的行气和整体的布局三部分。结构的要求：单字的结体要求整齐平正，长短合度，疏密均衡。书法作品中字与字上下（或前后）相连，形成"连缀"，要求上下承接，呼应连贯。整体布局。要求字与字、行与行之间疏密得宜，计白当黑；平整均衡，欹正相生；参差错落，变化多姿。

（3）墨法

墨法与笔法相辅相成，笔飘则墨浮，笔涩则墨沉。用墨是指墨的着色程度，如浓淡、枯润等。运墨好坏直接关系到字的艺术效果，古代书法家历来重视用墨，讲究运墨一定要"带燥方润，将浓遂枯"。通常来说，楷书的运墨要求停匀，行草书则要求运墨要有较多的变化。墨色的干湿浓淡变化，不仅与笔法的轻重缓急相融合，增强了音乐感，丰富了节奏层次，而且墨色变化对作品的情调风格能起到渲染作用，使作品韵味更足。

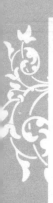

（4）章法

指安排布置整幅作品中字与字、行与行之间呼应、照顾等关系的方法，亦即整幅作品的"布白"。通常要求整幅作品一气呵成，即通幅作品笔法、结构、墨法要既有变化，又要贯串一气，相互呼应。同时篇章要疏密得当，"疏可跑马，密不透风"。

书写时必须处理好字中之布白、逐字之布白、行间之布白，使点画与点画之间顾盼呼应，字与字之间随势而安，行与行之间递相映带。布白的形式大体有三：一是纵有行横有列；二是纵有行横无列（或横有行纵无列）；三是纵无行，横无列，它们或有"镂金错采"的人工美，或具"芙蓉出水"的自然美。

书法创作的最高境界是"心忘于笔，手忘于书，心手达情"，初学者在临摹的时候最高境界也当如此。要想达到这一点，则须要更多地在精神层次上去体会探求。此外，毛笔书法还讲究格调、灵气、神韵等，这些表现了整幅作品的风格、气度、节奏和韵律，同时表现出书写者的艺术修养和在书法作品中体现出来的个性特征和艺术灵性。

只要掌握住这些基本知识，细心揣摩，就可以从书法作品中得到美的享受。如果你有兴趣每日提笔临帖，练习书法，必将有更大的收获。40 岁以后的女性，如果爱上书法、迷上书法，不但可以修身养性，更可以塑造气质，提升魅力。

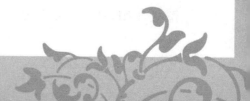

第五篇

穿出来的精彩

——服饰篇

服饰——最好的魅力证明

俗话说：人要衣装，佛要金装。一身得体的服饰不仅能为女性秀丽的面容、窈窕的身姿增光添彩，而且能恰到好处地衬托出女性的身份和气质，还能增强女性对生活和事业的自信心。

"服饰之美"是人类永恒的话题，正如爱美之心人皆有之，不分男女老少也。服饰写满了你的社会符号。中国古代对服饰非常讲究，其讲究倒不是因为漂亮与否，而是权力地位之象征。莎士比亚曾有一句名言："衣裳常常显示人品""如果我们沉默不语，我们的衣裳与体态也会泄露我们过去的经历"。在时光机器驶入 21 世纪时，服饰已成为时尚的一种象征。服饰不再仅仅是御寒之物，它溢出实用之外自成一派。

我们生活在一种匆匆而过的"街道文化"中，无论你是否喜欢，在社交中你留给他人的第一印象，你的信誉，以及你终生在众人心中所处的位置，往往都是通过最初你的外表留给人的印象建立起来的。在现代快节奏的生活中，我们很难对一个初次交往就没有兴趣的人，再有第二次、第三次以至长期交往下去的兴趣，一种超乎个人能力的力量影响着人的未来。特别是在目前更加强调个性、平等、自由的社会中，服饰更具有强烈的社会属性和文化属性。

所以，重视服饰的作用，细心选择穿着是非常必要的。40 岁以后的女性，也许容貌体态不敌青春少女那般鲜活，但你拥有更宝贵的智慧，去花费心思恰当运用服饰吧！让服饰发出你的魅力信息，让服饰成为你最好的魅力说明。

塑造你的穿衣风格

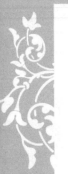

1. 逛街,淘宝运动

逛街对大多数女性来说都是一种天生的嗜好和具有无穷乐趣的享受,逛街也许不仅仅是为了购物,只是想看看沿街的风景及身边的人来人往,看看橱窗里琳琅满目的商品。不买但看着也是享受。

从大的方面说,逛街可以拉动内需,刺激消费,保证国民经济持续健康稳步发展;从小的方面说,逛街能健身减肥,同时让女性更赏心悦目。逛街,是很好的有氧运动。女性逛街少则 1~2 小时,多则 3~4 小时, 这样不停地走动可增加腿部力量, 消耗体内大部分热量,达到健身效果。一般来说,当你喜欢逛街,热衷于购买服饰、化妆用品的时候,一定是你期望美丽和需求美丽的时期,对事业和生活充满了进取心;当你少了或没有了为美而逛街的兴趣,也就失去了女性特有的那份光彩,对自己美丽的呵护也会疏懒。所以,女性热爱逛街的指数是女性魅力的一个辅助指数, 没有找寻和购买热情的女性,魅力指数一定是大打折扣。所以说女性要热爱逛街,要坚持培养对逛街的感情。

每月至少逛街 2~3 次。既要选择高于你消费能力的商场,以此提升你的审美兴致,激活你的感受和心境,还要逛适合你消费的商场,有节奏地更新服装和饰品。

对女性来说,逛街需要理由吗?只要有心情、有需要、有条件就可以去逛逛。经常逛商场至少有 3 个好处:一是观念上的,关注流行,刺激自己麻木和迟钝的神经,让自己能跟上时尚的脚步;二是实物上的,提前搜索,看看有没有适合自己的好东西;三是健康方面,逛商场还可以锻炼身体,保持形体,不枯燥且行之有效,一举多得。所以,去逛街吧,去发现接收各种信息,发现属于你的魅力物品,把它们作为战利品带回来,在适当的时刻它们会成为你的魅力代言。

如何选择购物伴侣呢?购物伴侣要选择购物观、价值观、消费观大体一致的朋友。一般两人为宜,这是因为一人购物会被导购小姐搅得晕头转向,需要有个人在旁边帮你守住"定力";而三人以上去逛街,每人想看、想买的东西不大一样,难免遇到分歧,很难统一意见,往往无功而返。

逛街也要防污染。在大型商场里,空气中所含二氧化碳往往是室外的 3 倍以上。悬浮颗粒物亦超过规定限度(国际标准小于0.02 毫克/立方米)多者达 10 倍。除此之外,人流带来的噪声,也超过国家标准噪声强度(不包括出售音响设备柜台)在 60 分贝以内的要求,而达 80 分贝。时间一长就会导致头晕心慌、胸闷气促、呼吸不畅、恶心呕吐、血压升高等。有些商场或专卖店曾进行过装修,所用油漆、胶合板、刨花板、泡沫填料、内墙涂料、塑料贴面等材料中均含挥发性有机化合物。这些化学污染物产生的刺激性气体可通过气味等感觉效应、黏膜刺激等作用于人,刺激眼、鼻、咽喉及皮肤,引起流泪、咳嗽、喷嚏等反应,长此以往还会使呼吸功能下降、呼吸道症状加重,导致多种呼吸道疾病。为避免受到环境污染,应尽量把逛商场的时间控制在两小时以内,然后即去室外空气新鲜处散步,以保持身心的健康。

2. 着装,塑造自己的风格

女性到了中年时期,穿戴应较年轻时不同,不宜再像少女时期那样无所顾忌。你穿衣时是否会有这样的问题:穿着风格是否该跟着流行走?平日的穿着是突出个人风格更重要,还是穿着得体更重要？色彩流行专家明确的告诉我们：在得体的基本前提下，穿着展现个人风格是非常重要的，只有风格才能让你的服饰表现自我的独特魅力，与满街的"流行复制品"区别开来。先找到你喜欢的风格，然后与自己的实际情况相结合，扬长避短，就能达到很好的整体效果。

（1）衣服颜色既不可太花哨，也不宜太素淡，尤其要注意颜色的搭配，使之互相陪衬，相得益彰。不宜同时穿超过三种颜色的衣服。

（2）服装款式不宜太复杂、繁琐，不宜选用衣服上花边、褶子、口袋过多的服装，太累赘的款式反而会增添老气。造型不宜夸张新奇，不需要过多的装饰。

（3）中年女性一般不宜穿无袖衣衫，特别是手臂粗壮者，夏日短衫袖子也不宜过短。尽量穿直线条的服装，以免暴露肥胖体型。

适合 40 岁以上的女性着装风格大概有这几个类型：

1）成熟典雅型

典雅型着装的特点是保守优雅，简单大方，给人稳重端庄、智慧干练的印象。因此，在款式、布料、色彩、服装搭配、饰品等各个方面都要把握"不温不火，不多不少"的原则，选择注重质感，做工精致，剪裁大方的服饰，不追流行，却永不过时。中年女性要有一两套质料好一些的衣服，样子不妨传统一些，比如女士的西服裙装，它们在任何时候都不会显得过时，而且不论上班或其他正式场合都可以穿。

2）轻松休闲型

随着中性化审美趋势的日益提高，轻松休闲型着装也成为越来越多人的选择。人们要求在紧张和压力之下能让身体和心情得到放松休息，休闲型着装是最好的选择。休闲型着装的最高要领是穿着舒适，这也符合现代生活追求享受的宗旨。

轻松休闲型服饰更加注重舒适的选择，在做工、裁剪方面更加注重品质。习惯休闲型服饰的女性，穿上传统的套装也许会显得过分严肃或老气，但上班时又需要在一定程度上强调权威与庄重。这时，可以尝试格子或条纹式的半套套装，或者在套装里搭配休闲风格的套头衫，或者搭配一条品质好的西裤，就会显得亲切友善，又不失专业。也可穿休闲职业风格的衣服，款式上给人轻松和宽松的感觉，但是也突出了职业女性的干练和职业特色。

3）艺术创意型

过于老气，是中年女性着装的常见病：有的女性自以为到了中年，就应一本正经，不苟言笑，慢慢地失去了朝气，没有了情调。如果你希望穿着打扮独树一帜，引人注目，那么艺术创意型是很好的选择。这种着装风格的艺术性最强、创意大胆、别具一格、独特耀眼、前卫出众，适合自信心很强、审美观独特、追求时尚的女性。如出席公共场合，采用色彩搭配的形式比较好，这种搭配采取同色调而层次不同的变化，符合装扮统一的艺术规律。可给人以端庄、沉静和稳重的感觉，适合于气质优雅的成熟女性。

只要你有独特的创意，40岁以上的女性也能穿出时代前沿的美感。抽象、大胆、特殊图案的印花，追随流行尖端质感的衣料，强烈独特的配色，大胆夸耀的配饰，上下身的创意组合等等，都是表现艺术创意型特色的最佳选择。

并非一个人只适合一种风格，选择你喜欢和适合的风格，有时候也可以尝试一下其他的类型风格，会有不一样的心情和感觉，也许你会从此喜欢上它。

3. 得体，穿着的最高原则

穿着得体与否，反映了一个人文化素质之高低，审美情趣之雅俗。既要自然得体，协调大方，又要遵守某种约定俗成的规范或原则。服装不但要与自己的具体条件相适应，还必须时刻注意客观环境、场合对人的着装要求。决定今天你该穿哪套服装的因素，不是你的喜好，不是你的情趣，也不是你希望打扮得漂亮出众的愿望，而是你今天到哪里去？你去做什么？你希望得到什么？如何才能穿着得体？这就要注意在穿着打扮时，注重时间、地点、场合这三个因素。

1）重视时间因素

首先，时间原则指穿着打扮应该随着季节的变化而变化。春夏是美丽多彩的季节，青春的气息会让人觉得年轻了许多，无论是服装款式的制作、服装面料的选择、服装图案的设计，都呈现出千变万化的瑰丽色彩。为了与自然美景相映，衣着的颜色应力求鲜艳，以较柔和的暖色为主，不宜太深或太明亮。冬天虽然寒冷，但裙装能很好地突出身材的婀娜多姿，增添女性雍容华贵的迷人风姿。为了不使自己的体型和线条臃肿而穿得过于单薄，是不合时宜的。而且隆冬受寒，会使女性的腿患上关节炎甚至妇科疾病，因此，应注意保暖，避免穿裙子受寒。如果是厚呢长裤，配以羊毛紧身裤和高筒皮靴，则具有一定的保暖作用。

其次，时间原则指穿着打扮的时代感和时尚性。女性在穿着打扮时应充分留意时代的潮流和流行的节奏。所谓时尚或流行，通常指某种形式的服饰（如色彩、款式、质地和图案等）在一个特定的阶段内受到社会上一部分人的爱好和欢迎。过分超前，或过分落伍，都会被认为是不合时宜，大多数女性都选择正在流行的服装式样。

2）注意地点和环境

穿着打扮应与周围的环境相协调。服装的穿着场合能体现一个人的着装品位，当你去赴宴或听音乐会以及参加社交晚会时，最好能穿上华贵的晚礼服。当你远离喧嚣的都市，暂栖在绿荫如盖的树林之中，你可以穿一身宽松舒适的休闲服。总之，服饰的特点应该与所处的环境相对。

较为正式的场合,应选择正式的职业套服;较为宽松的职业环境,可选择造型感稳定、线条感明快、富有质感的服饰,以较好地表现职业女性的职业能力。服装的质地应尽可能考究,色彩纯正,不易褶皱。

　　穿办公室服装应注重职业形象,注意舒适、简洁,不宜过紧或过松、服饰的色彩不宜过于鲜艳,以免干扰工作环境,影响整体工作效率。应尽量考虑与你的具体职业相吻合的服装。袒露、花哨、反光的服饰是办公室服饰所忌用的,服饰款式的基本特点是端庄、简洁、亲切和持重。

　　晚装服饰的特色、款式和变化较多,需根据不同的场合和需求而定。闪亮的服饰是晚礼服永恒的风采,但全身除首饰之外的亮点不要超过两个。晚装多以高贵优雅、雍容华贵为基本着装原则,西式的晚装多为开放型,强调美艳、光彩夺目;中式传统晚装以中式旗袍为主,注重表现女性端庄、文雅的姿态。

　　工作中有较为正式隆重的会议、迎宾接待等活动,要选择专门的公务礼服。

　　公务礼服与职业装和晚礼服都有所区别,感觉介于二者之间。服饰的优良品质是最为重要的。色彩应以黑色和贵族灰色为主色,忌用鲜艳、流行的时尚色系。做工要精致得体,并要特别注意选配质地优良的鞋子。

　　在休闲时光,当然要选择舒适易穿的休闲服。一些轻松的职业场所也可以选用休闲服。

　　休闲服是为适应现代个性化的生活方式而产生的一类服饰,穿着舒适大方。休闲服较多地体现了回归大自然的生活观念,从面料、款式上更好地与人体亲密接触,体现了服饰与人体之间更亲密、更自由、更从容的关系,是新时尚、新观念的服饰语言。休闲服面料多为天然、优质,色彩则亲切、柔和,质地应易于吸汗,不需要

253

熨烫等复杂的打理。

3）注重礼仪气氛

场合原则通常指穿着打扮在不同的场合有不同的要求，有的是出于礼仪的需要，有的是为了气氛的协调。出席丧礼奠仪，必须穿着庄重，以黑色等深色为佳，以示哀悼。喜庆宴席，特别是婚礼寿宴，可以选择色调活泼温暖的服饰，衬托喜庆的气氛。但要注意的是，结婚仪式上新娘要穿白色婚纱，宾客则需避免穿白色衣服，把焦点留给新娘，也表示对她的尊重。

4）适合身材

如果矮小身材，应量体裁衣，不要穿褶裙或过分宽大的外套，否则身材显得更小。可以选择高开叉的裙子，七分裤也是不错的选择。尤其是低腰的窄脚裤，最能让人产生修长的视觉效果。不要选择宽袍大袖的时装。

对于丰满身材，宽松的裙子配紧身的上衣有助于掩饰肥胖的臀部；可以利用合体的长外套或者休闲风格的长上衣遮盖肥胖的下半身；腰短的女性最好选择单排扣的夹克式上衣，腰粗的女性要选择腰部宽松的短外套。

如果你的肩太宽或太窄，袖子窄小、腋部宽大的服装是你最好的选择，也可选择毛线衫或汗衫以淡化不和谐的身材比例，不要穿茄克。衬衫面料要柔软松垂，褶皱自然。用"V"字领以加长颈部线条。

如果你的腿太短，选用短裙是最简单的办法。外套长短要刚好及臀部。斜裁的套装或长裙，会使腿显得修长。

如果你的大腿太粗，选用宽腿裤，可以掩饰过粗的腿。如果小腿并不粗，可以将裙子的长度放到膝部。如果你的小腿或踝部太粗；可穿高及踝部的靴子。

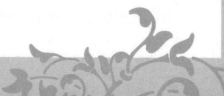

什么颜色让你更美丽

服装有三个基本要素：造型、面料、色彩。服饰语言主要是通过这三要素完成，三者都很重要，但最重要的是色彩，这是因为人对色的敏感度远远超过对形的敏感度。色彩运用得当，效果会非常出彩，色彩运用不当，整体感觉会下降很多。

服装的造型可分为外造型和内造型，其外造型主要是指服装的轮廓剪影，内造型指服装内部的款式，包括结构线、省道、领型、袋型等。

对于色彩的选择与搭配要充分考虑到不同对象的年龄、性格、修养、兴趣与气质等相关因素，还要考虑到在不同的社会、政治、经济、文化、艺术、风俗和传统生活习惯的影响下人们对色彩的不同情感反映。

面料是服装制作的材料，可分为纤维制品、皮革裘皮制品和其他制品三大类别。服装要取得良好的效果，必须充分发挥面料的性能和特色，使面料特点与服装造型、风格完美结合，相得益彰。

1. 四季色彩，四季优雅

每个人都有自己适合的色彩，许多人都是凭经验才知道某些色彩比其他色彩更适合自己，但是这些经验是经过多次尝试才得出的结论，直到从西方引进了独特的色彩季节色谱才使情况大为改观。

目前，时尚界应用最广泛的是"四季色彩理论"。这种理论把生活中的常用色按基调的不同进行冷暖划分和明度纯度的划分，帮

你找到自己的皮肤色彩类型。"四季色彩理论"将人分为春、夏、秋、冬四种类型，只要分析出你固有的色彩（指眼睛色、发色、肤色等天生的色彩），然后按照相关的春、夏、秋、冬的色谱去着装，就一定能够使你的服饰、化妆与你的头发和五官的天生色彩相得益彰，这样就能使你的形象更大方自然和富于感染力。

色彩世界五彩缤纷，通过颜色来表达却离不开红、黄、青三种基本色的调配，这三种颜色不能由别的颜色调合而成，因此被称为"原色"。由红、黄组成的色调是暖色，以蓝色为主要成分的色调是冷色。春季型的人较容易创造出活泼可爱、休闲的形象；夏季型的人高雅、浪漫；秋季型的人沉稳自然；冬季型的人戏剧性、利落的形象更能展现真实的一面。

"四季色彩理论"的成功之处在于，它解决了人们在化妆、服饰用色方面的一切难题。一个人如果知道并学会运用自己最适合的色彩群，不仅能把自己独有的品味和魅力显现出来，还能因为通晓服饰间的色彩关系而节省装扮时间。穿着的颜色可影响他人对你的印象，也会影响你自己的心情。穿淡粉红色的套装，这天的心情应该是愉快、温柔的；穿上鲜蓝色，会带来注意力集中的效果；如果穿绿色和咖啡色的搭配，心情自然放松和谐；想抛弃郁闷的心情，振作心情，或想转换心情时，只要充分利用色彩能量就可以达到很好的效果。

2. 属于自己的色彩，属于自己的美丽

要知道哪种色彩适合你，你就必须对不同色彩的色度深浅进行测试，挑一个不化妆的时间，坐到靠窗的、光线明亮的大镜子前仔细观察，注意利用自然光线。挑出用于测试的颜色，将这些色彩（可以是围巾、T恤、运动衫甚至毛巾）置于脸的下方就能观测出效果。如果你染了发，你最好把头发盖住（用白色以外的其他颜色），只测试这些颜色与皮肤和眼睛配在一起的效果。

测试时,要带着以下两个问题:

①你适合暖色调还是冷色调? 并问自己:"哪一种看起来更自然?"

②你适合对比色还是同色系的混合色?并问自己:"哪一种看起来更华丽?"

有了答案之后,你再对应相关的色谱,就会发现有一个对你最和谐的季节色彩配色谱,依据这个色谱,根据你的身体特点选择某些款式、面料、设计和饰物,你会有足够的余地演绎个人的色彩和风格,确保你最美的形象能准确、突出。

下面列举出四种季节人们的主要特征和适合颜色。

1)春季型

春季型人有着纤细、明亮的白色皮肤,脸颊上有一些珊瑚粉样的红润,一双闪闪发亮的眼睛,发色是明亮如绢的茶色,柔和的棕黄色、栗色,发质柔软。春季型人的服饰基调属于暖色系中的明亮色调,如同初春的田野,微微泛黄。春季色彩群中最鲜艳亮丽的颜色,如亮黄绿色、杏色、浅水蓝色、浅金色等,都可以作为主要用色穿在身上,给人明快、年轻的感觉。使用颜色时,可采用对比色调,即身上可同时出现两种或两种以上颜色,避免穿黑铁色和藏蓝等重色调。过深、过重的颜色会与春季型人白色的肌肤、飘逸的黄发间出现不和谐音,使春季型人十分黯淡。最好选用暖色的浅象牙粉底,眼影用明亮的浅金棕色系列和今年流行的金黄色、淡绿色等,口红、腮红选用珊瑚粉、橘红系列。忌用银色系首饰。属于春季型的人用明亮、鲜艳的颜色打扮自己,会比实际年龄显得年轻。

2)夏季型

夏季型人的肤色一般是粉白、乳白色,带蓝色调的褐色,或小麦色。毛发的颜色是柔和的深棕色,褐色,柔软的黑色,眼珠呈现深棕色,玫瑰棕色,眼神柔和。

夏季型人是最具有女人味的一族。适合以蓝色为底调的柔和淡雅的颜色，这样才能衬托出她们温柔、恬静的个性。夏季型人适合穿深浅不同的各种粉色、蓝色和紫色，以及有朦胧感的色调。粉色系也是夏季型的最佳色系，不同深浅的粉色可用做正装、休闲装、晚装、衬衫、毛衣、丝巾或首饰。

夏季型人属于冷色系的人，不适合有光泽，深重，纯正的颜色，而适合轻柔，含混的浅淡颜色。夏季型人不适合黑色和藏蓝色，厚重的黑色和藏蓝色会破坏柔美感觉。可用一些浅淡的灰蓝色、蓝灰色、紫色来代替黑色。夏季型人穿灰色会非常高雅，但要注意选择浅至中度的灰。

3）秋季型

秋季型的人，肤色是匀整而瓷器般的象牙色，褐色，土褐色，金棕色；毛发是褐色，深棕色，金色，发黑的棕色；她们的眼睛是浅琥珀色或深褐色。棕褐色头发，给人成熟、稳重感。

秋季型人是华丽的，属于暖色系，较适合棕色、金色和苔绿色，这些也是秋季型人的最佳代表色。选择红色时，一定要选择砖红色和与暗橘红相近的颜色。秋季型人是四季色中最成熟而华贵的代表，适合带光泽的颜色。秋季型人的服饰基调是暖色系中的沉稳色调。秋季型人穿黑色会显得皮肤发黄，秋季色彩群中的深砖红色、深棕色、湖蓝色和橄榄绿都可用来替代黑色和藏蓝。灰色与秋季型人的肤色排斥感较强，如穿用，一定挑选偏黄或偏咖啡色的灰色，同时注意用适合的颜色过渡搭配。

由于秋季型人的皮肤缺少血色，所以应选择正确的口红、腮红以此来突出脸色的透明感和红润感，粉底最好选用象牙色，然后涂上棕红或砖红系列的腮红，脸部会瞬间变得健康而有生气。

4）冬季型

冬季型的人肤色是青白色、略暗的橄榄色和带青色的黄褐色；

眼珠为深黑色,焦茶色;冬季型人发质较硬,通常有着一头浓密的黑发。冬季型人属于冷色系,黑、白、灰可以做永不过时的主题色,冬季型最适合纯色,纯正的红、蓝、绿、紫与黑搭配可以突显冬季型人的冷艳与热情的风采。冬季型人选择适合自己的颜色的要点是:颜色要鲜明,光泽度高。冬季型人着装一定要注意色彩的对比,只有对比搭配才能显得惊艳、脱俗。藏蓝色也是冬季型人的专利色,适合作套装、毛衣、衬衫、大衣的用色。

粉底宜选用偏玫瑰的冷米色,眼影采用蓝、银、灰色系列,口红、腮红采用深玫瑰红、酒红系列会把冬季型人五官抑扬顿挫的表情极其贴切地表现出来。

提示:不过要提醒一下大家,这只是简单的测试,而且很多的东方人还属于混合型的人。真正想要找到属于自己的颜色最好是通过专业咨询机构,他们可以帮助你找到最合适的颜色。

3. 合理配色,提升气质

"没有不美的色彩,只有不好的搭配"。着装必须要讲究色彩搭配。着装颜色的得宜及颜色搭配的和谐往往能产生强烈的美感,给人留下深刻的印象。因此,根据自己的特点和需要,选择适当的服装颜色,并进行合理搭配,是美化着装的一个重要手段。

颜色浓淡给人的感觉明显不同,浅淡的明色给人以轻快的感觉,深色暗色使人感觉庄重保守。应该根据不同场合的需要和自己或沉稳或活泼的特点,去选择适合自己的服装颜色。

暖色调(红、橙、黄)给人以温和、华贵的感觉;冷色调(紫、蓝、绿等)往往使人感到凉爽、恬静、安宁、友好;中和色(也就"安全色",如白、黑、灰)给人以平和、稳重的感觉。

颜色能给人以扩张感或收缩感,暖色、明亮的颜色会造成扩张感,冷色、深暗的色彩会造成收缩感。体型较胖者,一般宜选用冷色系的服装。体形偏瘦的,比较适合穿着浅淡颜色的衣服。

颜色能造成华丽感或质朴感。明亮的色彩给人以华丽感,深暗的色彩则给人质朴感。根据不同的需要选择不同色彩的服装,至关重要。

肤色较白的人,几乎各种颜色的服装都合适;肤色偏黑的人,可以选择色彩明朗、图案较小的服装,避免穿褐、黑、深、紫色等暗色调的服装;肤色偏黄、偏灰的人,避免穿黄色、酱黄色、米色、紫色、铁灰色、青黑色服装;面色粉红的人,适合白色或浅色装,忌穿蓝、绿色等系列的服装。

从服装设计的观点上来讲,颜色搭配得好坏,最能表现一个人对服装鉴赏能力的高下。舍弃个人主观的喜好,以客观的标准来决定颜色的搭配,乃是穿衣艺术的第一要诀。

一般来说,颜色的搭配有以下几种:

(1)同类色相配,指深浅、明暗不同的两种同一类颜色相配。如青配天蓝,墨绿配浅绿,咖啡配米色,深红配浅红等,同类色配合的服装显得柔和文雅。

(2)近似色相配,指两个比较接近的颜色相配。如红色与橙红或紫红相配,黄色与草绿色或橙黄色相配等。近似色的配合效果也比较柔和。

(3)强烈色配合,指两个相隔较远的颜色相配。如黄色与紫色,红色与青绿色,这种配色对比较为强烈。

(4)补色配合,指两个相对的颜色的配合。如红与绿,青与橙,黑与白等,补色相配能形成鲜明的对比,有时会收到较好的效果。

现在将日常穿的几种颜色的配色,供各位参考,但颜色搭配并没有绝对性,而且明度也关系重大。

红色配白色、黑色、蓝灰色、米色、灰色。

粉红色配紫红、黑色、灰色、墨绿色、白色、米色、褐色、海军蓝。

橘红色配白色、黑色、蓝色。

黄色配紫色、蓝色、白色、咖啡色、黑色。

咖啡色配米色、鹅黄、砖红、蓝绿色、黑色。

绿色配白色、米色、黑色、暗紫色、灰褐色、灰棕色。

墨绿色配粉红色、浅紫色、杏黄色、暗紫红色、蓝绿色。

蓝色配白色、粉蓝色、酱红色、金色、银色、橄榄绿、橙色、黄色。

浅蓝色配白色、酱红色、浅灰、浅紫、灰蓝色、粉红色。

紫色配浅粉色、灰蓝色、黄绿色、白色、紫红色、银灰色、黑色。

紫红色配蓝色、粉红色、白色、黑色、紫色、墨绿色。

在配色时，必须注意衣服色彩的整体平衡以及色调的和谐。通常浅色衣服不会发生平衡问题，下身着暗色也没有多大问题，如果是上身暗色，下身浅色，鞋子就扮演了平衡的重要角色，它应该是暗色比较恰当。刚开始研究配色时，不妨由单色的同色系着手，也就是用同一色调的深浅互相搭配，这种搭配法容易达到调和的效果，也是最不容易出错的配色法。然后再试着以素色配其他的素色。如果在素色中，加上一条碎花丝巾或三色皮带，就有画龙点睛之妙。素色搭配有心得之后，再试着配花纹格子条纹和图案。

服装搭配出的美丽

1. 裙装的搭配

裙子装扮着女性特有的美丽，更能体现女性的曲线，体现女性的柔美与婉约，更具有女人味。即使身材并不标准、形象并不可人，但是，当女性牵手长裙，顿时幻化成美丽时髦的精灵散发出迷人的气息。

夏季穿裙装清爽美丽,秋季穿裙装热情大方,冬季穿裙装富贵高雅,春季穿上裙装心情格外明亮。不同的季节有不同的穿法,不同的配色。裙装的面料也厚薄不一,丝绒的华贵流畅,雪纺的柔美绰约,印花的民族风情,蜡染的朴实生动,都在裙子上一览无余。着长裙则飘逸洒脱,穿短裙则利落活泼。无论是素裙、格裙或是花裙,都别有一番风致。

裙装最初只属于夏季,现在已经蔓延到春、秋、冬季。其实,裙装也不像我们想的那样是"只要风度不要温度"的装扮,只要选好质地、款式,裙子的保暖性与长裤、长衣相比丝毫不逊色,还能显出个性与品位。秋冬着裙装更能突出成熟女性的魅力,但搭配的难度也更高。下面介绍几款适合 40 岁以上的女性穿着,尤其是在秋冬季节穿着的裙装。

直筒裙:秋冬季节的裙装看上去一定要有质感,摸上去厚实温暖。可采用纯毛、羊毛呢、粗混纺织物、毛线纺织物、皮革等面料。裙子从上到下像个筒子,没有剪裁上的工艺,只在面料的图案及颜色上做功夫。合身的直筒长裙还能掩盖臀围过大,有拉长身材的作用。款式简单、大方是直筒裙的特点,色调、样式,配穿随意,既修身材,又完善形象,演绎出裙装的时代特征,比较适合 40 岁以上的女性穿着。

搭配:直筒裙长度多在膝盖以上一寸处,秋冬适合搭配中长靴,在丝袜的衬托下显出肌肤细腻的质感,动人之处尽显于膝盖上下,外面穿着长、中长风衣,显出靴子的"靓"点,风衣一般要长过裙边。直筒裙会让你风度、温度兼有。

"A"字裙:羊毛、花呢是"A"字裙多用的面料,素色或格子图案常见于其中,易于搭配。"A"字裙适应范围较广,除适合一般体型外,对于臀肥腿粗的女性来说它是最佳选择,它既能掩饰下半身不尽理想的身材,又能起到修身作用。款式大气、对年龄没有局限是

"A"字裙的特点，40岁以上的女性可以放心穿着。

搭配：一般以"A"字长裙加上短靴，外套风衣或上身羊绒衫或羊绒外套。

套装裙：套装裙又叫西服裙，面料要求比较讲究。长度及膝，颜色变化不多，传统的设计，上衣便于搭配各类职业装，适合职业女性穿着。

搭配：穿套装裙不宜穿靴子，鞋的款式选择也是越简单越好。外衣以质地较厚、保暖性强的长大衣最为适合。

要想把裙装穿得优雅得体，还要注意下面的几点：

如果下身的裙子是浅颜色，上身衣服的颜色一般不要太重或太花。

如果裙子的颜色很鲜艳，不要上下都花哨，浓中有淡才相得益彰。淑女式长裙的理想上装是合体的衬衫。裙子和上衣搭配好之后，千万不要让鞋子和袜子成为败笔。如果不是穿丝袜，袜子的颜色要与裙子的颜色和谐。鞋子的风格和颜色要与裙子谐调。

秋冬穿裙装要特别注意防寒保暖，不能美丽"冻"人，应该既要美丽，更要健康。

2. 风衣，风中舞动的美丽

什么衣服无论季节，无论时间，都永远时髦？什么衣服能让你帅气、挺拔，又同时性感、优雅？答案是风衣！当今的时装世界里，风衣在不动声色中占据了主动的有利地位，并隐隐约约地渗出前卫、冷静的风格。风衣，是成熟女性的标志。有风的日子里，风衣是最煽情的服装。随风舞动的衣摆包含着对秋天的种种眷恋，洒脱的女性用它来挥洒风度，而柔弱的女子用它来包裹自怜自爱。在渐渐被寒意侵袭的秋风里，风衣让你有种被拥抱着的安全感。

看似普通的基本款式，却能演化出变化莫测的万种风情。风衣是永不过时的，变换的只是每季所赋予的新的摩登细节和新的搭配方式。在风衣的简约优雅里,往往蕴藏着一些怀旧的情趣与美妙的传奇。风衣是十分实用的服装,它的设计完全是功能性的,不受年龄的影响。这一切都演绎着风衣本身势不可挡的魅力。风衣在女装大衣里的呈现,是女装成衣化的一场革命。它简约时尚、讲究实用性,有时又带有男孩样式与军人风貌。

1)经典又高雅的格子风衣

时髦的格子风衣最能挑战穿衣者的配色功力。格子风衣+同色系或对比色系的连衣裙+同色系鞋子,不论色彩多么出位,仍能保持娴雅的风范。

2)华丽耀眼的花纹风衣

兽纹风衣+深色高领内装。或浅色花朵风衣+浅粉色针织衫+浅蓝色短裙,如初春的雏菊一般散发清雅的芳香。当然,搭配不是一成不变的,只要配出味道,配出个性即可。

要穿出风衣的韵味来,不得不注意搭配细节,穿衣品味往往体现在这些看似不重要的细节上。

长筒靴:里面只穿必要的内衣,然后将风衣披挂上阵,紧紧地束上宽腰带,下配一双高度超过膝盖的紧筒长靴。这样的靴子足可以带领你走在时髦的最前端。

复古太阳镜:宽大的树脂边框,黑色或者玳瑁色,占据半个面庞的复古款式太阳镜,令人回忆起杰奎琳的风度、赫本的优雅。

另类腰带:风衣需要可以很快解开,如果腰带能随意垂下来做装饰,就最好不要把它扎起来,方显自然不造作。大胆创造新的穿着方式,比如用一条缎带或镶彩珠腰链取代原来的同色腰带,会有非常不同的效果。

围巾:围一条格子花呢围巾,同样格子面料的风衣让拥有它的女士更添高雅的气质。

衣领:最具变化多端的,是风衣的领式,既有紧身样式的尖领,也有严谨的小西装领,而立领、斜开领、不对称领、圆弧领等也不甘寂寞,既可遮挡秋风也可制造出神秘的感觉。

另外,风衣选购时要考虑面料是否防水、防风、防雨。风衣前襟要对称,车缝针脚和圆弧均匀。袖子要比里面的衣服长 1~2 厘米。与风衣最相配的手袋该是斜挎在肩上或拎在手里的简便款式。

3. 长裤,爽朗率真的个性

长裤适用于许多场合,但在正式的社交场合,不宜穿长裤,那会显得过于随便,应选穿西服套裙、连衣裙,也可以穿中式上衣配长裙。

穿对长裤,臀腿线条瞬间变得修长匀称,合身的长裤必定需要你选购时拿出足够的试穿时间。想选购一款合适的长裤,你可以参考以下的意见:

适合上班穿着的长裤款式,一种是无褶的,另一种是有褶的。穿这两种长裤时,上衣要穿着正式有型的款式,才会有专业感。

无褶的长裤可以搭配毛衣、罩衫及背心。特别是与长裤色彩近似的罩衫,可以使整体看起来更修长。穿打褶长裤时,要将毛衣、衬衫塞入裤子里,外套也非常适合与这两种长裤搭配。选购长裤的原则和裙子相同——款式愈简单愈好,这样也才能愈持久。

长裤的口袋应位于侧面,才不会让臀部看起来有扩大的感觉。应选择羊毛、针织布料、华达呢等布料制作的长裤。长裤的长度要刚好到鞋跟的上方,这样才能露出鞋子,并可将身材比例适当拉长。穿长裤时要搭配有跟的鞋子,最合适的是中跟的鞋子。长裤最好能有内里,除了较能合身,穿着舒适,还能掩饰身材的臃肿之处。直筒长裤比长裙更容易搭配外套。

要特别注意长裤胯下部分穿起来要平顺,这是长裤合身的重点,也是缝制技术是否精良的关键,不好的裤裆会让长裤穿起来有下垂、隆起的不合身现象。

买来的长裤,在穿的时候,也应该注意一些问题:

臀部线条不可松垮或是紧绷,要挺、要顺,方能达到提臀的效果。如果你臀部丰腴或下垂,不要选择过于紧身的剪裁或贴身的材质,如莱卡等。另外裤子在臀部的地方,不要有大口袋或其他显眼的设计,避免引起别人对臀部的注意。需要注意的是,裤子的外面不要显现内裤的痕迹,现在不少内衣品牌都推出了无痕内裤,很适合搭配贴身长裤或裙子穿着。

站立时,如果口袋自动张开,甚至露出里面的衬布,那一定是长裤腹部、臀部的地方过窄了。建议在长裤买回来的时候,两侧口袋的缝线不要拆开,不但有保型的功效,而且可以让你看来更瘦。

过紧的款式或过于贴身的材质,只会让大腿看来变粗;让大腿看起来最瘦的诀窍是能在大腿侧面抓出 2.5 厘米左右的宽度。

另外,腿不长的人,适合穿低腰裤搭配中高跟的鞋子,且裤长覆盖到鞋跟的一半甚或更长,如此腿看起来就会很长。

如果你有小腹, 也不用因为低腰裤会露出小肚子就避而远之。建议你将上衣外露在裤子外,就可以轻易地遮盖凸出的小腹了。

4. 针织衫,温暖贴心的宠儿

由于针织衫款式繁多、色泽艳丽、花式变化快、穿着舒适、美观大方、轻盈保暖,既可内穿又可外穿,既可活泼潇洒,又可庄重高雅,因此受到各类人群的普遍欢迎。无论羊毛、羊绒,或是细软的棉线质地,都可谓贴身的柔情,让肌肤真切体会融融的温暖,忘却被层层包裹的烦恼。每一个春天和秋天,针织衫都要登上时尚舞台,变化的只是针法、款式和颜色。如果有三两件时髦的针织衫轮番上阵,就基本可以让你的春秋过得有声有色了。

针法:针织品多变的编织纹理,摆脱一般面料只能靠裁剪玩出花样的局限,仿佛是一场随心所欲的游戏。

颜色:充满欢愉气氛的绚丽而美丽的色彩也被广泛的运用到针

织上,嫩嫩的鹅黄、沉稳的墨绿,都会彰显爽朗健康的女性印象。亮丽的色彩和极富时尚感的丝质材料九分裤,用最耀眼的色彩与华丽的质料,体现优雅的女人味。

搭配:在把柔软漂亮的针织衫穿上身的同时,不要忽视了和谐的搭配。一般来说,针织衫不需要画蛇添足的花哨装饰,简单而有细节设计的单色裤装就足以衬托率性的针织图案。

1)直敞大领口式

奔放的大开领,或者有荷叶边做装饰,都能将针织衫的柔软与放松感完美演绎出来,厚实的粗线毛衫也是一大看点,但要切忌造成臃肿印象。

穿着黑白灰色系的针织衫时,如果选择颜色艳丽的内衣,会格外抢眼;如果选穿同色系的内衣时,则显得比较内敛大方。

2)两件套式

两件套的针织衫可以成套穿着,也可以拆开单穿或与其他单品上装搭配穿着。此外,在稍凉的季节中,两件套的开衫还能和连衣裙组成很好的搭配,甚至可以实现以最少的数量搭配最多的花样,并根据温度适当调节,十分实用。色彩沉静的两件套针织衫是成熟女性的不错选择。

3)选购针织衫的要领

在选购之前首先要确定购买哪一种毛衫。由于毛衫的材质不同,性能有很大差异,价格也有悬殊,选购时要根据实际需要和条件。

在购买的时候最好先闻一下,如果没有异味才能购买,否则可能是化纤质地的,会对皮肤造成伤害。

购买时拉伸一下衣服的表面,检查针织的弹性如何,弹性差的针织衫水洗后容易变形。

检查针织衫表面所有纱线的接头是否平顺,针织的纹路是否一致,纱线的色泽是否匀称,仔细挑选后才会买得放心。

5. 衬衫,职场必备的法宝

衬衫永远是职业女性的必备单品,无论以何种姿态出现,它都是职业风采的体现,在悄无声息中流露出中性的人生态度。在一年又一年的时尚潮流中,衬衫总在不断地变换着表情,吸引着女性的目光。

较正式的衬衫固然是职业女性所必备的。休闲的衬衫也受到时尚女性的欢迎,无论是在颜色、图案、面料上,休闲衬衫总会让人感到惊喜。在色调上,虽然还是以白色、黑色、蓝色居多,但是又多了明亮的色彩,比如近来流行的珊瑚粉、鹅黄、草绿、宝蓝等。在图案上,休闲衬衫更是开放了许多,用得最多的是碎花图案,绣花、镂空也比较普遍地运用。在面料上,除了一直流行的带弹性的纯棉布,更增添了各种雪纺、真丝等悬垂的面料。这种面料的衬衫要的不是修身的效果,而是柔弱无骨的女人味。

V 领衬衫: 穿 V 领衬衫就像一个最会展露性感的高手,在或高或低、似露非露间,流露出优雅的"最"性感。大 V 领衬衫的最佳色彩如浅色,米白、纯白、浅咖啡、淡蓝都是上佳之选。可以是纯色,也可以是条纹图案,但是图案不要形成鲜明的对比,以若隐若现最好。穿 V 领衣服,可以修正脖颈及上身身材,变得纤细、优雅,最适合脸部大、脖子粗的人穿着。衣领的开幅较宽大,能使脖子看起来纤细。在小 V 字型衬衫领上,加入 V 型羊毛外套和西装外套,可使脸部看起来较小,颈部变长。V 领衬衫很好搭配,与及膝铅笔裙、长裤、九分裤、斜裁花裙搭配,都能浑然一体,和谐大方。

尖领衬衫: 颇具职业感的衬衫,也是最经典的衬衫。那种比较中庸的尖领,既不太大,也不太小,既不会走在潮流的风口浪尖,也不会落伍。而尖领衬衫的色彩永远是富于知性的、含蓄的,比如白色、蓝色、紫色、灰色。图案也是以纯色和条纹居多。这种款型的衬衫,最好是与质感较好的一步裙或是合体的西装裤搭配，展示穿着者的专业与严谨。

白衬衫：白衬衫最挑战气质，而且没有年龄歧视，任何女性在任何年龄段都可以穿着。白衬衫是经典中的经典。不管时尚风向标如何地转动，也不管今年流行粗犷的艳丽之美，还是婉约的细腻柔情，时尚人士的衣柜里始终不变的是白衬衫。如果你有一件不知道该如何搭配的单品，那就试试白衬衣，一定会有意想不到的惊喜。白色的鲜明亮丽，以及专业中不带有强烈压迫感的特质，尤其适合职场穿着。

白衬衫搭配一件剪裁得体的西服，清爽简洁，是典型的白领丽人的打扮。若配上一条休闲裤，穿上一件小马夹，就变成一位潇洒的休闲族，出游逛街，轻松自然。如果是一件前襟有蕾丝或本色装饰的淑女衬衫，那本身就是一件可单穿的服饰精品了。至于说到白衬衫的质地，初春时节还是以纯棉的最为舒适；真丝的留到初夏更加妥贴。

看似简单的白衬衣，可以是职业的，高贵的，时尚的。要善于用这件看似简单的白衬衣，衬托出你的美丽。

白衬衣易发黄，这是因为，肥皂溶于水后部分发生水解，所产生的钠离子在硬水中被钙、镁离子所置换，变成不溶于水的钙皂和镁皂，附着于白衬衣上，经过日晒，白衬衣就发黄了。用纯碱水、淘米水浸洗，可防止发黄。

6. 旗袍，摇曳生姿的秘密

旗袍是我国女性独有的传统服装，有独具一格的风度美。它被当代国际服装界誉为"东方女装"的代表，不仅受到我国广大汉族女性的爱戴，而且也受到西方欧美女性的青睐。旗袍用途广泛，既可作礼服，又能作居家常服，旗袍老少宜穿，四季相宜，雅俗共赏。

旗袍的造型与女性的体态相得益彰，线条简便，优美大方。低立领，使人的脖颈更透气、舒适；腰身紧收，袖口变窄，身长渐短，更突出了女性的体态美；纽扣设计不再局限于腋下，而是移到胸前、背后、偏左、稍右等处，显得随意大方。旗袍总能在宽一分、窄一寸的细微差别中，变幻出或端庄或性感的万千风情。

旗袍的特点是简洁，领线随意而舒适，领部造型也无需累赘；腰身苗条、沿上下曲线起伏；下摆宽窄适度，便于行走，采用弹力面料显现曲线，或利用公主线形式剪裁突出纤腰、臀部线条等。旗袍最大优点在于它能恰如其分地呈现出中国女性胴体的曲线美，并且制作上省工省料，穿着又很方便。它可采用多种面料进行裁制，如用真丝、纯棉、织锦缎等面料制成旗袍式连衣裙，这种裙装配上外套是最合适不过的职业装；脱下外套搭配各种首饰，又成为最迷人得体的晚装。随着选料不同，可展现出不同风格。选用小花、素格、细条丝绸制作，可显示出温和、稳重的风韵；选用织锦类衣料制作，可当迎宾、赴宴的华贵服饰。

40 岁以上的女性穿着旗袍可选领子略矮、裙长略长、连袖或短袖款式。将脖子稍露出些，腿部遮盖些，上臂遮盖加上裁剪合身，穿着后使女性曲线毕现，身材修长，能着重体现出东方女性的魅力。不同面料的旗袍，可搭配质地不同的披肩、针织外套及羊绒大衣，适合各种场合穿着。能着重突出东方女性娇小玲珑的身材，更令成熟女性风姿绰约。

选购旗袍时，要注意衣料特点与穿着场合。作为居家常服，可选用棉布、化纤面料做的旗袍；作礼服穿着，秋冬季可选用高级的丝绒、羊绒旗袍或者名贵的织锦旗袍，夏季可选用优质丝绸旗袍。选购旗袍还要注意体型特点。脖子短粗的，选择无领型旗袍；脸型圆胖的，旗袍领型要开深些；身材矮小的，可选用开长襟的旗袍。端肩阔背的身材、腰身太粗的女性，以及身高在 1.60 米以下和 1.70 米以上的女性都不适合穿旗袍。

旗袍的保养：旗袍不要连续几天穿着。要留意尖锐的物件，以避免旗袍钩洞与抽丝。不要为了贪方便将袖子高高卷起。如果旗袍不小心弄脏了，可以用微湿的布铺在脏处用熨斗熨烫一下，这样一些灰尘就会附着到布上，既清洁了旗袍，又起到整烫的作用。

服装的保养方法

服饰的保养方法以及穿着和存放时的注意事项，在很大程度上取决于面料的性质。下面谈谈常用面料的保养问题。

1. 棉麻服装的保养

棉织物耐碱性强，不耐酸，抗高温性好，可用各种肥皂或洗涤剂洗涤。洗涤前可放在水中浸泡几分钟，但不宜过久，以免颜色受到破坏。用洗涤剂洗涤时最佳水温为 40~50℃。麻纤维刚硬，洗涤时要比棉织物轻些，切忌使用硬刷和用力揉搓，以免布面起毛。洗后不可用力拧绞，有色织物不要用热水烫泡。棉麻是由纤维素大分子构成的，吸湿性很好，在储存时主要防止霉烂，也就是防止霉菌微生物的繁殖。方法主要是保持织品的洁净和干燥，特别在夏季多雨的季节要注意检查和晾晒。存放入衣柜或聚乙烯袋之前应晒干，深浅颜色分开存放。衣柜和聚乙烯袋应干燥，里面可放樟脑（用纸包上，不要与衣料直接接触），以防止衣服受蛀。如果不小心起了霉斑，可用几根绿豆芽，在有霉斑的地方反复揉搓，然后用清水漂洗干净，霉点就除掉了。

2. 毛织物服装的保养

在 30~40℃的温水中，加入适量的洗衣粉，将衣物放在水中浸泡 5 分钟，用双手轻轻揉衣物 2~3 分钟，然后用清水漂洗干净，切忌用搓板搓洗,手洗也不可用力揉搓。羊毛织物以干洗为最佳清洗方式,如果标示可用水洗时,禁用热水、碱性或浓酸洗涤。羊毛不耐碱,故要用中性洗涤剂或皂片进行洗涤。洗涤时间也不宜过长,以防止缩绒。洗涤后不要拧绞,用手挤压除去水份,然后沥干。

下面介绍一种"干洗"的方法,此法适用于麦尔登、大衣呢、制服呢、派力司、粗花呢等粗纺毛料服装。

首先,用干净的毛刷蘸上 120 号汽油,将毛料服上的油迹擦拭干净,然后挂在院子里,用小木棍抽打,边抽打边用刷子将呢服上的灰尘扫去。如此重复,直到尘灰基本去净为止。

然后打一盆温水,找一块干净的毛巾放在水中浸透(做水布用)。将衣服平铺在案板上,将毛巾捞出,稍整理一下即可铺在衣服上,用熨斗在毛巾上来回熨烫,使衣服上的尘灰不断地被毛巾沾去。烫干的毛巾要随时在水中漂净再用,照此程序"干洗",洗净一处,再"干洗"另一处,直到整件衣服都被洗干净为止。

毛料呢服易潮湿生霉。因羊毛中含有油脂和蛋白质,还易被虫蛀、鼠咬。在保管中应注意以下几点:

(1)最好不要折叠,应挂在衣架上存放在箱柜里,以免穿着时出现褶皱。

(2)存放服装的箱柜要保持清洁、干燥,温度最好保持在 25℃以下,相对湿度在 60% 以下为宜。同时要放入樟脑球,以免受潮发霉或生虫。存放的服装要遮光,避免阳光直射,以防褪色。

(3)穿过的服装因换季需储存时,要洗干净,以免因汗渍、尘灰导致发霉或生虫。

(4)应经常拿出晾晒(不要曝晒),拍打尘灰,去除潮湿。晾晒过后要等凉透再放入箱柜。

3. 丝绸服装的保养

丝绸织物洗前先在水中浸泡 10 分钟左右,浸泡时间不宜过长。

可用热水先溶化皂液，放凉后将丝绸夏装浸透。忌用漂白粉，忌用沸水，忌用强碱洗涤剂，忌用力搓洗。可选用中性肥皂或皂片，中性洗涤剂。洗涤完毕，轻轻压挤水分，应在阴凉通风处晾干。洗涤深色丝绸的夏装只能在净水中反复漂洗，或采用专门的丝绸洗涤剂，不能使用皂片及其他洗涤剂，以免出现皂渍、泛白现象。洗涤颜色鲜艳的丝绸夏装时，为避免掉色，可放少许盐。丝绸夏装在晾到八成干时，以白布覆盖衣面，用熨斗熨烫，温度不可高于130℃，熨烫时不必喷水，以免出现水渍痕。

丝绸的强度较高，加上蚕丝外面有丝胶保护，所以耐磨性较好。但因丝绸的纤维过细，与粗糙带毛刺的物质接触，往往会使丝绸"跳丝"而造成损伤。另外，也不要穿着丝绸服装在席子、藤椅、木板等粗糙物上睡觉，以免造成不必要的破损。

人体汗水中的盐分可使浅色丝绸的夏装泛黄赤色的斑点，所以穿丝绸夏装应注意经常洗涤，保持服装的清洁。

蚕丝是一种蛋白质纤维，具有较强的吸湿性，当环境比较潮湿时，一些霉菌和细菌容易在织物上生长繁殖。收藏时，首先应把衣服洗净，最好熨烫一遍，可以起到杀菌灭虫的作用。衣柜衣箱要保持清洁、干燥。丝绸衣服最好用衣架挂起，但不要用金属挂钩，以防铁锈污染；衣柜内要放防虫剂，但不能直接接触衣服。丝绸服装洗净干燥后收藏，比使用任何杀虫剂都有效。

丝绸衣服质地较薄、柔软、怕压，可放到衣服堆的上面，浅色的丝绸衣服最好用细白布包存放，以防风渍、黄渍。丝绸类服装中不宜放卫生球，否则白色会泛黄。如果起了霉斑，只需将衣服在水中浸泡一会儿，然后再用毛刷刷洗一下。

4.化纤服装的保养

化纤织物的原料是从煤、石油、天然气等高分子化合物或含氮化合物中提取出来的，洗涤化纤衣物时不要使劲搓洗，以防起球，水温一般在25℃左右为宜。洗涤时一定要漂洗干净，以免肥皂微粒等碱性物质使衣物发黄。洗净后应吹干，用电熨斗烫平，熨斗温度以50℃为宜，最好在衣服的反面熨烫，选用蒸气量较大的熨斗为宜。粘胶纤维缩水率大，湿强度低，水洗时要随洗随浸，不可长时间浸泡。粘胶纤维服装耐磨性差，易起毛变形，因此穿着或洗涤时都要少搓少拧。不要长时间悬挂，以免伸长变形。收藏时要洗净、晾干，避免高湿、高温环境。

化纤服装除腈纶和维纶外，一般不宜在日光下久晒，否则易老化，变硬变脆，强度下降。这种服装以平放为好，不宜长期吊挂在柜内，以免因悬垂而伸长。若是与天然纤维混纺的织物，则可放入少量樟脑丸（不要直接与衣服接触）。对于常用的腈纶和维纶衣物，应掌握如下方法：

（1）腈纶衣物。洗涤时将皂液或洗衣粉溶在温水中，衣物浸透后，轻轻揉搓。厚织品可用软刷子轻刷后用清水漂洗，轻轻拧去水分，晾在通风处阴干，切勿在日光中曝晒。

熨烫时应在衣服上衬一块潮布，温度掌握在150℃以下为宜（温度过高易泛色）。

由于这类织品不怕虫蛀，收藏时不必放置樟脑丸，但应保持干净和干燥，以免粘胶纤维出现霉斑。

（2）维纶衣物。洗涤方法同棉织品一样，但不要用碱性太重的肥皂和太热的水洗，洗时也不要过分用力，以免纤维收缩、变硬和起毛球。

熨烫必须在织品干燥时进行，也不要喷水（潮湿时熨烫容易使其收缩），并垫上一块平布，温度不宜超过110℃。

维纶织品不宜高温烘焙，否则容易使织品发硬、焦黄，甚至脆化。

这类纺织品不怕虫蛀，亦不易受霉菌侵蚀，收藏前将织品洗干净,保持清洁干燥即可。化纤织物的亲水性较差,但可以润湿。在湿度较大温度较高的情况下, 也能出现发霉现象, 所以在潮湿的季节,也要经常通风去潮。 如果起了霉斑,可用刷子蘸一些肥皂水刷洗几下,再用清水冲洗一下,霉斑即可消除。

5. 真皮服装的保养

真皮服装皮革面是用涂饰法涂上去的树脂薄膜,虽然具有一定的柔软度,但穿着时要注意防磨、防划,以免出现划痕而影响美观。穿着时也不能用力拉扯。

真皮要注意保持清洁,经常要用干布擦去表面上的灰尘,适时涂抹皮衣光亮剂以保持服装表面的光泽,但不宜太亮,应给人以柔和之感。

真皮服装怕潮,受潮后会使衣服表面涂层发黏,因相互发生粘连而形成脱色,或失去光泽,因此存放真皮服装的空间要保持一定的干度。

真皮服装不能折叠存放, 折叠会使服装出现难以烫平的褶印。或折叠时因受潮而发生粘连。

真皮服装在收藏前要清洗干净,经熨烫定型,复染或上光后挂起单独存放。

真皮服装在收藏存放中,要适时进行通风去潮,防止粘连现象的发生。

6. 羽绒服装的保养

洗涤时,先将衣物浸湿,除去浮尘,然后投入皂液或洗衣粉溶液中浸泡,再用软刷轻轻洗刷,待污渍洗去后,就用清水过净,即可晾干。在洗涤羽绒服装时,水温不宜过高,一般以 20~30℃为宜。浸泡时间不宜过长,一般以 5~10 分钟为宜。洗涤时不要用力揉搓,以防鸭绒堆拢。勿在潮湿天气清洗羽绒制品。

羽绒服装在穿着时要防止因勾扯和摩擦而造成破洞,也不宜与强酸强碱物质接触。使用一段时间后,应该挂在柔和的阳光下晒约两小时。收藏时要洗净晾干,避免重压。具体地说,就是要做到以下几点:

(1)防潮勤晒。在冬天,羽绒制品应每隔 3~5 天在阳光下晒一次,晒时可用木棍轻轻拍打一番,以去潮增软,延长使用寿命。切忌暴晒,以免面料老化褪色。

(2)谨防硬伤。羽绒制品面料一般都极怕钉子、小刀等利器刮伤,因为这样会造成其中的羽绒飞散,既有碍洗涤,也会使羽绒制品报废,穿用时应格外细心。另外,也要防止烟头、明火将其烧坏。

(3)细心收藏。收藏前的羽绒服,一定要洗净晾干,以防发霉生虫。羽绒制品的金属扣及拉锁上应薄涂一层蜡脂,以免生锈。收藏时可将其放入大容量塑料袋中再入箱。

要保养好羽绒制品,还必须做好防虫工作。羽绒是以鹅毛、鸭毛为原料,经高温消毒、水洗脱脂、分毛除灰等多道工序加工而成的。要求脱净脂肪,清除尘埃,干燥蓬松,祛除腥臭味,含水差异率不超过 1%。用质量好的正宗羽绒制作服装,一般是不易被虫蚀的。

羽绒里面之所以会出现蛀虫,一是因为在加工过程中没有经过严格的水洗、消毒、除尘,使鹅、鸭毛上附着了虫卵,在适宜的温度和湿度下,油脂氧化、虫卵孵化,羽绒中的蛋白质部分被分解,进而被虫啃食;二是由于羽绒制品沾上油污后没有洗净就收藏,或存放的箱柜不清洁和有缝隙,让蟑螂等害虫有机可乘。要防止羽绒制品被虫蚀,应注意:

(1)在选购羽绒制品时,要看其外观质量,用鼻闻有无异味臭味,若羽绒制品闻上去有一股腥气味,就可以判定是未经处理的羽绒。用手掌拍打,若尘土飞扬或面料上出现尘污痕迹,有可能是原毛制作的羽绒制品,不要购买。

（2）在穿着过程中，切忌雨淋和受潮，杜绝害虫孵化、繁殖的条件。

（3）收藏前一定要洗刷干净，注意保持干燥。黄梅季节要对衣物勤观察，天晴时放在阳光下翻晒 2~3 次，凉透后放上干燥剂和樟脑丸（要用纸包好）等防虫剂，然后用塑料袋密封，以免潮气进入。羽绒制品最好放在其他衣物的上层，不要长期压在底部。

7. 皮革服装的保养

皮革服装沾上了油污，不要用水或汽油擦拭。因为水能使皮革变硬，汽油能使皮革中所含的油分挥发而干裂，最好用绒布块或软毛刷轻轻擦拭污物，擦干净后，涂少许凡士林，再用软布揩擦即可光洁。也可用氨水与酒精、水（配比是 1:2:30）的溶液轻揩，如油迹不能一次去除，可按此法重复几次。

皮革服装穿着年久后，皮面会起泡、反硝，这时可用米粉 50 克，皮硝 10 克，细盐 2.5 克，加少许水搅拌成黏糊状，涂在反硝处揉搓，即可恢复原状。如果皮革服装表面有干裂现象，可用石蜡或鸡蛋清嵌在缝隙中，再用温熨斗熨平。如果要使其光亮柔软，可用鸡油或鸭油薄而均匀地涂在表层，待 10 分钟后再用清洁柔软的布将其擦净即可。有条件者，可送洗染店清洁上光，也可从商店买回皮革光亮剂自行清洁上光。

皮装在穿着时注意不要与锐利、粗糙物接触，防止割破或擦伤。皮革服装应注意防潮，否则一旦受潮发霉，就会失去光泽，影响牢度。皮装不宜在雨雪天穿着，如被雨淋湿，须立即用干毛巾吸干水分，再置于阴凉处风干，切不可在日光下曝晒。收藏时不宜折叠，应用衣架悬挂在柜橱内。存放时，不要与其他皮件、皮物紧贴，以防粘牢。适当放入少量包好的卫生球，注意防潮防霉，受潮后要及时晾晒。

巧选衣服隐藏缺陷

　　世界上有对自己的身材不存在自卑感和遗憾的女性吗？纵使是世界一流的模特，也可能暗地里叹息自己的胸部有些平坦或肩膀过宽、臀部不够结实等，照镜子时不免要叹息。但是，女性不必为自己身材的缺陷而苦恼，只要你穿着时花一点心思，巧用服饰可以在一定程度上掩饰缺陷，甚至化劣势为优势，一切问题也就迎刃而解了。

　　下面列举几例不完美的体态着装要注意的方面，也许对你会有启迪。

1. 腹部凸出

　　40 岁以后的女性大都会有这个问题。为了掩盖这一缺陷，下身宜穿颜色深一些的服装；长度超过腹部的罩衫、或是束腰外衣是你的选择；拉链尽可能装在身后，前面只能用隐形拉链。若穿浅色套装，上衣应能遮盖住凸起的腹部，下摆处略加大。稍微宽松得体的外衣也是一种好的选择，但不宜穿轻薄的衣料，如真丝面料等更易暴露弱点。长一点的宽松直筒毛线衣，添加一件胸针或小丝巾，既可掩盖腹部凸显，又能装扮出成熟的韵味。宽松打褶的短裤最能掩饰凸出的小腹。夏季选择连衣裙，花色图案、松腰款式也会有不错的效果。应避免穿紧身针织衣、贴身窄裙、双片裙、包臀裤、碎褶裙、大圆裙等凸出的腹部曲线，令体态更显粗大的衣物。此外，走路的姿态更要挺胸昂首，步履洒脱大度。

2. 臀部肥大

　　丰满的臀部固然性感，但过于肥大的臀部就需要靠穿着来弥补了。这种体型的人应穿下摆较紧缩的衣服,如下摆有松紧带的短上衣配上马裤,就能使臀部显得较小。若穿牛仔裤,应选择前有口袋的、暗色的、合身光滑的牛仔裤,也不宜穿臀部有口袋、横线或绣花、裤管紧窄的牛仔裤。上衣可以略长一些,能遮盖住臀部,切忌穿束腰紧身衣。还可以用加大肩宽的外套来掩饰臀部的肥大。褶裙可分割宽度,给人的视觉效果较好。服装的色彩和布料上,下装宜用沉着稳重、质地较好的深色布料,不宜选用较薄、艳丽色系的衣料。

3.胸部过于丰满

首先要选择一个造型尺寸都很合适的文胸,以面料柔软、罩杯形状理想的为好。有了这样的基础保护,就可以大胆地选择扮靓的服装了。过于丰满的胸部上衣可突出装饰衣领、衣袋等部位,可用胸部佩戴绢花、丝巾、别针或徽章等饰物,来吸引别人的视线,从而减弱对胸部本身的注意。

更适合穿设计整体,线条简洁的服装。上下比例要悬殊,或上长下短,或上短下长,绝对不要1:1。忌穿紧身和高领服装,外衣避免鲜艳、明亮的色块。裤子可稍长点,能盖住皮鞋的脚面,再配上单排扣的上衣,会使人觉得清瘦,细长。

在夏季首选低胸式、大开领T恤衫。连衣裙可用几种不同颜色图纹的料子竖向拼接制成:浅色布料放在中间,两边用较深色图案的面料,这样会造成人体变高变瘦的视觉差。如穿套装,最好选择上下较深的颜色, 内衣或衬衫用漂亮的浅色搭配会显得柔和、明朗。

在服装的色彩上,应避免发光的绸缎衣服。如改穿黑色或深褐色毛衣,佩戴一枚精致白色胸针或徽章,再披系一件红、白、黑、褐色组成的花纹图案大三角绸巾或披肩,是这种体型的较好搭配。

4.胸部扁平

如果你是胸部偏小的女性,有点加强效果的厚垫胸罩当然是必须的；此类体形，宜穿短小厚质的外衣，颜色尽可能鲜亮一些。也可在胸部用饰物来弥补，如绢花或长围巾的变化系结，可以使胸部显得丰润一些。另外，避免穿紧身的上衣或贴身的衣服。上衣的样式多讲究线条的变化，或是胸前有缀饰、口袋的衣服，以造成人们的视觉转移。格子衫也是一种好的装扮；水平设计的图案也有加强胸部的效果。胸部扁平者不适宜直接把针织衫穿在外面。

5. 弓背者

为了掩盖驼背缺陷，不要将针织衫或垂感太强的衣裳穿在外面。这样更会显现后背的凸起。上衣不宜穿过于瘦小的款式。应选择深色或有图案的上衣，外罩或大衣的领子是关键，如能做成较长、较宽的领子样式，遮住背部凸出部分最为理想。夏季穿连衣裙时，最好不要系裙带。

6. 斜肩者

这种体形之缺陷，是指两肩一高一低，不在一条水平线上。弥补的方法很简单，如果是较厚的衣服，可在低的一边加衬垫；如是较薄的衣裙，可利用色彩造成视差，在高的一边用深颜色、低的一边用浅色。也可添加饰物来解决：即在低的一边镶上花结、袢带，或者利用丝巾加围巾夹系成花结后，把它移至低肩的肩部，以达到平衡感。

7. 颈部较短或过长

主要是在服装的领子上做文章。颈部较短者不适合穿方领口、高领子和横领口的衣服。选择 V 型领的服装，可以使颈部产生延伸感，也可以借助长项链制造同样的凹感，使颈部与肩的比例趋于正常。选择的领子形状要简单，不要任何装饰及花边。敞领、翻领、无领外套也很适宜。

如果你颈部太过细长而影响了整体的协调的话，可以用一些辅助饰物将人们的视线引开。适宜穿高领、立领的服装。例如：浅色或花色图案的衬衫立领边上，加以褶皱的点缀，会使长颈显得丰满、圆润一些。另外,如果在服装的领式设计上繁复一点,可增加横向宽度,比如用丝巾围在颈部,提高领子的高度或佩带引人注目的胸针,在视觉上制造断面,使颈部显短。

8. 体形单薄过瘦

在这个以瘦为美的时代,体形苗条是每个女性的追求,但如果过于单薄,在着装的时候也要留心,莫让优势变成劣势。

体瘦者上衣的放松度要稍大一些,不宜穿过于紧身的衣服。服装的色调应该是浅色明快,略宽横条,或大格、大花等图案的面料,也可选择带闪光轻薄质地的衣服,或者在领口,袖口、肩部、腰部加一些装饰物。这样装扮,会使体瘦者显出风韵。

9. 肩部过窄或过宽

宽肩指左右两肩宽距明显大于头宽的 2.5 倍;窄肩指左右两肩宽距明显小于头宽的 2.5 倍。窄肩者要特别避免穿合肩或紧身的衣服,质地不宜太软;无垫肩的衣服也不适合;高领和圆领上衣能遮掩单薄的感觉;肩部有细褶的衣服能很好地修饰肩线。肩部过窄者,宜穿较厚质料的外衣。外衣款式要能使肩部夸张,垫肩探出得稍大些,使它超出肩头。也可用横条纹的面料装饰肩部,以加大肩的宽度。另外,衬衫选择起肩泡泡袖的式样也可弥补肩窄现象;这类体形,一般适合穿浅色上衣,甚至有光亮的领子和肩部,能烘托出娇美身材。

宽肩者应避免选择有太厚、太大垫肩、太多肩部装饰(如灯笼袖、罗马袖型)的衣服;肩部过宽者,可用插肩袖的上衣来解决,大衣、毛衣、外衣均可选用这种款式。如果肩过于宽且平,应多选择垂直线条裁剪或开门襟的衣服;斜肩袖衣服值得多买几件;有修饰作用的装饰上衣可以引开人的视线,也是不错的选择。肩宽者一般适宜穿颜色较深的外衣、衬衫、贴身毛衣等,外边可配饰不同颜色的窄肩式马甲。无袖连衣裙也是宽肩女士夏日的好选择。

10. 臀部过小

这种体形不宜穿紧身的裤子(包括太窄小的牛仔裤),应多穿有缀饰、口袋或蕾丝的直筒窄裙或直筒裤,多褶款式的裙装;束腰、分节、大摆的花布料裙也有丰臀的视觉效果。裙子套装的颜色以浅亮或暖色调为佳,而且上衣的长度要能遮盖住臀部。

11. 形体过于瘦高

过瘦过高给人感觉难免单薄,如果衣着搭配有误,造成的效果更差。这种体形不宜穿紧身衣和过短上衣或短裙(包括迷你裙)之类,裙子的长度最好在膝盖下方。体瘦的人可穿尺寸稍肥、颜色浅而鲜明的衣服,花色图案要选择以横格为主,这样可以起到宽阔的效果;也可选择宽松一些的花纹、横条图案服装,加一些样式的翻新变化,可以减少单薄感。毛呢裙、风衣、皮大衣、宽松垫肩的粗毛线外衣等,都是理想的选择。体瘦者不宜穿深色或带竖条图案的衣服,因为深色不明朗,显得范围小,竖条图案显得细长,这些视觉上的差错给人以瘦上加长的感觉。高个者上衣要稍短些,使下肢长度比上身突出,可起到修饰身高的作用。在服装面料上,体形偏高者应选择质地挺括、厚薄适中的面料,太厚太薄的衣料都不适合。不宜穿有宽条纹图案的服装。上衣的口袋最好采用贴袋或有袋盖的式样。如果穿套装可考虑方格花纹面料。

12. 过胖过高

个头高并不是坏事,但高和胖结合起来,容易给人一种粗壮的感觉。这类体型的女性的衣裙应稍长一些,宽度以合体为好;宜穿带分割线的服装,也可穿不对称的衣服,色彩力求简洁,明快。颈短者切忌关门领和高领衣服,尽量穿低领或胸部微露的款式或胸腰连接的样式。衣料不宜过于轻薄,可取薄厚适中挺括的衣料。

服装的款式,以趋向运动装的样式最为合适。布料则以不要太显露体型的质料为主;服装颜色基调不宜过浅,以适中或偏深为好,如深而有光泽的藏青色、咖啡色和灰色。切忌选用过于浓艳的暖色系色彩,因为这些颜色视觉上给人以扩张感。避免大格、大花、多线条的面料。在配件方面,也以大型的东西较为合适。饰物佩戴切忌多而乱。垂在胸前和背后的长围巾等饰物,可帮你减"胖",又显得潇洒。

13. 腿短者

修长的双腿一直是人们追求的美,不过腿部不够修长,也一样可以穿得漂亮。掩盖腿短的好办法是穿裙子,显得上身短小一些,这样可以提高腰线。裙子不宜太长,一般裙长在膝盖上下便可。穿裙装时,选择高腰设计加上宽腰带。穿长裤则应上下同色。腿形欠佳者,切忌穿超短裙。宜穿竖条纹料子或深颜色、较长一点的裤子,而且裤脚不宜过大,立裆要短。必要的场合可穿高跟鞋来增加腿的长度。与裤子相配的上衣不可太短,不宜把衬衫放在裤子里面。腿胖者应选择有蓬松感的、宽下摆的裙或双层裙。

14. 腿粗者

腿部有些短粗的女性,可用下摆宽大的 A 形裙、百褶裙、曳地长裙掩住缺点;小腿特别粗的女性,裙子要长过膝部;长裤裤管要宽松;灯笼裤、马裤型的长度至少在膝上两寸;深色丝袜和长筒袜配高跟鞋使小腿看起来修长,避免方跟及那些看来笨重的、明亮的鞋子。上身部分一定要加重设计与花样,颜色选择较浅的色调,上身越突出,下身就越不易惹人注意。若是穿长裤的活,裤腰部分顺着身材柔滑的剪裁,可以稍微掩饰粗短的腿部。

15. 腰部过粗或过短

腰部较为粗大的女性,掩饰的重点应该放在腰部。腰肥女士适宜穿深色合体的套装。不宜穿紧身针织衫,不宜把上衣放在裤子或裙子里面。裙装最好是筒式连衣裙,选择剪裁自然、腰部曲线不是太明显的款式,以宽松自然为好。外衣的肩部略予加宽,这样可以减少腰部的明显宽度。穿裙子要选择松腰设计,如果体型略胖,裙长应该及膝。

腰短(胸部至腰部过渡得不明显),俗称没有腰的体形。这种体形选择套裙、西装适宜。通过上衣的加长,可以掩盖腰部的比例不均。连衣裙可选择高腰设计,再加一条宽宽的裙带效果比较理想。宽松半长针织毛衣、呢子大衣等都适宜这种体形。另外,利用服饰色彩的视觉差来巧妙搭配,也是一个妙方。

16. 身材娇小

身材娇小的女性应该选择具有拉长效果的裤子。身材短小的人,最好选择鞋与裙的颜色一致,上衣和围巾、帽子颜色一致,上下衣的色调一致,或选择花色图案一致的上下衣裙。服装的衣料要选择纯一的颜色或小花型或小图案的,最好是选竖条图案的服装。上衣不要穿得太长,裙子不宜穿得太短。穿裤装时,上衣的长度以不超过臀围为原则,可显得格外俏丽。硬而挺的布料对瘦小的人而言,是最佳的衬托,不妨多选用。

17. 体型偏胖

在颜色的选择上,要尽量避免鲜艳和明亮等有扩张感的颜色,而应多考虑冷色或灰暗色等具有收缩感的颜色。色彩的搭配应避免强烈对比,宜选择效果柔和的颜色,多用纵向连续的色彩,在视觉上形成修长的感觉。身上任何一处都不要显得太紧,但过于松大会加重膨胀感。在款式上,多选择一些有垂直分割线或斜向分割线的服装,如 V 字领。应避免横向造型线的款式。另外,曲线和过多的细部设计也会为体形"增肥",而轻薄和挺刮的面料会为体形"减肥"。长而窄的袖子,看起来更能显得身材苗条。所以,体型偏胖的女性尤其要注意避免穿宽大裙脚和向外展开的衣服,同时也不宜选用大衣领、袖口大反褶、大反领、大纽扣、大口袋等设计。

18. 双下巴

应避免龟型领或连帽衫、圆领、荷叶领或立领；避免系太紧的领巾；避免太紧的围脖子的短项链；避免肩头多余的缀饰，以及衣领太厚或太高的外套。衣领选择凹形的，可使人们的注意力集中到耳环或领口。

利用穿着打扮来改变身材的方法有好多种，比如均衡好看的切割比例可以让你变得更高，比如上衣比例较短，下半身则显著的增长，就产生了高的错觉，等等。人无完人，只要衣着搭配得当，掩饰自己的不足，亮出自己的优势，就可以展示出最美的自我！

让饰品为你画龙点睛

服装再怎么迷人，也抵挡不住配饰的魅力。

翻来覆去，穿衣就这么几种搭配，总会有厌倦的。幸好，有一些让人耳目一新的配饰。有的时候，一条街边的丝巾，或许就能让你变得分外特别，所以不要忽视它们哦！

就像画龙点睛一般，配饰不但可以树立自我风格，更可装饰、进而改变了整体装束，让整体造型更添亮丽！除了跳跃的色彩，丝绸的柔滑质感也颇令女性心仪，这种细腻的触感将女性的阴柔之美升华到了极致。配饰在欧美等西方国家已流行多年，美国女性深爱胸针，她们会随着服装的变化而变换胸针；日本女性平均每人有二三十条丝巾，并且大多掌握几十种丝巾系法；以浪漫著称的法国女性更是平均每人拥有百余套华丽别致的仿真首饰。相形之下，中国女性在饰物的拥有上不免显得贫乏，这与长期以来我们的着装观念只重实用性而不重欣赏性有很大的关系。

配饰的材料主要是丝绸、毛料、镀金或镀银、包金以及树脂、塑料、木质、骨质、玻璃等材质。这些材质并不贵重,但在加工时灵活性很大,有充分的自由度可供创作和设计,可以做出很独特复杂的款式。款式的多样化是配饰最强大的生命。自然界的任何物质、一块石头、一片绿叶、一根羽毛……都是设计师灵感的源泉。

配饰的使用和搭配最考验人的眼力和想象力,也最体现人的品位和气质。一般来说,饰物只适宜佩戴在身体和衣着相对空白的部位。一位身着素色无花上衣(例如西装)的女性,胸前别一枚别致的胸针,会显得十分高雅脱俗。配饰的选择贵在简洁,太多了会喧宾夺主,削弱了服装的光彩。如果衣服花色比较鲜艳,则不宜再佩戴胸针,否则会给人造成累赘的感觉。

一般来说,在同一个部位,只能选用一种饰物,重复配置不会有好的效果。比如手腕上不戴表的女性,一只手镯会使你平添许多韵致,但如果已经有了一块相当精致的手表,就要毫不犹豫地放弃手镯。

怎样配戴配饰呢?首先,要以服装为依据,保持整体风格一致。配饰和服装一致,应注意颜色,大小及配戴位置、造型款式,应在色彩上呼应协调。视觉统一,是一种比较稳妥的搭配方式;其次,要依据肤色、身材、体形、脸形来选择配饰。

1.丝巾,多变的优雅

飘曳于女性肩上的丝巾,宛如女性灵动的情绪,总在不经意间,轻轻流露。正是这种欲语还休的妩媚,使丝巾成为永不凋零的时尚,演绎出无限风情。关于丝巾对女性的重要性,有两位佳人的话为证。伊丽莎白·泰勒说:"不系丝巾的女性是最没有前途的女性。"奥黛丽·赫本说:"当我戴上丝巾的时候,我从没有那样明确地感受到我是一个女性,美丽的女性。"因此当她站在罗马大教堂高高的台阶上将一条小丝绸手帕在颈间随手那么一结之际，万道阳光都在为她翩翩起舞，整个世界都成了春天。

作为佩饰，丝巾具有极强的功能性，所以善用丝巾，可以一举数得：长时间的商务旅行会使衣箱成为沉重的负担。多带几条丝巾，搭配不同的套装，设计搭配方案，会收到不同的效果。在娱乐场合，将丝巾在胸前打上个花结，显示端庄淑美；在正式场合，将大丝巾披在肩上，展示华丽与优雅；出席晚宴时，把长型丝巾随意地搭在肩上，营造飘逸优雅的气质；商务场合，当然是简洁利落的蝴蝶结和链状结最能给人干练的感觉。同样，在抽屉里藏一些丝巾也不失为一个方便工作生活的好办法，遇上来不及准备的活动，巧妙的丝巾搭配能让你的着装风格瞬间变换，灵感来源于你的大胆创新，挑选多种规格、色调协调的丝巾，配合不同的系法，会使服装永不落伍。

丝巾的品质影响造型的效果，最好是选择垂坠感较佳的丝质。通常最标准的丝巾尺寸为 90 厘米×90 厘米，也是最容易变化使用方法的尺寸。40 厘米×40 厘米的小方巾可以当作领巾或胸花使用，不过，变化性不及前者强。丝巾根据它的长短、宽窄、形状等有许多种不同的系法，下面跟你分享几种丝巾别致的系法，希望能为你的生活增添一些色彩。

（1）将长条丝巾对折成适当宽度，在颈部一松一紧各绕一圈，尾部交叉打结，调试松紧度达到自然效果。这是简洁中不失靓丽的最佳系法。

（2）把丝巾搭在颈上，将两端穿进扣子；把一端再穿进扣子向下拉成一个套环，合上扣子。将长形巾两端穿入扣中，两端拉向颈后，合上扣子。调整上层形状成为中国传统的旗袍领。

（3）将流行的小方巾对角折成三角形，露出搭在肩部的两边角，然后在胸前打一个蝴蝶结，展开花形，把结稍稍隐藏。如果想用一个漂亮的丝巾扣作点缀，则应选用长条丝巾，远远看去宛若翩翩起舞的花蝴蝶，更为领子较低的上装起到巧妙的补充作用。

（4）将一条富有华丽气息的大方巾对角折叠，平贴胸部绕于背后，在尾部松松打个结，搭垂胸前的丝巾应松紧适宜，以能插入一只手掌为最佳状态，颜色不可过分鲜艳，面料、质地需柔软、蓬松。

（5）将长形丝巾折成 2 厘米宽呈带状，环绕于颈间打一个活结。将左右两边带状一起以螺旋状旋转，将其旋转至最底端。将旋转完成的带状以逆时针方向用手指环绕于活结上，将其环绕至最高处，留 5 厘米左右的长度至花下，最后用别针别于花与活结处，调整花下的长度。

（6）将丝巾纵向对折，在一端的 10 厘米处松松打结，另一端一正一反的折出 3 厘米宽的风琴折，将风琴折穿入打结的孔中，两面留出一样的长短，拉紧打结的一端。稍做整理，一个漂亮的风琴结就打好了。

（7）把丝巾按照红领巾的方式折叠系好，出来完全是截然不同的感觉。这种系法适合长长的丝巾，显得利落洒脱。

就像丝巾拥有无数种花色一样，它的系法也花样迭出，善于装扮的你完全可以匠心独具的用自己喜欢的方式系出与众不同的感觉，将它们与你不同的衣服相配合，让你的服装永不落伍，常穿常新。现在，你是不是爱上了丝巾了呢？

丝巾布料主要分为用丝绸和毛等自然材质制成的天然纤维和用石化纤维两种。一般用料讲究，质地轻薄，如果洗涤和收藏的时候不小心，心爱的丝巾就可能面目全非了。怎样才能让自己的丝巾永远光鲜靓丽呢？不妨听听专家的建议。

1）标签的处理

剪标签前请注意记录材质、洗涤方式等指示信息，然后用剪刀沿着标签边缘将标签剪掉，再小心地将标签的纱线剪断，注意不要破坏丝巾卷边。

2）洗涤方法

一定要知道丝巾的材质，并且参考洗涤标识。一般而言，丝质丝巾建议干洗。如果丝巾沾了一点脏污，切忌局部清洗，而要尽快送洗衣店或自己整条洗。对于可以水洗的丝巾，先以中性洗涤剂浸泡一会儿，再轻轻地搓揉，洗干净之后，可将丝巾包在毛巾里面，待毛巾吸完水后，晾干后低温熨烫丝巾的反面，再平整地晾起来就可以了。

3）日常保养

丝巾经不起摩擦，在使用时，不要经常在同一部位上打结，否则易使该部位失去光泽或起球。丝巾出现皱痕时，可在反面垫布进行低温熨烫。避免将干燥剂、化妆品、香水等化学制剂直接沾染于丝巾上。若不小心沾到，应及时清洗，否则易造成丝巾变黄变黑。丝巾容易皱，皱了之后先不要急着去熨，可用稍粗的衣架吊起来，折痕在若干时间后就会自动消失。丝绸制丝巾很容易被虫咬，因此在收藏丝巾时一定不要忘了放防虫剂。

4）收藏方式

请勿将丝巾收藏于潮湿、不通风或阳光直射的地方，以免造成丝巾出现菌斑和褪色。丝巾、围巾最好分开存放，不要与衣物放置在一起。可以利用挂西装裤的衣架，将丝巾折成能立刻使用的状态挂起，并用夹子固定，取用十分方便。也可将丝巾挂在衣架上，并用衣夹固定。用厚纸夹在夹子与丝巾之间，衣夹就不会在丝巾上留下痕迹。也可将丝巾卷成"寿司"形，这样就不会浪费太多的空间，也不会造成展开丝巾时上面有许多折痕。

女性永远是时尚的创造者，可塑性极强的丝巾也就是手中不可或缺的工具，丝巾的用途已被推广到更宽广的领域，系在腰间可做腰带，系在包上可以起到装饰作用，挂在墙上，就是风格独特的装饰画。善用丝巾，你就是一道风景。

2. 手链,流动的妩媚

手链是柔媚的。与手镯的粗笨厚实相比,手链集结了婉约细腻的美,更富女性的情趣。串珠的手链是灵动的,水晶、软玉、翡翠、玛瑙,或晶莹剔透或五彩斑斓,极尽艳美。手腕轻抬,那不经意的美,一生回味。

精致秀气的手链,一直都是女性最喜爱的首饰配件之一,这些小巧玲珑的玩意,通常都是富有强烈象征意义的幸运符。手链的长度为 20~25 厘米,佩戴时也应掌握好尺寸。太紧,会影响美观和舒适;太松,则会滑落。因此,手链的长度一般以戴在手腕上后,链条与手腕之间留有一指的间隙为好。

手链如果在左手腕或左右两腕上同时佩戴,表示佩戴者已经结婚;如果仅在右手腕上佩戴,则表明佩戴者是自由而不受约束的。手镯或手链的戴法还要考虑因各民族的习俗不同而有所区别。中国人习惯将手镯或手链戴在右手上,而一些西方人则习惯戴在左手上。

在选择手链时,要看手链的色彩与自己的肤色是否相适宜;还要看手链的色彩与服装的色彩是否能够很好的搭配。最重要的是手链的质量,首先要看选料是否精良,整体造型是否完整,如圆度、对称度等;其次是看工艺构造是否合理、牢固;最后就是看做工是否精细、匀称,链身是否光洁,花纹是否细致,串珠的颜色、形状、大小等,都是要仔细检查的。

3. 腰带,百搭宝贝

腰是女性美丽标志的重要表现部位,女性都希望自己有盈盈一握的细腰,来突出女性的柔美。瘦腰的过程是如此漫长,想让自己腰部的线条迅速变美,不妨尝试一下腰带这个秘密武器。

腰带最初的功用就是固定裤子,随着时尚的发展,腰带的审美意义甚至超过了其最初的实用意义。适宜的腰带可以装点出时装的韵律感。腰带的或松或紧、或上或下,都对着装的整体风格有着很大影响。选择一条与服装色彩、身材相协调的腰带,不但能勾勒出腰际乃至臀部的美妙轮廓,使你的身段、线条、甚至走动的姿态更加迷人,而且为你的服装增添个性和新奇感。款式简练的服装,可以配上装饰性较强的腰带增加活泼感;而花色复杂的服装则不宜配亮丽腰带。

上衣与下装的色彩互无关联时,可使用腰带来调和上、下的颜色。质料好的皮带,如鳄鱼皮或鸵鸟皮制的腰带,可以使一些稍为过时的衣服再度焕发时尚光彩而不致有落伍的感觉。

腰带要配合身型,才有相得益彰的效果。使用浅色或鲜艳度较高的腰带会使腰部变粗。假如你的腰略粗,你就要避免宽边的腰带。要使腰部看起来苗条,可使用深色较宽的腰带。

上身躯干长的人,腰身也长,可用宽边皮带强调腰部,颜色要配合上身的衣服。如要用细腰带,最好用两条。

臀部宽的人,避免用过细或过宽的腰带,选一条宽度适中的皮带,形式简单优雅为佳,不宜佩戴新潮古怪的腰带。

身体较瘦小的人不要系太坚硬牛皮制的腰带,应以柔软的细腰带为宜。颜色最好与外衣相同,款式愈简单愈好,这样视觉上有拉长的效果。

腰带穿戴的位置也是时尚流行的一个元素。如果是中规中矩地把腰带紧紧地系在腰部,也许就略显枯燥。宽腰带的最佳系用处为中腰位置。如果是 3 厘米左右的细腰带(甚至更细),在系用时则无顾虑,可依个人喜好作低腰或高腰配系。

除腰带外,风头正劲的是变化无穷的腰链。腰链的作用在于平衡服装色彩,突现女性温柔,并成为整套衣饰的亮点。腰链能够把视线吸引到上半身,修饰不理想的体型。一条腰链虽不起眼,却可能是化腐朽为神奇的宝贝,绝对能让旧衣服穿出不同的感觉来。

腰链品种有珍珠腰链、金属腰链、丝带腰链等，充满着简约柔美的风格，可以轻易地缠绕在轻薄的衣衫上。垂挂感很强的宽腿长裤，衬衫、薄毛衣和各种裙装是腰链的最佳拍档。腰链与纯色的较鲜艳的衣饰相搭配较好，而且要突显腰链与服饰的对比色度。一般而言，亮黄色的腰链比较容易搭配，春夏皆宜，与白、黑、灰、咖啡、米、紫等常用色都合得来，较之银色更加出彩。

4. 胸针，魅力天使

胸针，又名别针，从 19 世纪以来，胸针就是极为流行的珠宝配饰，复古风潮流行的今天，胸针更是成为时尚的宠儿，有着不可低估的魅力。胸前佩戴一枚精巧而醒目的胸针，不仅可以引人注目，给人以美感，而且具有加强或减弱对某一部位的注意力，达到衣服和首饰相得益彰的审美效果。一年四季，时时都可用一枚胸针，凸现出着装的独特与个性。

胸部有了点缀，便产生了华丽的感觉。一枚精致的胸花，扣在线条明朗的针织上衣上，像是有某种特殊的语言，瞬间将自己的个性展露无疑，能完整呈现你内心丰富的情感与个性。

传统款式的胸针给人一种正规的印象，而近来所见到的胸针款式种类繁多，五花八门。镶嵌宝石的胸针，主要有多粒钻石胸针、多粒翡翠胸针、多粒各种宝石的胸针；不镶嵌宝石的胸针，其款式是以一些自然物的图案为主：如动物、鸟类、生肖图像等。

佩带胸针最重要的是要考虑与服装的搭配，深色衣服选用浅色胸针，浅色衣服则要深色胸针。

穿无领衣服时一般应沿领域边线佩戴胸针。当领线不太明显时，可以从肩线到胸部引出一条直线为假设领线，在这条领线上适当的位置佩戴胸针，要注意胸针不应太靠衣领。

穿带领的衣服，胸针佩戴在左侧；穿不带领的衣服，则佩戴在右侧。如衣领的领口比较大或 V 型领口，应该选择造型较大一点的胸针,以与领口的大小相对称,胸针应佩戴在领口靠近胸部的位置。穿西装时,可以选择大一些的胸针,材料也要好一些的,色彩要纯正。细长形的胸针最适宜西服套装,要沿着领边的方向佩戴,如果衣领较宽,可选择针形的胸针直接佩戴在领子上。

穿着套装时,可选择大一些的胸针,材质讲究,色彩纯正为佳。穿衬衫或薄羊毛衫时,可以佩戴款式新颖别致、小巧玲珑的胸针。着晚礼服,宜选用闪光类宝石或珠类胸针。冬天,要选用华贵大方的金属胸针。细巧轻盈的胸针适合于夏季。在线条不对称、不规则的服装上,如果将胸针别在正中部位,可起到平衡的作用。

只要你花点心思,加点创意,尽情发挥想象,胸针会给你带来意想不到的惊喜。

用胸针来代替纽扣,固定披肩或者是开衫毛衣,以胸针取代传统扣子也会有意想不到的时尚效果,甚至可以起到画龙点睛的作用。

在圆领 T 恤的领口处稍稍捏起、别上一枚胸针,圆领就变成了 V 领,随心所欲,任意变换。

若扣在胸前的话,可以尝试把几个小型胸针不规则地扣在一起,创造活泼跳动的感觉。

一枚别致的胸针扣在帽子上,能营造鲜明的效果,尤其是配合流行一时的画家帽,更显出优雅高贵,不落俗套。

在净色的布制手袋上扣上胸针,深色的手袋可以配上色彩鲜艳的花卉胸针或闪烁的碎石胸针;若是浅色手袋,相同色调的胸针能营造出柔和感觉,对比的颜色则更为夺目。

无论是艳丽的花卉型胸针或是细致闪烁的彩石胸针,只要花点心思,发挥想象,就足以令人一见难忘。

5. 耳饰,美丽精灵

从古至今,耳饰就是中外女性妆扮容颜最倾心的宠物。作为艺术与幻想的结晶,耳饰造型设计变化万千,美不胜收。耳饰的式样

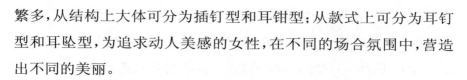

繁多,从结构上大体可分为插钉型和耳钳型;从款式上可分为耳钉型和耳坠型,为追求动人美感的女性,在不同的场合氛围中,营造出不同的美丽。

精巧的耳环,完全符合成熟女性的高品位生活准则。水母型银制耳环,稳守女性化的优雅境界;耳钉,是对耳朵最宽容的款式,却也是女性化妩媚的象征。耳环的式样主要有以下几种:豆式,有球形、半球形、方形和多边形;球式,多数为圆珠状、小球状和心状,用短金属链结垂于耳下;串珠式,用圆形或其他形状的珠体串缀而成;悬垂式,上部靠耳垂处一般都有豆状饰物,下部吊链一般为稍大的环形、锤形、棍形等饰物;璎珞式,以小珠排列连缀而成,等等。颜色和形状花样迭出的耳环,配上同色的发饰或胸针,皆能达到亮眼又舒适的效果。

选择耳环的式样和质材要与自己的脸、眼、耳型和谐搭配,还要考虑衣服的式样、季节和环境,搭配得当会使人倍添风采。

适当地选戴耳饰可起到调节脸型缺陷、画龙点睛的作用。挑选耳环来搭配脸型,最高原则就是:耳环的形状避免与脸型重复,也不可与脸型极端相反。应该让耳环对脸型起到一种平衡作用。

方脸的女性适合佩戴垂直方向长于横向的弧形设计的耳环,有助于增加脸部的长度、缓和脸部的角度,例如长椭圆形、弦月形、新叶形、单片花瓣形等。最好不要佩戴方形耳环或者三角形、五角形等棱角锐利形状的耳环。

长脸的女性应戴豆式耳环,也可佩戴圆形、方扇形等横向设计的耳环,像传统的珍珠、宝石耳钉,紧紧地扣在耳朵上散发个人独特的魅力。不宜佩戴垂坠式或珠串式耳环,以免使脸显得更长。

上尖下方脸型的女性应选择"下缘小于上缘"的耳环,若是配戴有坠子的耳环,坠子的长度不要结束在下颚,因为坠子长度结束的地方,刚好就是人们眼光停留的焦点。此外,角度十分明显的耳环,如三角形、六角形应避免配戴。

圆脸的人戴的耳环应该长一点，使脸型显得椭圆一些，串珠式、流苏式的耳环，瓜子型或（向下垂）长方形的耳环都很适合。

瓜子脸的下巴比较尖，适合配戴"下缘大于上缘"的耳环，如水滴形、葫芦形，以及角度并不锐利的三角形等，都可以增加下巴的分量，让脸部线条看起来比较圆润。

菱形脸的人，最宜配"下缘大于上缘"形状的耳环，如水滴形、栗子形等。而应避免配戴像菱形、心形、倒三角形等上缘宽大的坠饰。

耳垂过小的女性，可以戴大点的豆式耳环，也可以带重型的耳环，使耳垂看上去比较大，来弥补缺陷。肤色较暗的人不宜佩戴过于明亮鲜艳的耳饰，可选择银白色，例如珍珠耳饰来掩饰肤色的暗淡，而皮肤白嫩的女士适合佩戴红色和暗色系耳饰衬托肤色的光彩。

留披肩长发的女性，佩戴狭长的耳坠会显得漂亮而醒目。留短发的女性，如耳饰与发梢同样长，会影响美感，精巧的耳钉可衬托女性的活泼和精明。留不对称发型的女性，若佩戴一只大耳环，能起平衡作用，显得别有风韵。而古典的发髻搭配吊坠式耳饰使人典雅、大方。

6. 戒指，指间温柔

中年女性选择一枚称心的戒指并不是一件很容易的事情，除了要到有着良好信誉度的珠宝店或大商场的珠宝专柜购买外，还要对戒指镶嵌方式特别注意。

镶嵌戒指是当下比较时尚的一类，纯净的铂金等贵金属，与宝石的光芒和谐生辉。一枚戒指一般由宝石、底座、指环、标记等元素组成，且每一种底座都有其各自的特点：

爪镶这种有点像树杈形状的底座使宝石更加突出醒目，让宝石炫目的光泽从任何角度看起来都光芒四射；

花式镶与爪镶相似，向上伸展的弧度从两边保护宝石，这种式样既优雅又牢固；

槽镶宝石镶嵌在两根呈平行状的金属条中，清晰明朗，又不显得突兀，宝石和金属都呈现出了它们不同的风韵；

柱镶属于复古风格，纤细的金属条将每一颗宝石独立分开，宝石侧面露出的部分则折射出美丽的光芒；

戒指指圈的大小称为手寸，以号来表示。东方人的手寸大小在8~24号。在按手寸选购戒指时，不清楚自己手寸的大小，可以用丝线量出来。然后查看《手寸对照表》。到当地的珠宝店花很少的费用（一般30元以内）就可以更改指环的大小。

7. 包袋，潮流首领

包袋是相当个人的选择，如何搭配服饰亦因人而异，不同款式的包袋可展示不同的生活节拍。在选择包袋时要注意几点：包袋的容量和内里设计是否易于找寻物件；就实用价值而言，咖啡色和黑色更受一般人欢迎；做工精致，外形小巧的黑色皮包，适宜不同场合使用。

对女性来说，包除了实用价值，其装饰作用在近些年越来越显其重要，根据不同的季节、不同的款式、不同的服装色彩，甚至发型、耳环等，选配最为相宜的包，组合塑造一个崭新的自我。

盒状方型包：规整的外廓型要么刚硬，要么柔美。归整的外形打造威严形象，适合出入写字楼的主管级女性，从办公场所到商务宴会都可以轻松应对。

花果图案包：愉快的色调，甜美的水果图案，不知不觉中让人轻松愉悦，休闲又时尚，即使是商务旅行中也能为你平添几分甜美印象。

刺绣亮片包：刺绣与亮片实现了女性对奢华与瑰丽的梦想。这样的包可以有很时髦的休闲感觉，各种风格的华丽，无论是搭配旗袍还是出席晚宴都是不错的选择。

轻便大提包：如果喜欢自由和随性的生活，这样的包包最适合不过了，它也是度假出游的好选择。各种物品统统装进去，想要什么伸手即可取出，无论是偏于优雅还是别致，轻便的大提包都透着一种舒适惬意的从容感。

　　动物图纹包：金属的质感予人冷感，动物纹路的高贵带来超强的视觉震撼力，可以是很酷的带着冷艳的危险味道，也可以是复古的游牧风格，淳朴得让人顿生好感。

　　多口袋包包：这种包包有多个侧袋，口袋本身既是一种装饰，又可以分类放置物品。一般的多口袋包都选取大方平和的色彩，在引导中性潮流的同时显示出女性的洒脱和干练。

珠宝首饰的鉴别与保养

1. 黄金首饰

　　黄金是人类较早发现和利用的金属。由于它稀少、特殊和珍贵，佩戴黄金首饰也成为财富和华贵的象征。黄金首饰的装点能让40岁以后的你更加雍容华贵。无论是为了装点美丽还是投资保值，黄金首饰一直为女性所青睐。不同的黄金有不同的纯度和价值，黄金首饰的成色是它价值的主要体现。

　　黄金首饰从其含金量上可分为纯金和K金两类。纯金首饰的含金量在99%以上，最高可达99.99%，故又有"九九金""十足金""赤金"之称。K金首饰是在黄金材料中加入了其他的金属（如银、铜金属）制造而成的首饰，又称为"开金""成色金"。其他金属的加入量有多有少，就形成了K金首饰的不同K数。K数的大小与含金量如下：24K,99% 以上；22K,91.7%；21K,87.5%；18K,75%；14K,58.5%；12K,50%；10K,41.66%；9K,37.5%；8K,33.34%；6K,25%。

1）黄金首饰的鉴定

关于黄金首饰的鉴定，我国民间总结了一套简便方法，其口诀是：看色泽、掂重量、听音韵、折硬度、石上磨、对比牌、用酸点、定成色。在黄金首饰中，纯金首饰质地较软，牙咬有印，容易弯折。黄金有耀眼的赤黄色光泽，成色越高，色感越美。手感沉重，有沉甸甸的感觉。K金首饰质地稍硬，牙咬无印，色泽是黄中带白，并依K数的减小，白色渐增，黄色渐浅。K金首饰的手感不如纯金首饰沉重。此外，无论是纯金还是K金首饰上都带有印签。黄金首饰上的印签，有用"金"字，也有用"Kg"英文字母表示质地。标明含金量时，用"99"字或"24K"的字样来表明是纯金首饰，K金首饰依含金量不同，标明相应的K数，如标着"18K"的K金首饰，其含金量为75%。正品黄金首饰，印签标准、完整、清晰，这是重要的判别标识。此外，还可以检查音韵。将金首饰离桌面约一尺处自然坠落，成色在99%以上的黄金，只发出"叭嗒"之声，有声无韵无弹力。

易与黄金首饰相混淆的首饰种类较多，有的是镀金首饰，有的是包金首饰，有的是铜质首饰，还有的是铜合金首饰。下面就其中几种简要说明一下：

镀金首饰是在其他的金属首饰表面用电镀镀上一层金色，颜色与真金首饰相仿，金黄光亮，新时较难辨别。但镀金首饰手感轻飘，质地较硬，牙咬无印，用久易褪色。

包金首饰是指在其他金属表面包上24K或22K的金箔，其柔软性较差。仔细观察包金首饰的凹陷处、夹角处、背后等，可以发现金箔凹凸不平，有翘边起皮的现象。如首饰上有断裂接头，可从接头看到金属材料的断面是外黄里白。此外，包金首饰的手感也较轻，质地较纯金首饰硬,牙咬无印,不易弯曲,久戴金箔易起皮脱落。

铜质首饰色为黄中带红,光泽较暗,质地较软,质感轻飘。铜合金首饰(铜锡合金),颜色发白,质硬质轻,久戴掉色,还会使皮肤发黑。

无论是镀金首饰、包金首饰、还是铜合金首饰,一般不带类似黄金首饰的印签。或所带印签不同于黄金首饰,如有的首饰刻有英文字母"GK",其含义是"镀金";或者印签字迹模糊不清,歪歪斜斜,消费者可以通过辨认首饰上是否有印签、印签是否符合上述规定、印签是否清晰等方面内容,来判别黄金首饰真伪。

2)黄金首饰的保养

黄金首饰并不十分娇气,但若不细心保养,在佩戴一段时间后,会变色或褪色。人的汗液99%是水分,另外1%左右是人体内的废物及有害物质,如氯代物、乳酸、尿素氨等。这些物质与黄金首饰中的银和铜接触后,会发生化学反应,产生氯化银和硫化铜等黑色的化学盐。首饰佩戴部位的皮肤上如有一些化妆品,这些含有化学物质的化妆品也会侵蚀黄金首饰,造成变色。有的化妆品中,还含有一些细微的硬粒,它能构成另一种类型的污垢,从而磨损黄金首饰。

日常佩戴和保养黄金首饰时要注意以下几点:

(1)避免直接与香水、发胶、洗洁精等物质接触,否则会导致金饰褪色。

(2)保护黄金饰品的光泽,可以在上面薄薄地涂上一层指甲油。

(3)游泳时要取下金饰,以免碰到海水或池水后,表层产生化学变化。

(4)保管的时候用绒布包好再放进首饰箱,避免首饰互相摩擦损坏。

(5)不要拉扯项链等饰品,以免变形。

（6）黄金首饰清洗方法有以下几点：

①佩戴久失去光泽后，只要将金饰置于中性洗洁剂以温水浸泡并清洗，再取出擦干即可。

②如果表面已有黑色银膜，可用食盐 2 克，小苏打 7 克，漂白粉 8 克，清水 60 毫升，配制成"金器清洗剂"，把金饰放在一只碗中，倒入清洗剂，2 小时后，将金饰取出，用清水（最好不是硬水）漂洗后，埋在木屑中干燥，然后用软布擦拭即可。

③镶宝石的戒指用冰棍或火柴棒卷一块棉花，在花露水和甘油的混液中沾湿后，擦洗宝石及其框架，然后用绒布擦亮戒指。切忌用刀片一类尖锐物去刮。

④盐和醋混合成清洗剂，用它来擦拭金饰，可历久常新。

⑤牙膏擦拭或用滚热的浓米汤擦洗，也可让金饰恢复光泽。

⑥金饰在遇水银时会产生化学反应，出现白色斑点，清洗时只要在酒精灯下烤一会儿，就能恢复原色。

2. 铂金首饰

铂金是世界上最稀有的金属之一。世界上仅南非和俄罗斯等少数地方出产铂金，每年产量仅为黄金的 5%。1 盎司（约为 28.35 克）的铂金需从 10 吨的铂金矿石中历经 5 个月才能提炼出来。今天，铂金饰品以其稀有、纯净、坚韧成为流行中的美丽亮点，为当今时尚增添了无穷活力。

1）铂金的鉴定

很多人会将铂金和白色 K 金混淆，其实，这是完全不同的两种材料。铂金（俗称为白金），是一种本身即呈天然白色的贵金属。它的白色光泽自然天成，长期佩戴也不会褪色，它本身不会使任何人的皮肤过敏。而铂金的坚硬质地又使其成为镶钻石的最佳选择。国内的铂金首饰通常含有 90% 的纯铂金，并被打上"pt900"的标志。而白色 K 金是黄金加上某些合金后呈现白色。它最多仅含 75% 的黄金。白色 K 金不能被打上 Pt 标志,只能按其纯度打黄金及纯度的印记。例如:18K 白色 K 金只能打"18K""G750"等印记。

2)铂金的保养

铂金是一种化学性质稳定的化学元素,铂金首饰在正常的生活中,甚至在有酸蒸气的环境中佩戴,也不会被腐蚀或变色。

在佩戴铂金饰品的时候应注意以下问题:

(1)不要让铂金首饰染上油污或漂白水。因为漂白水会使铂金产生斑点,且不易去除。

(2)不要把铂金戒指和黄金戒指戴在相邻的手指上,因为相互之间摩擦下来的黄金粉末会附着在铂金表面,使铂金戒指局部变黄且很难除去。

(3)在佩戴钯含量多的低铂金(含铂低于 75% 以下)首饰时,最好不要经常和酸以及各类化妆品直接接触,一旦接触应立即用清水冲洗,以防变色。

(4)在搬运重物时最好不要佩戴,以避免铂金戒指变形。

(5)如果铂金首饰戴久了,表面变暗或局部变色,可以自行抛光。具体方法是:将牙膏挤在毛巾上,用手拿着铂金首饰在其上来回摩擦,擦去表面细纹和污物后,用稀释过的洗洁精清洗,再以清水冲洗干净,色泽即可恢复。

3. 银制首饰

纯银饰品因其造型容易,配料较多而深受首饰设计师的喜爱,它超越白金饰品的靓丽设计,其时尚感、高雅和类白金的色感,令白领一族爱不释手。

1)银饰的鉴定

银饰根据其成色，分为925纯银、藏银、泰银等。925纯银是指含银量92.5%的银质品。925代表银的纯度。这是银器的最高纯度，就正如999黄金的纯度一样。因为足银过于柔软并且容易氧化，所以925银被国际公认为纯银。藏银，按照历史定义是含银30%以上的一种合金，但是现在市场上的藏银，几乎不含银。只是白铜合金的工艺品。泰银一般是千足银，即千分之九百九十九的银含量，也有些仿制泰国工艺把925银硫化成"古银效果"的也称做"泰银"，国内生产的泰银一般工艺比较简单，所以比起925银镀白金，价格要较低一些。

鉴别银的成色与真假，主要有以下几种方法：

（1）看颜色（又称看面档）：纯度愈高，银色愈洁白，面档细腻均匀发亮，有润色。如果含有铅质，面档发出潮花带有青灰色；如含有铜质，面档出现粗糙及烂心，有干燥感。被氧化了的白银尽管表面有"黑锈"，但其色泽黑而光亮，铅、锡、白铜则没有光泽。

（2）查硬度：白银硬度较铜低，而较铅、锡高，故用大头针稍用力划实物的表面进行测试，如针头打滑，表面很难留下痕迹，则可判定为铜质饰品；如为铅锡质地，则痕迹很明显、突出；如实物留有痕迹而又不太明显，便可初步判定为白银饰品。纯白银饰品用手拉折就能使之变形。

（3）听声韵：饰品如为高成色白银，则掷地有声无韵，无弹力，声响为"卟哒卟哒"。成色越低，声音越尖越高而带韵；若为铜质，其声更高且尖，韵声急促而短；若为铅、锡质地，则掷地声音沉闷、短促，无弹力。

（4）看茬口定成色：把白银饰品截开，看茬口颜色，若茬口绢白而绵，饰品表面光润、细腻，氧化后表面色泽发乌呈光亮，可断定其成色在98%左右；若茬口粗而柔，微显红色，成色在95%左右；茬口白而带灰,略有微红则成色在 90% 左右;用手弯折较硬,茬口淡红色或带灰色,其成色在 80% 左右;成色在 70% 左右的白银,其表面白黄且干燥,茬口微红、黄兼有,弯折坚硬;若茬口红中带黑,黄中带黑,其成色已在 60% 以下。

(5)伪造白银的特点:外表紫红色,茬口黑红色,生绿锈,是以红铜制造的;外表黄色,茬口豆绿色,生绿锈,是以黄铜制造的;外表灰白色,茬口砖灰色,生绿锈,是以白铜制造的;外表灰蓝色,质软,用指甲可划出道痕,是以铅制造的;外表银白色,质软,用指甲可划出道痕,是以锡制造的;外表白灰色,体质较软而轻,是以铝制造的。

2)银饰的保养

银饰的化学成分活泼,变黑是正常的自然现象,这是因为空气和其他自然介质中的硫和氧化物等对银都有一定的腐蚀作用,银饰在保养时应注意:

(1) 可在新买回来的银饰表面上涂一层薄薄的透明指甲油,以后,每 10 天再涂抹 1 次。如要除去指甲油,可用香蕉水浸泡,后用水清洗即可。

(2)最好的银饰保养方法是天天配戴,因为人体的油脂会使银发出温润自然的光泽。佩戴时每天要用软布擦拭银饰表面,以保持光泽。最好是专用的拭银布。拭银布含有银保养成分,不可水洗。

(3)在佩戴银饰时不要同时佩戴其他贵金属首饰,以免碰撞变形或擦伤。

(4)保持银饰的干燥,切勿接近温泉和海水。

(5)收藏时,最好把银饰品用密闭口袋装好,防止银饰表面与空气接触而氧化变黑。日常清洗的妙法:挤一点牙膏在银饰上面,加点水,适当揉搓至起小白泡泡,再用清水冲干净即可恢复光亮。

(6)若发现银饰有变黄的迹象,应先用珠宝小刷清洁银饰品的细缝,然后用拭银布轻拭表面,即可让银饰恢复原本的银白与光亮。

4. 钻石饰品

钻石恒久远,一颗永流传。每一颗钻石都是一件价值连城的"古董"。它形成于33亿年前,埋藏地底深处,神奇而古老,稀有而珍贵。闪耀在人们面前的钻石璀璨夺目,坚硬而永不变形的特质被赋予恒久的深刻内涵,成为爱和美的化身。

1)钻石的4C标准

钻石的4C评价是精确鉴定和评价钻石最主要、最系统的定性和定量的指标。"4C"是指钻石的:克拉重量(Carat Weight)、切割(Cut)、净度(Clarity)、颜色(Color)。

2)克拉,钻石的魅力之源

与其他宝石一样,钻石的重量也用克拉来计量。克拉是钻石大小及重量的量度,是4C中的首要的因素,是其他3个C的物质基础。1克拉等于0.2克,克拉重量越大的钻石闪光面越大,外观更为璀璨迷人。最新的"钻石分级"国家标准中规定:0.2克拉以下的钻石,只需配有"天然钻石"的标签,而0.2克拉以上、0.48克拉以下的钻石,都附有镶嵌钻石4C分级证书;0.48克拉以上、1克拉以下的钻石,建议出具裸钻4C分级证书;而1克拉以上的钻石,则必须出具裸钻4C分级证书。

3)切割,钻石的光彩保证

当钻石在地底孕育生成时,大自然就决定了它的颜色、净度及克拉重量,只有切工是后天完成的。只有经过训练有素的师傅精确无误的设计,巧夺天工的雕琢,才能揭开钻石的面纱,使之充分利用光的性质呈现彩虹般的"火彩",并具有闪烁特点。钻石的切工与钻石的克拉重量是密切相关的,克拉重量越大的钻石就越容易通过精良切工最大限度地展现出钻石的火彩和光芒,将钻石之美发挥到极致！如果切割过深或过浅，会令光芒从底部漏走，而减弱钻石的光彩。

4) 颜色，钻石的天然禀赋

大多数天然钻石在肉眼下都接近无色，但由于地质形成的天然环境不同，有些也会呈现不同的偏色，如粉色、蓝色、黄色或褐色等。钻石的色彩本无优劣之分，各类颜色的钻石只要切工良好都能绽放出夺目的光彩。颜色越白的钻石，越稀少罕见、珍贵。但同样罕有的是带有天然色彩的钻石，此等钻石称为"彩钻"，是极为稀有的。如今，这些带有颜色的钻石已成为时尚女性纷纷追逐的爱物，富有个性化色彩的钻石彰显了女性的独特魅力。

5) 净度，钻石的个性表征

几乎所有的钻石都或多或少含有细微的杂质或一些生长的纹线，钻石内面会出现黑点或白点，它们是钻石形成的天然印记。由于每一颗钻石中包体的性质、成分、位置、大小都不同，这使得每颗钻石都具有独一无二的特点，而钻石的净度就是根据钻石的杂质、成分、位置、大小来评价的。通常钻石中的包体越少、越小，钻石就越贵。

5.钻石的鉴定方法

1) 铅笔鉴定法

将钻石用水润湿后，用铅笔在它上面刻划一下，真钻石的表面不会留下铅笔划过的痕迹。水晶、玻璃、电气石等透明的假钻石则会留下痕迹。

2) 钢笔鉴定法

将一支钢笔蘸上墨水后在钻石上画线条、真钻石在放大镜下的线条由一个个小圆点组成。

3) 刻画鉴定法

钻石的硬度都很强，用刀片等难以在上面留下刻痕。此外，用钻

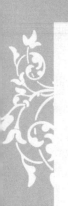

石在玻璃上轻轻划一下,会留下一条较明显的白痕;假钻石则皆无此类现象。

4)滴水鉴定法

将钻石的上部小平面擦拭干净,用牙签的末端沾一滴水滴在它上面,真钻石上的水滴会呈现中等程度的小圆水滴形状。假钻石上的水滴则会很快散开。

5)光性鉴定法

真钻石具有单折光性,有光芒四射、耀眼生辉的特征,放在手上则看不到纹。以水晶等冒充的假钻石,其色散差、折光率低,透过水晶等可见手纹。最后,根据钻石的导热性最大这一特点,利用钻石热导仪进行检测,如果是天然钻石,可使热导仪发出蜂鸣叫,并亮红灯,这是鉴定钻石最准确且简便的方法。

6. 钻饰的保养

收藏时钻饰要单独存放,不要和其他珠宝首饰堆放在一起,以免互相磨损和刮花。

在做家务时,避免钻饰沾上漂白剂,因为漂白剂会使金属镶托褪色或产生斑点。

要在化好妆、喷好香水之后才佩戴钻饰。因为钻石具有吸油性,油脂或粉尘都会粘在钻石表面使之暗淡无光。如钻石表面有污垢,建议用碱性清洁剂加水将其浸泡 1~3 分钟,之后再用清水冲洗擦拭干净。

每年将钻饰拿到珠宝店进行一次专业性的"美容检修"以确保光泽永驻。

清洗钻石最简单的方法是,将钻石放在一小碗混合了温和清洁剂的温水中,用柔软的小刷子刷,再将钻石放入滤网上用温水冲洗,最后在用软布轻按吸干水分。清洗的频率最好是每月 1 次。

7. 珍珠饰品

传说,珍珠是诸神送给大地的礼物,地位神圣。事实上,除了以上天恩赐作解释外,实在无法理解一只平凡的蚝片竟可内藏如此完美的宝物。珍珠历来被人类推崇为珍贵的宝石,它和其他宝石不同,不需琢磨,就是一件漂亮夺目的饰品。20世纪初,人类首次成功培植了第一批人工养珠,此后便迅速发展,吸引了世界各地的爱美一族。1921年,在巴黎的世界博览会上,人工养珠技术及其产品被广泛地介绍到社会各阶层,因而锋芒尽露。

珍珠的化学成分主要是碳酸钙。珍珠的颜色,包括本身的色彩和伴色。珍珠本身的色彩最常见的为白色,也有粉红色、杏黄色、紫红色和黑色等,其中以粉红色和黑色珍珠较名贵。伴色是指珍珠表面反射光的颜色,常见的伴色有粉红、蓝和绿色。

1)珍珠饰品的选购

珍珠的价值及其品质的优劣,主要看珍珠的光泽、颜色、形状、大小、表面净度、珠层厚度、对称及穿珠技巧等,这些构成了选购珍珠饰品的判别标准和依据。

光泽是判别珍珠品质最重要的原则,就如同钻石的火彩一样。光泽与珍珠层的密度有很大关系,质地紧密者能散发出更为亮丽动人的光采;而质地的紧密与否,则取决于水温,水温愈低,生长速率慢,质地愈为致密。没有光泽的珍珠,其他因素再好也会失去其固有价值。

珍珠颜色丰富多彩,依个人喜好而定。一般来说,白色珍珠以带粉色晕彩为佳,而最受欢迎的黑珍珠颜色为黑色带紫色、绿色、海蓝色晕彩。总的来说以色浓、纯净、匀称为上品。

珍珠大小与其价值关系很大。同等品质时,越大越珍贵。对于一整串项链而言,珍珠在颜色与大小方面能均匀而相称的,则更为难得。所以我们也就不难理解,何以一整串珍珠项链能达天价了。

一般说珍珠形状以愈圆愈好,在看待这一因素时,主要从整体的协调和款式设计出发,只要整体协调就不应太过苛求圆度。但近年来梨形的珍珠越来越受欢迎,而变形珠亦常经设计师的巧思而成为美丽的饰品。

2)珍珠的保养

珍珠是娇贵而易受损伤的,它的主要成分是碳酸钙,遇酸容易被腐蚀。因此,佩戴珍珠首饰时,应小心呵护和保养,方能使其色泽持久不退。

珍珠佩戴时,应避免与硬物或者是质料较硬的衣料相接触或摩擦,因此戴珍珠首饰不宜穿粗布衣衫,以免磨损或划伤。

珍珠饰品不宜在日光下曝晒,避免紫外线照射,也不能与香水、油脂以及强酸、强碱等化学物质接触,以防止珍珠失光,褪色、损质。

佩带珍珠宜选择天气凉爽、身上汗少的季节。进行剧烈运动或体力劳动时,最好将珍珠饰品摘下来。如穿戴时出了汗,可用软湿毛巾小心擦净,吹干后方放回原位。

在进行 X 射线透视检查时,最好将珍珠饰物取下保存,从而使珍珠免受损伤。

收藏时,可存放在衬有柔软、干净绒布或绸绢的首饰盒里,不宜放在塑料袋或塑料盒里密封保存,以免珍珠失水,影响光泽。

珍珠应定期清洗。清洗珍珠饰物,可用清水或很稀的中性洗液慢慢清洗,然后用很柔软的布擦去水迹,置于阴凉处。擦拭珍珠时,可以用含硅油的软纸或软布。

珍珠需要新鲜空气,所以不要长期放在保险箱内,也勿用胶袋密封,每隔数月便要拿出来佩戴,或让它呼吸一下。

已经佩戴或存放几十年以上的珍珠首饰,有可能变成暗淡的黄色。对于仅限表层变黄的珍珠,可将其置于 1%~5% 的稀盐酸或双氧水中稍加浸泡,(切莫在稀盐酸中浸泡过久)。待其黄色外壳被溶解后,迅速将珍珠取出,用清水洗净并擦干,珍珠就可重放光彩。

对发黑、无光、污损严重的珍珠首饰,也可用 10% 浓度的盐水浸泡,再用 3% 浓度的稀盐酸溶液洗涤,然后用清水漂洗,亦可恢复光泽。

最后,珍珠链最好每 3 年重新贯串,以免尼龙线折断。

8. 其他宝石

近年来,佩戴石饰已成为一种时尚。凡是卖女性饰品的地方,绝对会摆放着各式各样的石头饰品供人挑选。金链子戴久了易染汗渍,不易清洗,石饰不仅好看,而且肌肤感很好,戴起来特别舒服,配服装又别有韵味。人们佩戴的石饰,主要是玉石、翡翠、水晶、玛瑙、珊瑚、琥珀等有色矿石。这些石饰都以真石为原材料,经切片、切型、光亮处理等复杂工序制作而成,其间包含了整个大自然的奥秘,展现了天地万物的优美。

通常根据宝石珍贵性可分为三种:高档宝石、中档宝石、低档宝石。

(1)高档宝石:包括钻石、红宝、蓝宝、祖母绿、金绿猫眼、变石、高档珍珠 7 种。其中钻石、红宝、蓝宝、祖母绿被西方国家称为名贵宝石。钻石更是珠宝之王。从主要化学成分来分析,高档宝石中均不含放射性元素。钻石的成分是碳;祖母绿的成分是硅酸铝铍;红宝石与蓝宝石的成分是三氧化二铝;金绿宝石猫眼和变石的成分是氧化铍铝等。这些高档宝石不含放射性。

(2)中档宝石:包括海蓝宝石、碧玺、锆石、尖晶石等,珍珠、翡翠、欧泊也被列为中档宝石。

(3)低档宝石:包括松石、黄玉、水晶、橄榄石、玛瑙、琥珀等。

9.几种宝石的鉴定方法

1)红宝石

红宝石的鉴赏主要观其颜色,红宝石的颜色要鲜红纯正,一般颜色浓度中深的红色为最好,颜色太深价格反而会降低,如缅甸的"鸽血红"就是红宝石中的极品。红宝石的另一鉴赏要点就是瑕疵。红宝石一般会有裂纹,没有一点裂纹及瑕疵的天然红宝石极为罕见,而人造红宝石颜色一致,内部缺陷或结晶质包裹体少、洁净,块体较大。如碰到较大块体的红宝石,就要引起注意。红色尖晶石与天然红宝石十分相似,两者最易混淆,所以必须特别慎重。

红宝石是红色宝石中唯一硬度为 9 的宝石,立方氧化锆的硬度为 8.5,是人工合成品。只要用待测红宝石的边棱刻划立方氧化锆,划动者为红宝石,划不动者不是红宝石。此法适用于宝石原料和各种琢型红宝石鉴定。

天然红宝石有较强的"二色性",所谓二色性,即从不同方向看有红色和橙红色两种色调,如只有一种颜色,则可能是红色尖晶石、石榴石或红色玻璃等。

2)蓝宝石

蓝宝石是除去红色系列以外的所有颜色的刚玉宝石,它包括了白色、黄色、绿色、黑色等多种颜色,除了蓝色的刚玉可直接定名为蓝宝石外,其他各种颜色的刚玉宝石定名时需在蓝宝石名称前冠以颜色形容词,如黄色蓝宝石、绿色蓝宝石等。

天然蓝宝石的颜色往往不均匀,大多数具有平直的生长纹。人造蓝宝石颜色一致,其生长纹为弧形带,往往可见体内有面包屑状或珠状的气泡。蓝宝石的蓝色给人一种自然、和谐的感觉,蓝色分布不一致。

天然蓝宝石也具有明显的二色性,从一个方向看为蓝色,从另一个方向看则为蓝绿色。但当转动蓝宝石观察时,可见有微弱的颜色变化。其他宝石的呈色性与天然蓝宝石不同,据此可以区分。

另外,最简便的方法可用硬度测定法,天然蓝宝石可在黄玉上刻划出痕迹,而其他蓝色宝石难以在黄玉上划刻出痕迹,所以购买珠宝时,如身边没仪器,只要有一块黄玉,有时也能解决一些问题。

3)祖母绿

祖母绿是绿柱石家族中最珍贵的宝石,古希腊人称其为"发光的宝石",有"绿色之王"的美誉。世界上几乎没有任何一种能与祖母绿相媲美的宝石。目前优质祖母绿的价值比钻石还高。

在自然界,和祖母绿相似的绿色透明宝石种类不少,较常见的有翡翠、碧玺、萤石、橄榄石、石榴石和锆石等,其中外观酷似祖母绿而容易混淆的是碧玺、萤石和翡翠。祖母绿光洁透明,质硬性脆,不易磨损,其绿色浓艳、纯正、美丽,是绿宝石之王,质地中内含自然形成的绵纹似水中的棉纱,这是判别的标记之一。以肉眼观察,绿色翡翠一般都呈半透明状,往往有交织纤维斑状结构,而优质祖母绿透明晶莹。祖母绿的硬度为 7.5~8,而萤石硬度低,仅为 4。祖母绿比重较小,而萤石、碧玺、翡翠的比重都较大。锆石的色散强并具有明显的双影。

此外,还有与天然祖母绿相似的人工祖母绿、绿色玻璃等,它们之间最大的区别之处是天然祖母绿绝大多数有瑕疵或包体,并可见二色性。当然,要严格正确的区分最好运用折光仪、偏光镜等鉴定仪器。

4)欧泊

根据欧泊的颜色可分为黑欧泊、白欧泊、黄欧泊等,其中以黑欧泊价格最高。天然欧泊的主要鉴定特征是特殊的变彩效应,彩片是呈两头尖的纺锤形,还有明显的吸水性,用舌头舔黏舌。人工合成欧泊最重要的特征是彩片内部具六边形蜂窝状或蛇皮状构造,彩片呈三角形。长波紫外线照射下不发荧光。

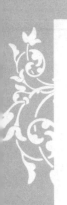

10. 佩戴宝石对人体有利也有弊

大多数天然宝石饰品对人体是有益无害的。根据现代科学研究,金刚石能吸收太阳光中的紫外线,对人体有消毒杀菌作用。水晶具有压电效应,佩戴水晶饰品,稍受到压力即可发出微弱电磁场,可以稳定情绪,增强人的应变能力。此外,许多宝石含有硒、锌、铜、锗、钴、镍等多种有益的微量元素,长期佩戴,使得它们经过皮肤浸润进入人体内,从而平衡生理功能,祛病保健。

但有极少数的宝石,例如锆石含有微量的放射性元素钍和铀,对人体不利,但有一种锆石放射性含量最少,称"高型"锆石,常用于宝石原料,也不会对人体有害。由此可见,宝石的购买应到正规厂家或商店,切莫贪图便宜,买到假货或劣品。

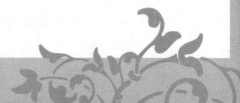

第六篇

不老的红颜

——美容篇

40 岁以后女性的皮肤护理

女性的容貌是会变的，这种变化排除岁月因素也会向美丑两种形态变化。女性的容貌是"养"出来的，有光泽有弹性的洁白肌肤是每个女性都渴望拥有的。40 岁后的女性，由于激素平衡失调，皮肤下的真皮层容易脱水，面部开始松弛，而皮肤老化的趋向所产生问题是面色暗沉、产生斑点，所谓的"黄脸婆"其实是保养不当所产生的误会。防止皮肤变老最清晰的法则是：清洁、保湿、保养、去皱和防晒。也许你的生活十分紧张，几乎没有时间睡觉、吃饭、去商店购物，也没有很多时间打理自己的皮肤，但实际上保护皮肤并不需要花很多时间。只需要根据你的皮肤情况，清洁、保湿，保护皮肤免受光照而衰老。

1. 认识你的皮肤

1）皮肤的四种类型

皮肤可分为 4 种类型：中性、干性、油性及混合性。除此之外还有其他皮肤类型，如问题皮肤。

（1）中性皮肤，也称为普通皮肤或标准皮肤，这类皮肤组织紧密、平滑，不干也不油腻，触手稚嫩，富有弹性，厚薄适中。对外界刺激也不太敏感，易随季节变化，天冷趋干，天热趋油。

（2）干性皮肤，40 岁以上者为多。皮肤表面有细小的皱纹，皮肤无光泽。洗脸后皮肤紧绷，抚摸下手感粗糙，但毛孔幼细。干性皮肤可分为缺油性和缺水性干性皮肤。天冷更显纹理细碎，皱纹多。

（3）油性皮肤，由于皮脂分泌旺盛，额头、鼻梁、下巴有油光，脸上显得油腻。皮肤毛孔粗大,触手粗糙,经常有黑头。

（4）混合性皮肤,80%的成年女性属此型。这类皮肤在面孔中部、额头、鼻梁有油光,其余部分则为干性或中性。

2）皮肤的自测

知道了皮肤的四大类型,要准确定义自己的皮肤就需要进行一下皮肤的测试。具体方法如下:

洗脸后,化妆前,用一张白色的化妆纸覆盖于脸上,用左手轻轻压住,使它不至移动。右手按照前额、鼻子、下颚的顺序轻轻按压,最后再用双手在面部轻按,然后放开双手,检查化妆纸,如果化妆纸很干净地由脸上滑落,就代表你是中干性皮肤,如果除了眼睛四周之外,大部分都沾有油脂痕迹,就表示你是油性皮肤。

如果你每天使用防晒霜,你会发现过一段时间皮肤自己修复了许多已受损的部分,使你显得更年轻,更富朝气,更加健康。某些产品,如中性保湿霜,含有保湿因子和防晒成分,使用起来十分方便,会大大节约你的时间。

2. 保护皮肤的诀窍

1）皮肤的敌人

（1）日晒。紫外线是皮肤的敌人,强烈的日晒不但还能加速皮肤的松弛、皱纹的产生,还能刺激皮肤中的黑色素,诱发雀斑等皮肤病变。阳光对皮肤的损害会随着日晒增多而积累加重。

（2）精神紧张。包括睡眠不足,精神状态不安定等。过分的精神压力、过度劳累、心情忧郁、缺乏休息都会使皮肤老化、皱纹生成。

（3）洗澡太用力。有些人洗澡时喜欢用力揉搓皮肤,意在洗得更干净一些,殊不知用力过大或反复进行揉搓,亦可导致皮肤变黑,表现为淡褐色到暗褐色的色素沉着,呈弥漫网状。

（4）食物。某些食物也是皮肤黑变的祸根,富含铜、铁、锌等金属元素的食物有此弊端。这些食物主要有动物肝、动物肾、牡蛎、虾、蟹、豆类、核桃、黑芝麻、葡萄干等。

(5)大气污染、尘埃,干燥。如冷气、冷风,烟草,药物等,都会使皮肤受损。

2)健美皮肤的注意事项

健美皮肤不单是为了美容,在身心健康上也是非常重要的。而保持美丽清洁的皮肤, 保养更重于化妆。要使皮肤得到充分的营养,消除皮肤表层不时产生的老废细胞,使皮肤保持清洁,还要使皮肤接触时时刻保持适当的温度。

40~50岁的女性尤其要注意补充皮肤养分。这个阶段由于激素平衡失调,皮肤水分流失,造成面部皮肤松弛,应选用防皱、补水和再生类护肤品。为防止眼周及嘴角鱼尾纹产生,应使用维生素 E 面膜及胶原蛋白类面膜,并辅以按摩。在营养方面,要吸收各种维生素以及矿物质,充足的睡眠与经常保持愉快的心情也是必要的。别忘了抽些时间运动,借此焕发体内的活力,同时注意生活起居的科学性,做好皮肤的日常清洁保养。

3. 重视洗脸

人的面部由于直接与外界接触,大气中尘灰和杂物不断落附于面部皮肤上,加上皮肤本身分泌的皮脂、汗液和脱落的表皮细胞,使得脸部常常有污垢物质存积。这些污垢容易堵塞毛孔,影响皮脂和汗液的正常分泌,造成肌肤的各种病变,并加速肌肤的老化。因此,不论肤质如何,每个人都应养成正确的洗脸习惯。

洗脸有软化角质,并将附着在上面的表皮角质片(污垢)清除的功能。大部分用于清洁的护肤品都是碱性,因为碱分可以软化角质。角质一旦软化,肌肤就会变得光滑,有效成分也就能充分渗透到角质层中。

洗脸还有促进肌肤新陈代谢的效果。因为洗脸后,脸上的皮脂与老化角质片都被除去,皮肤原有的防御能力便暂时降低。但皮肤为了及早恢复防御能力，基底层的细胞分裂开始变得活跃，结果提高了肌肤的新陈代谢。

专家提醒，应尽量避免使用烈性清洁剂和收敛剂，这些都会对皮肤产生刺激。选用柔和的洁肤产品显然更为有利。选择柔软且清洗效果好的面巾，是清洁脸部的一大关键。注意，面巾要经常消毒，避免细菌损害皮肤。

正确的洗脸步骤为：

第一步：用温水湿润脸部。洗脸用的水温非常重要。过冷的水会使毛孔收缩，污垢不易洗净，还容易使皮肤干燥以致脱皮；过热的水可能引起血管过度扩张，使皮肤松弛、萎缩，还会洗掉油脂，加速皮肤老化。早晨用较凉的水，晚间用热一点的水，或同期间隔用冷热水交替洗脸，这样才能较好地清洁皮肤、保护皮肤。洗脸前必须要先将手清洗干净，脏污的手会有细菌，易使皮肤产生问题。

第二步：使洁面乳充分起沫。无论用什么样的洁面乳，量都不宜过多，面积有五角硬币大小即可。在向脸上涂抹之前，一定要先把洁面乳在手心充分打起泡沫，如果洁面乳不充分起泡沫，不但达不到清洁效果，还会可能残留在毛孔内引起皮肤问题。

第三步：轻轻按摩。洗脸时先把脸充分打湿，把泡沫涂在脸上以后要轻轻打圈按摩，不要太用力，以免产生皱纹。按摩15下左右，让泡沫遍及整个面部。洗脸时轻轻搓擦，不仅能够促进血液循环、增强新陈代谢，还可以增强皮肤张力，并使之得到滋润。但搓擦时应该注意自下而上，由中央向外部顺肌肉生长方向均匀用力。所以洗脸时要将皮肤向上推，决不能向下。

第四步：清洗洁面乳。用洁面乳按摩完后，就可以清洗了。清洗时最好用流动的水。洗完脸后一定要擦干，用一条柔软的毛巾轻柔地擦脸，否则面部的水就会自行蒸发，使皮肤发凉、血管收缩，造成皮肤干枯、脱皮并出现裂口和皱纹。而且，搽用护肤品前一定要擦干脸部。

4. 保湿产品的使用

保湿类的护肤品有两大最主要的功能,一个是补水,另一个是保湿。"补水"功能指的是能够帮助皮肤补充水份(湿润剂,Humectant),"保湿"功能是指具备保持皮肤水分并防止水分散失的功能(润滑剂,Emollient)。要缓解皮肤的干燥缺水,首先就要为皮肤补充水分,补水是直接补充肌肤细胞所需的水分,不仅滋润肌肤表层,更可以深入肌肤与渴水细胞紧密结合,增强肌肤圆润度。补水可以使用爽肤水或是保湿精华液。爽肤水能平衡皮肤 pH 并补充肌肤水分,但应当避免选择含有酒精成分的产品,因为含有酒精成分的化妆水促使水分挥发。而精华液其对于皮肤的功效更加明显。光是补水还是不够的,还需要使用能防止水分流失的保湿霜(也就是润滑剂)来锁住水分。

如果你的皮肤偏干,可选择防止水分蒸发的油脂保湿,这种保湿霜采用凡士林或硬脂酸酯制成,虽然透气感稍差,但保湿效果确实不错。它的缺点是过于油腻,只适合极干的皮肤或极干燥的冬天使用。如果你是中性偏油的皮肤,可选择结合水份作用的水份保湿,这类保湿品是属于亲水性的,与水相溶的物质。它会形成一个网状结构,将自由自在地游离水结合在它的网内,使自由水变成结合水而不易蒸发散失,达到保湿效果。不要买香气过浓的保养品,它会稀释空气中的水分,间接减少皮肤内水分。

干燥的皮肤无论用何种保湿护肤品,其效果总是短暂有限的,不如从提高皮肤本身的保护功能及保湿功能,来达到更理想的效果。维生素 E 可帮助皮肤角质层修复其防水障壁,阻止皮肤内及角质层水分蒸发散失;维生素 A 可以使皮肤增加弹性并帮助表皮和真皮增加厚度;维生素 B_5 可促进纤维母细胞的再生,帮助组织的修复;维生素 C 可促进胶原质的合成,使皮肤更饱满,防止皱纹的形成。果酸可以让新生的角质细胞自然发挥保湿功能,提高皮肤的滋润度,是一种修复保湿剂。

5. 皮肤防晒

美国皮肤医学会在 1990 年发表的一项结论表明,造成皮肤老化所有的主要因素,都可归因于曝晒于紫外线之下。

中波紫外线(UVB)波长范围 280~320 纳米,会到达皮肤的表皮层,使皮肤失去透明感,变得暗沉;长波紫外线(UVA),波长范围 320~400 纳米,可以直达皮肤的真皮组织,导致胶原纤维萎缩变性,不能保持皮肤的水分,失去了皮肤的张力,而产生了皱纹;短波紫外线(UVC),波长范围 180~280 纳米,伴有热量的不可见光,穿透力较强,容易令肌肤毛细血管扩张,肌肤发红。阳光也是造成老年斑的最重要因素,长久的阳光照射,会造成细胞的退化,皮肤色素分布不均,甚至凹凸不平。紫外线还会造成皮肤对感染的抵抗力降低,可能给各种细菌可乘之机。因此,防晒的重要性不亚于洗脸,要把防晒当作每天的例行工作。

使用防晒霜是皮肤护理中最重要的抗衰老手段。即使你过去忽略了这一点,现在使用防晒霜也将会使你受益,延缓衰老。

一般说来,使用防晒霜最简单的办法是使用一种含有防晒霜成分的化妆品作为保湿剂。挑选一种含有阳光保护因子至少 15 以上的防晒霜或保湿防晒霜,它能够屏蔽 UVA 和 UVB 类的阳光(常称为广谱防晒霜),为防止表面烧伤和深层组织损伤导致皱纹和凹陷提供最好的防护作用。普通的防晒霜仅仅防 UVB,UVA 和 UVC 对皮肤也有害,因此防晒指数又多了 PA+等;+号越多,防 UVA 的效果越好。

防晒霜的使用方法是:

(1)使用量为 1.5~2 毫克/平方厘米,使用量过少达不到防晒效果,使用过多的话脸上太油腻。

（2）出门 30 分钟之前使用，因为防晒霜体在 30 分钟后才发挥作用；回家后，一定要用洗面奶洗干净，因其含有化学成分，长期残留在脸部对皮肤不好。

（3）在精华素之后，隔离霜之前使用。

（4）一般的防晒霜只能发挥 80% 的效力，因此，每隔 4 个小时再搽 1 次。

（5）皮肤敏感的女士不要使用防晒系数超过 20 的防晒霜。

（6）游泳时，尽量选用防晒系数大的防晒霜。

如何呵护动人的秀发

1. 选择适合自己的发型

发型对于一个人的形象来说是至关重要的。一般来说，发型应根据自身实际来选择和设计，要与自己的脸型、身材配合协调，方能达到完美的效果。影响发型设计的因素主要有：脸型、五官、个人气质、年龄，其次有工作环境、肤色、着装、个性嗜好、季节、发质、适用性和时代性。

1）脸形

发型与脸型的配合十分重要，发型和脸型配合地适当，可以表现此人的性格，气质，而且使人更具有魅力，常见脸形有 7 种：椭圆形、圆形、长方形、方形、正三角形、倒三角形及菱形。

（1）椭圆脸形：是一种比较标准的脸形，很多的发型都适合，并能达到很和谐的良好效果。无论选择留长发还是短发，最好是留成同一长度，否则分层太多会形成许多不必要的发卷。

（2）圆脸形：圆圆的脸给人以温柔可爱的感觉，较多的发型都能适合，只须稍微修饰一下两侧头发向前就可以了，用头发遮住脸，只露出面颊、下巴和眼睛，长短可适情况而定。同时还要注意将头发分出层来以便做发卷，这样您的脸形看上去就会显得稍微瘦长。圆脸型的人也可留直线型长发，留至肩膀上或下巴的平行线上。若留至耳下且使左右两侧头发鼓起，则脸型会显得更圆。

（3）长脸形：长型脸的女士最好避免留短发，尤其不能将已到嘴角的头发剪掉，那样下巴会明显突出，脸则会显得更长。要避免把脸部全部露出，尽量使两边头发有蓬松感，不宜留长直发，另外刘海和盘头对于这种脸形的人来说也不太合适。如需要做发卷，也不要做在头顶，而应做在头的两侧。

（4）方脸形：方脸形缺乏柔和感，做发型时应注意柔和发型，可留长一点的发型，并在前额处做个有一定弯度的刘海。如长碎发、长毛边或秀芝发型，长直披发不宜留短发。另外，在头顶和头的两侧做发卷会使您的脸看上去更圆润。

（5）正三角脸形：刘海可削成薄薄一层，垂下，最好剪成齐眉的长度，使它隐隐约约表现额头，用较多的头发修饰腮部，如学生发型，齐肩发型，不宜留长直发。

（6）倒三角脸形：倒三角脸型的人由于脸颊至下巴成一斜线，因此必须注意头发的长度，如发长仅至耳，会突出脸颊的倾斜感。所以，头顶部分的头发宜具有蓬松感，而两侧的头发则要密贴着脸，做发型时，重点注意额头及下巴，刘海可以做成较齐的一排，头发长度超过下巴2厘米为宜，并向内卷曲，增加下巴的宽度。

（7）菱形脸形：这种脸形颧骨高宽，做发型时，重点考虑颧骨突出的地方，用头发修饰一下前脸颊，把额头头发做蓬松拉宽额头发量，如毛边发型、短穗发等。

2）五官

五官对发型设计成不成功有着直接联系，五官的缺陷，在做发型时应设法弥补。

（1）高鼻子：做发型时，可将头发柔和地梳理在脸形的周围，从侧面看可以减少头发与鼻尖的距离。

（2）低鼻子：应将两侧的头发往后梳，使头发与鼻子距离拉长。

（3）大耳朵：不宜剪平头或太短的发型，应留盖耳长的发型，而且尽量蓬松。

（4）小耳朵：小耳不易夹头发，所以太多、太厚的头发不容易夹在耳朵上，长毛边式发型往后梳时应用饰发夹。

（5）宽眼距：头发应做的蓬松一点，突出发型的横向感觉，不宜留长直发。

（6）窄眼距：两侧发型可以做成不对称式，如对称的秀芝发型可以将一边的头发搁在面部，另一边的头发搁在耳后。

（7）腮帮子明显的脸型：应利用发梢的设计，恰到好处地遮掩前额与脸侧，内卷式的典雅发型是极好的选择。

3）发质

（1）柔软发质：这种发质的特点是头发不多不少，非常服帖，只要巧妙修剪，就能使发根的线条以极美的形态表现出来。短发比较适合这种发质，更能充分表现出个性美。修剪时，最好能将发根稍微打薄一点，使颈部若隐若现，这样能给人以清新明媚之感。

（2）直硬的发质：在卷发时最好能用大号发卷，看起来比较自然。由于这种头发很容易修剪得整齐，所以设计发型时最好以简洁为主，同时尽量避免复杂的花样，做出比较简单而且高雅大方的发型来。

（3）稠密粗质的头发：可采取削薄头发或层状修剪的方式来减少头发的分量，使发型更易控制和多变。此类发质的人应避免超短的发型,因为发端易翘起。层状修剪可增加头发的高度,减少重压的观感。

(4)细少的头发:这种发质的人应该留长发,将其梳成发髻才是最理想的,因为这样不但梳起来容易,同时也能比较持久。如果梳在头顶上,适合正式场合;梳在脑后,是家居式;而梳在后颈上时,则显得高贵典雅。

4)职业特征

选择发型时除考虑到的脸形、五官以外还必须要注意到自身的职业特点,要根据职业的需要在不影响工作的情况下,努力做到最完美的发型效果。

(1)与运动有关的职业:发型可做成轻松而活泼的短发型,容易打理,又富有运动感。

(2)文秘、公关人员及交际活动较多者:社会活动较多,头发最好留长一些,以便能经常变换发型,适合各种场合的需要。放弃那些让你的头发看起来非常僵硬的定型和护理产品,选择一些能带来柔软光泽的产品,这能帮助你既跟上潮流,又非常职业化。

(3)教师、机关工作人员:简洁、明快、大方、朴素的发型,表现出淡雅,端庄的感觉。放弃那些闪亮的发饰和发带,选用一些自然色或深色的发饰,它们与工作性质不太协调,总给人天真和没有经验的感觉。

(4)文艺工作者、艺术类职业者:发型可以做得突破一点,富有创造性和前卫性的发型也可以尝试,突出自身的艺术气质和独特个性。

2.轻松盘出优雅发髻

出席一些正式场合,端庄而迷人的优雅发髻,是不错的选择。如何盘出各种优雅的发髻呢?

1)墨西哥发髻

把头发扎成简单的马尾辫后，用皮筋固定住。然后以辫子的根部为中心将头发缠绕几下，然后发梢朝上，留一部分再折下来，然后，用一个多齿的发饰在侧面来固定，使发髻既牢靠又有弹性而看上去不死板。

2)螺旋盘发

在发根处喷一些使头发蓬松的喷雾，然后低头将头发全部翻到前面吹干来加强丰满的感觉。将头发偏分，把大部分发丝分到一侧，然后将全部头发拨到相反方向，用一只手在颈后抓住，再用另一只手从发梢开始渐渐向里全部卷上去。当头发全都卷起来后，用小发卡固定住。如果完成后的效果有点凌乱也没关系。

3)斯拉夫发髻

先将头发扎成一个马尾辫，再将发胶喷在上部的头发上，用手掌轻压头发使其平整，光滑。接着，将马尾辫顺着发根拧几绕，盘起来，用普通的小卡子固定，最后再用一个漂亮的小卡子来进一步固定。

4)慵懒环髻

在自然风干的头发上涂些亮发乳，然后束成一个低马尾，用皮筋固定。从马尾底部抽一绺头发沿着马尾根部缠绕在皮筋上，再用发卡在底下固定住。喷一些定型喷雾在马尾上，然后用梳子在距马尾根部约两寸的地方梳理一下，这样会让环髻的轮廓看起来更丰满。轻轻地将头发卷成一个环形，然后将发梢用发卡固定在马尾根部底下，再用几个发卡将环髻固定在头皮上。

5)俄式发髻

如果你的头发不是很长，不够打成发髻，但又喜欢把头发扎起来，那么不妨把头发梳得高一些，用皮筋固定，这样发辫也会显得长一些。接下来，用一个单齿的发簪把头发绕几圈，最后插入发根中来固定。

6）维多利亚发髻

把头发从头后抓起来，然后沿着发根拧上几绕，再向侧面盘上去（余下的发梢一定要留在发髻之上，这样才有味道），最后用一个双齿的发簪把头发固定。

3. 不同发质头发的护理

1）卷发

对于被烫得干枯分叉的卷发，最好的方法是使用高倍营养品进行护理。使用含有杏仁成分的精华液来护理头发，就能够增加秀发的强度，让头发更加健康丰盈。在洗发的时候用比较滋润、保湿的洗发液和护发素，头发柔顺了，自然就容易梳理了。梳理时应该先从发梢开始梳理，然后再一点点的向上，接近发根往下梳。

在使用吹风机吹卷发时，应注意由发根朝发尾方向吹，否则便会将头发表皮层的鳞层组织吹翻，使得秀发遭受本来可以避免的损害。用啫喱水会使头发较沉且具有垂附感，适合发量较多的发质。搽啫喱水时，要由发梢向上轻轻揉搓，不要由发根向下，一般在头发七八成干时使用效果比较好。如果你的头发比较细软，则更适合使用摩丝、发蜡或营养水、泡沫发蜡之类。因为摩丝质感比较轻，不会像啫喱水那样改变头发的卷度。

2）发丝纤细且稀少的头发

这种类型的头发发丝细，缺乏弹性无光泽，发质干枯。纤细的发丝需要修护干燥毛发，避免长期曝晒在阳光下，使用保湿效果佳的洗发精及水溶性护发乳。要使用柔和的长效护发素，为了使头发显得多而蓬松，可以把头发全部倒着向下梳，并且尽快吹干。一定要在头发完全干透后再梳理，头发湿的时候梳理只会使头发全都贴紧头皮，并且注意梳头的次数不要太多。

较好的方法是选择中短卷发型，在发根部分用中号发卷进行烫发，烫发的时间不能过长，使头发形成较大的弯曲，让发根微微直立。如果是做造型,就需要重点对发根进行加热,使得发尾有轻柔飘动的感觉,这样才能够产生头发浓密、自然飘逸的视觉效果。

3)油性发质

皮脂腺分泌过多的天然油脂,是形成油性发质的根本原因。头发像吸尘器,空气里的灰尘都被油性头发吸走了,很容易脏。

油性发质的人每天洗头是必须的,这点非常重要。洗发时水温不宜过高。在湿热的夏天或风很大的日子里每天可以洗两次头,不过一定要选用性质很温和的洗发水。强力的洗发水不但于头发无益,反而会令油脂分泌更加猖獗。由于头皮已能分泌足够的油脂,护发素只要涂在距离发根数寸的发梢上即可。油性发质比较适合染发,染发剂或多或少地会令头发变得干燥,而较多的油脂正好可以起到中和作用。

护发素最好是选用有收缩功能的,帮助头皮上的毛孔收缩和减少皮脂分泌。还可以用一盆温水把醋稀释,然后用它来冲洗头发,这样洗头可以减少油脂,使头发更有光泽,而且还有抑制头屑的额外功效。同时,还要减少梳头次数。拥有油性头发的人最好少吃油腻食品,尽量多吃一点水果和蔬菜,而且要比一般人多喝水,这样会有助于减少皮脂腺分泌。

4)干性发质

干枯的头发是长时间缺乏护理和化学品残留的后遗症。当然,精神压力、内分泌的变化以及饮食的平衡与否等等,也会对发质产生或多或少的影响。选用一种配方特别温和的完全不含或只含少量洗涤剂但却能有效地补充水分的洗发水是很重要的。洗发毋过于频繁,两天一次效果最佳,洗发后要使用护发素。为防止发丝内的水分流失,应尽量避免使用电吹风。如果必须使用,最好事先在头发上涂一层护发品。饮食方面,多吃新鲜果蔬无疑对身体大有好处的。

4. 告别头屑烦恼

头皮屑主要有两种形式:一种是分泌过多的皮脂和污垢、尘埃等混在一起,干了以后就成了头皮屑;另一种就是头皮表层脱落的角质细胞。头皮屑很可恶,要制服它也不算是太难的事,在生活细节中稍加注意,再略施妙方,便可重现秀发风采。

1) 头皮屑的祸首

头皮屑的最大祸首是真菌,如果头皮新陈代谢过快或细胞成熟过程不完全时,就会使角质堆积。此时,以头皮死细胞维生的皮糠秕孢子菌大量繁殖,造成角质剥落,雪花般的头皮屑也就产生了。此外,过多油脂、患皮肤病、工作压力、内分泌失调、刺激性食物、季节变化、营养素缺乏,以及染发、烫发等,都可导致头皮屑过多。

2) 精心护发,远离头皮屑

首先要增加洗头的次数,不要等到头发脏得受不了才去洗头。增加洗头的频率,既可清洁灰尘等外来脏物,也可清除过多油脂,以免头皮屑滋生。其次要选用专业的去头屑洗发露,如吡啶硫酸酮锌(ZP),是一种有效而又安全的去头皮屑成分,它不但可以消除糠秕孢子菌,还可以减少油脂酸的形成,最终抑制或预防头皮屑的产生。用温水洗头。水过热会刺激头皮油脂分泌,令头油更多;水温过冷令毛孔收缩,发内的污垢不能清洗掉,应用约20℃的温水。不论是哪一种去头皮屑药物,都会对眼睛引起刺激,其中以硫化硒最严重,使用时应避免药物进入眼睛。

调整饮食,平时应多吃一些含碱性多的食物,如海带、紫菜。常喝鲜奶、豆类、水果类等能起到润发作用的食物,清热去毒的食物也应多吃,而那些刺激及煎炸的食物要少吃。戒食过甜食品,因为头发属碱性,甜品属酸性,会影响体内的酸碱平衡,加速头皮的产生。头发内储存大量的锌,缺乏锌,头发表层会角化和干燥,导致头皮细胞脱落,形成头皮。而从牛肉中摄取足够的锌,便可改善头皮状况。除牛肉外，生蚝、鸡蛋、意粉或糙米等均含丰富的锌，互相配合加入日常饮食内，便可避免单一的饮食导致营养不均而掉头皮屑的问题。最后，要养成良好生活习惯，睡眠充足，保持心情愉快，多参加体育运动，工作、休息有张有弛，让压力减到最低。

也可以试用下列几种方法来减少头皮屑的产生：①用热醋或姜洗头。②用洋葱汁擦头皮，然后用温水洗净。③用啤酒将头发弄湿，15分钟或更长时间后，用水洗净，最后用洗发膏洗头。每日两次，4~5天可除净头皮屑，且无副作用。④洗完头，待头发干透之后，可以在头顶滴几滴新鲜的柠檬汁，或者是芦荟汁、维生素E油，然后用手掌按摩头皮10分钟，这样做不但可以有效地去除头屑，还能使头发变得滋润起来。洗发之后若有头屑残留在头发上时，应采取由前至后、由后至前、由左往右、由右往左细心梳理头发。梳子之中夹上纱布，可使头屑附在梳子上，这样可以干净利落地除去头屑。

唇 部 保 养

娇柔的红唇是脸上最性感的部位，它的状况和纹理决定了嘴唇的形状和魅力。嘴唇的表皮细胞呈扁平状，皮肤比较纤薄幼细，与身体其他部位皮肤相比，厚度只有它们的1/3，且没有皮脂腺及对皮肤起保护作用的黑色素，所以极易受损。嘴唇对干燥的空气、低温、冷风等环境特别敏感。如果不认真保养，环境的干燥、年龄的增加都会使滋润的双唇衰老。30岁以后，人的嘴唇的体积开始缩小，并会变得越来越扁平甚至出现垂直的细纹。因此要保持唇龄年轻不老，丰满滋润，需要从平时一点一滴的呵护开始。

1.护唇秘笈

润唇膏的主要作用是为双唇锁住水分提供屏障,它的基本成分离不开凡士林和蜡质,现在也有不含蜡质的新配方,还有含维生素A、维生素E等抗氧化成分以及SPF防晒功能的。含有维生素A的唇膏可以保持唇部的弹性。含维生素E和自由基等滋润成分的唇膏最理想,能牢牢锁住水分,随时滋润唇部,防止干燥脱皮等现象。要随身携带优质的润唇膏。

1)每日"早餐"——为双唇加层保护膜

涂口红之前,先涂一层含有滋润、抗皱成分的护唇膏,用于防护彩妆对双唇的直接伤害,而且具有很强的滋润成分,可深入唇部的细胞,让双唇变得更加柔软和细致。

2)临睡之前——给双唇涂点晚霜

含有维生素E成分的润唇膏被称为唇部晚霜,可在每晚临睡前,将护唇霜/膏涂厚厚一层在唇部(包括嘴唇与肌肤交界处),就像是敷唇膜一样。这样的方式,可以让你一觉醒来,唇周肌肤会变得舒适柔软,减少干燥、脱皮现象,更可避免唇周纹路提前报到。

3)每周一次——磨砂去死皮

定期为双唇磨砂,可去掉老化的死皮,更新细胞,使双唇变得滋润,方法与脸部磨砂相同,要使用专用的唇部去角质唇膜,可以使用面部磨砂膏,但对磨砂膏的砂粒有要求,用在唇上的磨砂膏砂粒应该是超微细型,要磨起来没有感觉才对,每星期做1~2次。方法是:取适量,以打圈的手法轻轻涂抹在双唇表面,保留1~2分钟之后洗去,然后涂上润唇膏。因唇部的角质层极薄、敏感度高,在角质霜粒的来回摩擦下很容易红肿发炎,因此每周唇部去角质勿超过两次,最好用热敷,再以植物油轻柔按摩,帮助老废皮屑健康脱落。

4)即刻的改变——唇膜精致护理

唇膜的作用与面膜很相似,具有补水、保湿、滋润的效果,感觉双唇发干或脱皮时，敷上一片唇膜就会得到明显改善，方法是：先用润唇膏按摩唇部，然后用纸巾擦掉，再涂上一层并用热毛巾敷 10 分钟后，再擦掉唇膏。敷唇膜可根据个人情况，每周做 1~2 次。

戒除不良生活习惯。唇部的耐受性很低，辛辣食物、高温饮品等，都容易导致唇部发炎或红肿。舔嘴唇之类的小动作，不会增加嘴唇湿润度，反倒适得其反，一旦唾液蒸发，唇部干裂会更恶化，甚至产生唇周红红的口唇炎。

如果唇部干燥甚至翘起了干皮，可以在唇上涂些润唇膏后，由内向外做轻轻的按摩，几分钟后，唇上的干皮就会变软自行脱落，效果很明显。也可用热毛巾敷一会儿，令硬皮软化，用棉签蘸掉后，再涂润唇膏。

要改掉经常舔唇的习惯，这样不仅不会湿润嘴唇，反而会加速唇部的水分蒸发，使双唇变得更加干涩。另外还要多喝水，帮助补充身体的水分。

如果涂了唇膏，仍感到双唇越来越干，可能是你的唇膏在作怪。不脱色唇膏、含有苯酚成分的唇膏或是没有滋润成分的唇膏，都会让你的嘴唇发干，更换更加滋润的唇膏是解决问题的关键。

2. 唇膏的选购

小小唇膏，也有大学问，挑选时要把握住以下几点原则：

1）唇膏的功效考虑

要选择不含香味和色素，具有水合作用，既润泽又防晒的唇膏。滋润作用是对双唇的内在护养，这也是它与唇彩的根本区别。具有防晒作用也是挑选唇膏的重要条件，无论什么季节都可以使用具有防晒作用的唇膏。"修复"也是唇膏的一种很重要的功效，但这不是选择唇膏时的必要条件，相对修复来说，唇膏更该被重视的作用是滋润。

2）唇膏的颜色及质量考虑

优质唇膏膏体涂在口唇上能保持数小时不脱落，色泽持久；不脱色唇膏会加重色素沉着。然而，不脱色唇膏的成分中多含有一种"苯酚"的成分，这会让你的双唇更干，所以双唇干裂缺水严重，唇纹又深的人，就不适合使用不脱色唇膏。

经常涂深色唇膏会导致唇色过深，而且一旦色素附着在唇上也不容易去除，所以最安全的方法是使用浅色唇膏，或者在使用唇膏之前先用一点水分凝胶，来活跃肌肤细胞，减轻色素沉淀，使唇色恢复到本色。

在唇膏质量上，膏体应能牢固地保持棒状外形，润滑美观而不腻，色泽鲜艳均匀，不应有深浅之分；膏体表面无气泡、色素以及油脂类的析出。香味纯正，不含有害物质，不会引起过敏；外壳光滑，外观和包装材料应美观、灵活。

3. 唇部护理小贴士

（1）要想保持双唇天生的嫩红，首要工作是预防紫外线照射，涂上含有 SPF 的口红，可避免黑色素活跃及自由基的威胁。

（2）嘴角很干脱皮时，可擦些眼霜于嘴角作滋润。

（3）调节情绪，避免生气，天天保持笑容，就可以放松嘴周围的肌肉，维持弹力，减少细纹的产生。此外，试着控制自己的表情，保持嘴角上扬。

（4）长久涂唇膏会令唇部肌肤过干，一星期最好有两天不涂唇膏，让嘴唇肌肤休息。

（5）定期给唇部按摩，用食指和大拇指捏住上唇，食指不动，用大拇指按摩上唇；再用食指和拇指捏住下唇，大拇指不动，轻动食指按摩下唇。然后相反方向有节奏地按摩上下唇，反复数次。这样可消除或减少嘴唇横向皱纹。

美白牙齿,让你拥有自信的笑容

1. 正确刷牙

日常生活中,人们虽然每天都刷牙,可是有相当一部分人不懂得刷牙的重要性,甚至不知道正确的刷牙方法,学会正确的刷牙方法对保持个人的口腔健康就显得极为重要。

1)正确刷牙,要注意以下几点

坚持正确的刷牙方法,能刷除牙菌斑,同时还可对牙龈进行按摩。早晚刷牙,饭后漱口,水温以 35~37℃为宜。人们习惯的横刷法是长的拉锯动作, 这种横刷法如果加上硬毛牙刷就会给牙周带来损害(刷毛损伤牙龈边缘,牙龈退缩,根颈部楔状缺损等)。正确的刷牙方法是:每次刷牙的时间不少于 2 分钟,刷牙用力不宜过大,保持刷毛与牙齿表面呈 45°角斜放, 并轻压在牙齿和牙龈的交界处,刷毛顶端部分进入龈沟,而部分在沟外,然后作前后向颤动 6~8 次,颤动时刷毛移动仅为 1 毫米,上排的牙齿从牙龈处往下刷,下排的牙齿从牙龈处往上刷,用力不要过大。然后用正确的刷牙角度和动作清洁上下颌牙齿的外侧。用正确的刷牙角度和动作刷后牙的内侧。刷前牙的内侧时,要把牙刷竖起来,利用前端刷毛清洁牙齿。利用前端刷毛,深入后牙末端部分,清洁难刷部位。

2)刷牙的两个误区

吃了酸性食物如柠檬、醋之后不要马上刷牙,因为酸性液体会使牙齿表面的牙釉质软化, 此时刷牙会破坏牙釉质, 损害牙齿健康。这个时候可以用水漱口或喝点水和牛奶，以中和食物的酸性。而且，口腔中的唾液也有足够时间帮助中和食物的酸性。

另外，现在有一种流行说法，说嚼无糖口香糖可以预防龋齿，甚至代替刷牙，这种说法是不正确的。通过咀嚼口香糖产生的唾液只能对口腔内的酸起到"稀释"作用，对牙齿的保护作用有限。而且，嚼口香糖也无法全部带走口腔内的细菌。因此咀嚼无糖口香糖不能代替刷牙。

3）其他注意事项

（1）不要用牙齿咬坚硬的东西，例如小胡桃、香榧子、棒子、松子之类有坚硬外壳的干果。

（2）每天做叩齿动作（即上下牙齿轻轻互相叩击）若干次，每次40~50下。

（3）每年到医院检查牙齿一次，起到没病防病、有病早治的作用。此外，民间流传加浓茶固齿法也是一种保健护齿的妙法。做法是：用中下等茶叶泡浓茶，每次饭后用来漱口，使残留在齿缝里的食屑自然脱去，而不用牙签剔牙。

2. 牙齿保健的几种方法

预防口腔疾病，自我保健牙齿的方法多种多样，现介绍几种简便易行，效果较好的保健方法。"口腔运动"包括叩齿、搅舌、漱津、咽津、咀嚼等项目，它既是容易进行的简单动作，又是重要的健身内容。经常做口腔运动，对人的牙齿、口腔、肠胃、肾脏、心脏、大脑、眼睛等器官有益处，更对防病抗癌、延年益寿有奇效。

叩齿是我国古代保健牙齿的有效方法，在每日早起和晚间，空口咬合数十次，要叩击得铿锵有声才能奏效，且应长期坚持。

搅舌是用舌头在齿唇间用力搅抹旋转来治病强身的一种方法，用舌在牙齿与唇腮之间用力搅抹转动，左右各旋转30~40周，速度不要太快,用力要适当均匀,每日 3~4 次。

漱津、咽津方法是,舌抵上腭部以聚集唾液,待唾液增多时再鼓腮含漱十余次,最后分三口徐徐咽下,以意念送到脐下丹田处。

咀嚼运动可以调节大脑的血流量, 吞咽动作对心脏有刺激作用,有益心脏。细嚼慢咽可以使唾液分泌量增多,有益肠胃。专家建议,每口饭最好咀嚼 30 次左右。咀嚼食物应用双侧的牙齿,或两侧牙齿交替使用。

3. 如何选用合适的牙刷

牙刷是人们保持口腔卫生的主要工具。 正确刷牙,可去除牙上的菌斑和软垢, 同时牙刷的按摩作用可增进牙龈组织血液循环和上皮组织的角化程度, 从而有助于增强牙周组织对局部刺激的防御功能,维护牙龈的健康。牙刷选择不好,牙齿刷不干净,会导致龋齿和牙周病,有时还会损伤牙龈及牙周组织。牙刷的种类多样, 应该根据自己的年龄和口腔状况的不同而选择不同的牙刷。

成人的牙刷刷头一般长 30~35 毫米,宽度为 8~10 毫米,有 2~4 排刷毛,每排 5~12 束刷毛,牙刷头前端应为圆钝形。牙刷的尺寸写在牙刷的包装说明上,买牙刷时,要注意看说明,买大小合适的牙刷。牙刷头部大小要适宜,既要让嘴巴感到舒适又能清理后部的牙齿。合理的刷头设计使你能够清理各个牙面和牙齿之间的缝隙。无论何种牙刷,毛丝弯曲恢复率要大于或等于 40%,刷毛末端圆钝避免损伤牙龈。平时使用中性硬度的牙刷比较适合。买牙刷时,可用手指压一下刷毛,如手指有刺痛感则表示太硬,不直选用。牙龈红肿、易出血的人、牙周病患者及牙根暴露的人,应尽量选择软毛牙刷,牙刷的毛束排数要少些。刷毛软可减少对牙根的磨损。刷完牙后,最好用牙线清洁藏在牙间的食物。牙龈乳头萎缩或牙间隙增大

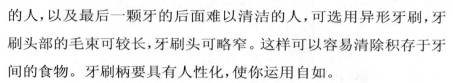

的人，以及最后一颗牙的后面难以清洁的人，可选用异形牙刷，牙刷头部的毛束可较长，牙刷头可略窄。这样可以容易清除积存于牙间的食物。牙刷柄要具有人性化，使你运用自如。

正确使用牙刷的方法是，每次用完牙刷后要彻底洗涤，并将水分甩去，将牙刷头朝上放在漱口杯里，或者放在通风有日光的地方，使它干燥而杀菌。不能长期使用同一把牙刷，刷毛弯曲、分叉都会损伤牙龈、牙齿，建议每 3 个月更换一次牙刷。牙刷不能合用，以防相互传染疾病。